앙앙 엄마! 아파요

SOS

앙앙 엄마! 아파요 SOS

초판 1쇄 인쇄 · 2011년 12월 2일
초판 1쇄 발행 · 2011년 12월 16일

지은이 · 서정호
그린이 · 변상미
펴낸이 · 이종문
펴낸곳 · 국일미디어

편집기획 · 주승연, 송인국, 김미화, 황지유, 박수진
영업마케팅 · 김종진, 김봉구, 이진석
디자인 · 이희욱, 강찬숙
웹마스터 · 이소정
관리 · 최옥희, 장은미
제작 · 유수경

등록 · 제406-2004-000025호
주소 · 경기도 파주시 교하읍 문발리 파주출판문화정보산업단지 507-9
영업부 · Tel 031) 955-6050 | Fax 031) 955-6051
편집부 · Tel 031) 955-6070 | Fax 031) 955-6071

평생전화번호 · 0502-237-9101~3

홈페이지 · www.ekugil.com(한글인터넷주소 · 국일미디어, 국일출판사)
E-mail · Kugil@ekugil.com

값은 표지 뒷면에 표기되어 있습니다.
잘못된 책은 바꾸어 드립니다.

ISBN 978-89-7425-579-4 (13510)

소아과 전문의가 알려주는 바로 써먹는 소아 질병 처방전

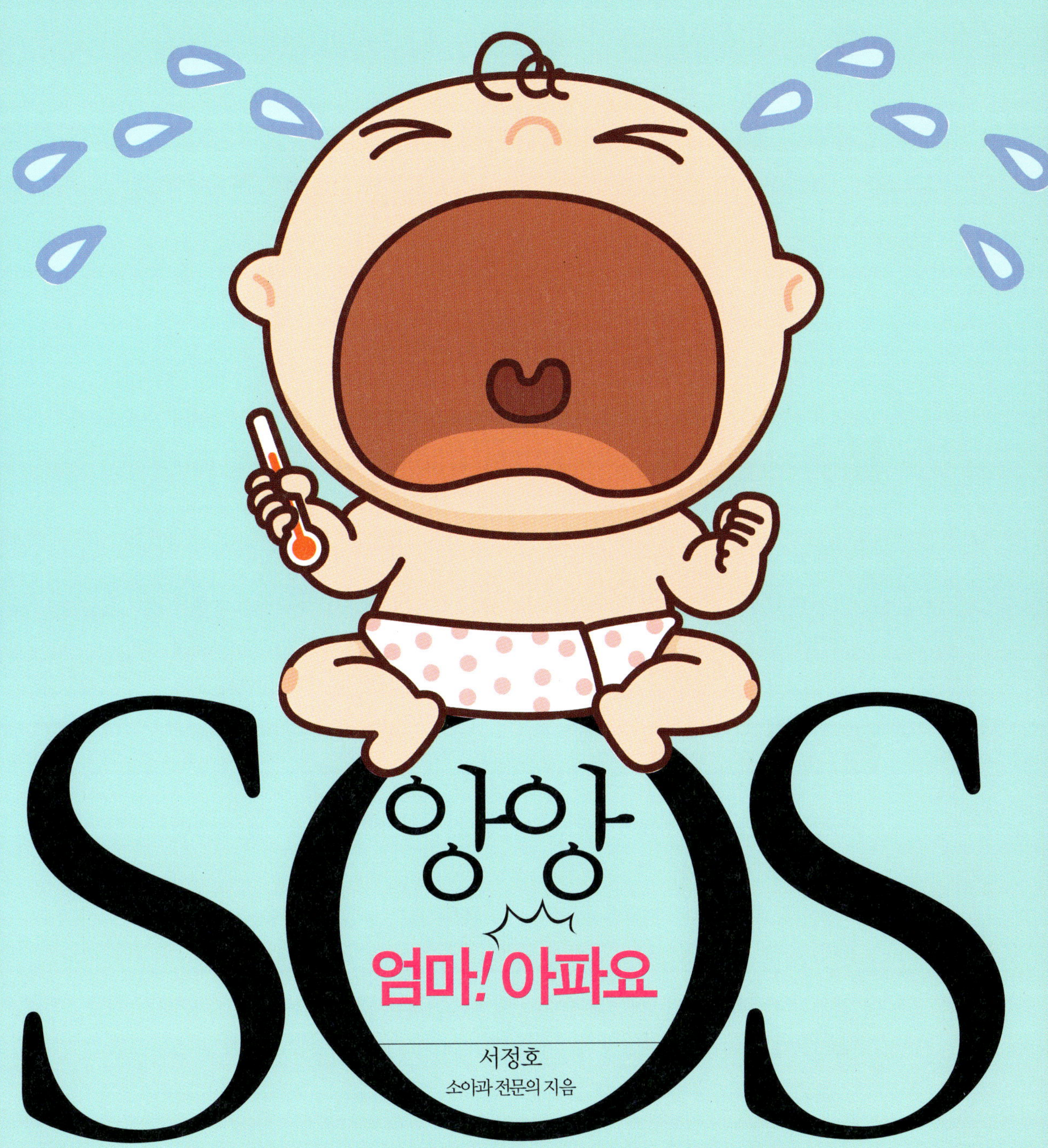

국일 미디어

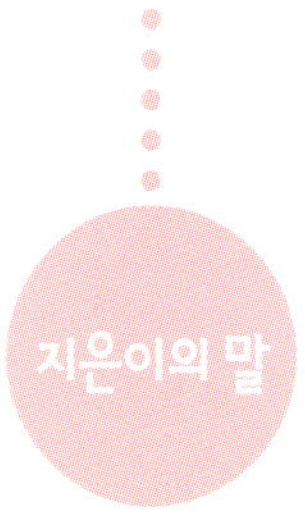

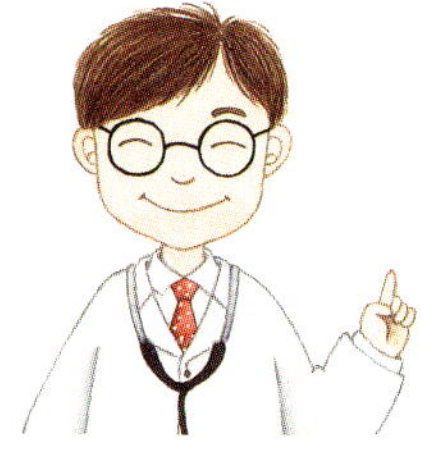

첫 아이를 키우는 부모에겐 궁금한 점이 한두 가지가 아닙니다. 아이가 태어나면 우선 건강한지부터 아이가 자라면서 아플 때는 어떻게 해야 하는지 부모로서 모든 것이 처음 경험하는 일이라 당황하게 마련입니다. 이때 많은 부모가 인터넷을 통해 문제를 해결하려 하는데 마침 전문가의 조언을 얻게 되면 다행이지만, 일반인으로부터 잘못된 정보를 얻게 된다면 자칫 문제가 더 커질 수 있습니다.

소아 질병에 관해서 전문의인 저도 아이를 키우면서 접했던 여러 가지 문제를 항상 해결하지는 못했습니다. 전문 교육을 통해 의학적 지식이라면 그 누구에게도 뒤지지 않을 자신이 있었지만, 아이를 키우면서 겪은 문제가 꼭 질병에 관한 것만 있는 것도 아니어서 새롭게 공부하는 기분으로 매 순간 궁금증에 대한 해결책을 찾아야만 했습니다. 그러면서 소아청소년과라는 분야도 참 방대하지만 육아라는 분야는 더욱 방대해서 더 많은 것을 알아야만 정확한 답을 얻을 수 있다는 것을 깨닫게 되었습니다.

소아청소년과 전문의라고 아이들에게 나타나는 모든 질병을 해결할 수는 없지만, 다양한 분야를 통틀어서 가장 정확한 답을 줄 수 있는 사람은 결국 소아청소년과 전문의라고 판단하게 되었습니다. 이러한 사명감으로 소아과 관련 질병에 대한 책을 집필하려는 계획을 세웠고, 아울러 인터넷을 통해 소아 질병에 대해 궁금해한 부모들의 고민을 상담하기 시작했습니다. 이 과정을 통해 저는 한 가지를 깨닫게 되었습니다. 그것은 전문가로서 중요하다고 생각하는 문제와 실생활

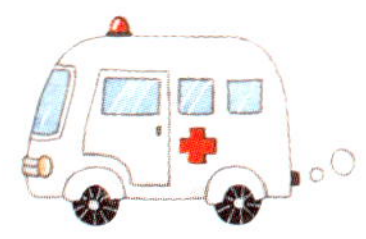

에서 부모들이 궁금해 하는 것에는 차이가 있다는 것입니다. 실제 인터넷 상에 올라온 고민들은 제가 생각했던 것과는 많이 달랐습니다. 그래서 실생활에서 많은 부모가 궁금해 하는 것에 대해 정확한 답을 주는 것이 더욱 중요하다는 생각이 들었고 책을 집필할 결심을 하게 되었습니다. 우선 인터넷 상담을 통해 다양한 질문의 유형부터 분석하기 시작했습니다. 셀 수 없이 수많은 질문 유형들이 있었지만 몇 가지 큰 줄기가 보이는 것을 알 수 있었습니다. 그렇게 2~3년 동안 인터넷 상담을 통해 받은 2662개의 질문을 분석하고 정리하여 의학적 근거를 바탕으로 상황에 맞는 적절한 해결책을 제시한 것이 이 책입니다.

만약 여러분이 궁금해하는 점이 이 책에 없다면, 평소 자주 갔던 소아청소년과 병원의 전문의에게 상담을 받을 것을 권합니다. 이 책에 나와 있는 것은 일반적인 해결책이므로 특수한 상황에 따라서는 정확한 해결책이 아닐 수 있기 때문입니다. 이때는 가까운 병원에서 전문의의 진단을 받는 것이 정확합니다.

아무쪼록 많은 부모가 가까운 곳에 이 책을 두시고, 아이를 키우면서 만나게 되는 궁금증을 해결하는데 도움이 되었으면 좋겠습니다.

2011년 11월 소아청소년과 전문의
연세한울 소아청소년과의원 원장
서정호

contents

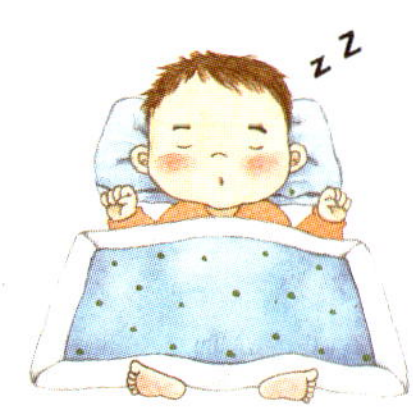

우리 아이가 태어났어요
Chapter 1 신생아에게 일어날 수 있는 모든 것

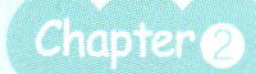

우리 아이가 아파요

Chapter ❷ 호흡기와 감염 질환

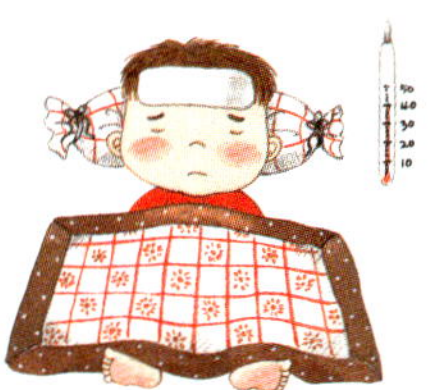

Chapter ❸ 소화기 질환

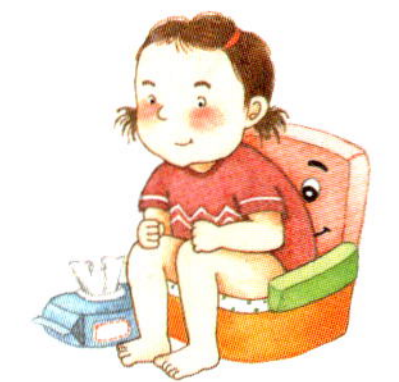

Chapter 8 영양과 먹을거리

Chapter ⑨ 수면과 심리 그리고 습관들

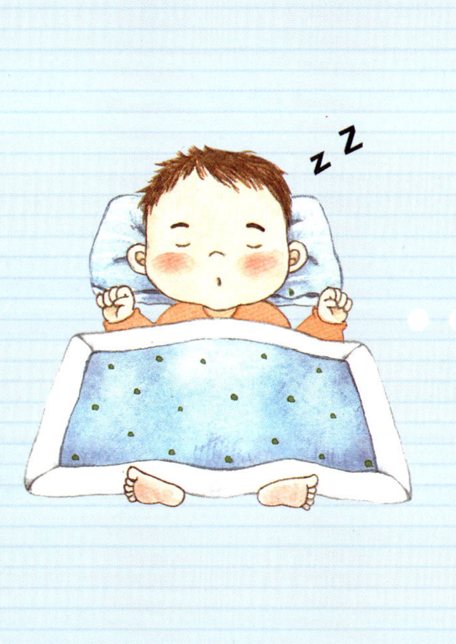

우리 아이가 태어났어요

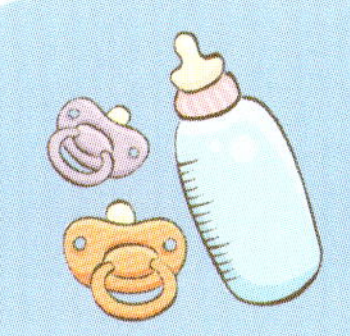

신생아에게
일어날 수 있는
모든 것

Check Point

- 신생아는 자극에 예민해 자주 놀라거나 보챌 수 있는데, 이것은 정상적인 발달 과정이니 걱정하지 않아도 됩니다.
- 신생아가 가끔 몸을 떨거나 힘을 주는 행동을 보이더라도, 눈동자 움직임이 이상 없고 무호흡 증상을 보이지 않는다면 정상입니다.
- 영아 산통은 생후 수 주 이내 나타나서 3개월 이내 호전됩니다.
- 아이가 보챌 때 수유 · 수면 · 행동 양상이 평소와 다르거나, 72시간 이내에 추락해서 머리를 다친 적이 있다면 반드시 병원 진찰을 받아야 합니다.
- 아이가 우는 이유는 배고픔, 불편함, 과도한 자극이 있을 때입니다.
- 아이가 울 때에는 부드럽게 흔들어주거나, 감미로운 음악을 들려주면 도움이 될 수 있습니다.
- 아이가 자주 보채거나 놀란다고 해서 무조건 기응환을 먹이는 것은 좋지 않습니다.

놀라고 용쓰고 우는 아이

아이가 깜짝깜짝 놀라는 이유는 대부분이 자연스러운 현상이지만, 간혹 몸이 아프거나 불편해서 그런 경우도 있습니다. 이런 현상 때문에 부모의 관찰이 매우 중요합니다. 그리고 미리 이런 현상에 대한 지식을 습득해두었다가 적절히 대처하는 유연함이 필요합니다. 그럼 초보 부모들이 가장 궁금해하는 놀라고 용을 쓰며 자주 우는 아이에 대해 어떻게 대처해야 하는지 알아보도록 합시다.

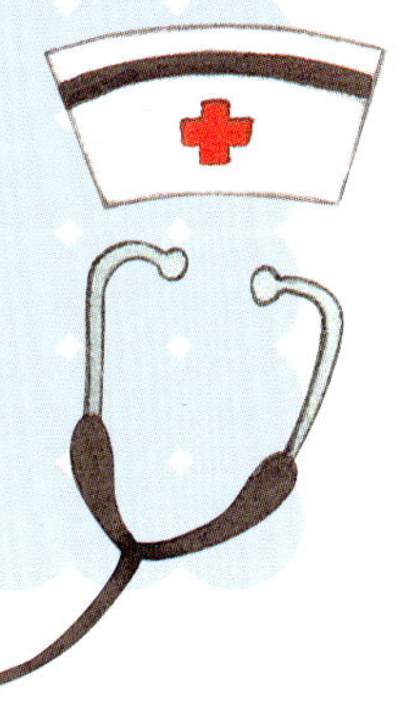

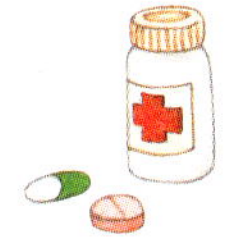

자극에 예민한 아이는 자주 놀랄 수 있어요

많은 초보 엄마는 아이가 사소한 자극에 쉽게 놀란다고 걱정을 합니다. 그런데 아이가 수유도 잘하고 발달도 정상이라면 외부의 자극에 한두 번 예민하게 반응하는 것은 지극히 정상적인 발달 과정이므로 걱정할 필요가 없습니다.

아이가 위치 변화나 갑작스러운 소음에 깜짝 놀라는 반응을 원시 반사의 일종인 '모로 반사' 또는 '놀람 반사'라고 하는데, 생후 4~6개월이 지나면 자연스럽게 사라집니다. 오히려 4~6개월 이전의 신생아가 자세 변화나 갑작스러운 소음에도 반응이 없다면 신경계 이상이나 청력 이상이 있는지 의심해봐야 합니다.

엄마는 '모로 반사'를 하는 아이의 행동을 일러 깜짝깜짝 잘 놀란다고 표현합니다. 모로 반사는 특히 안고 있던 아이를 침대에 눕힐 때, 시끄러운 소음에 노출될 때 잘 나타납니다.

＋ 모로 반사 행동

아이가 소음에 깜짝 놀라거나 떨어지는 느낌을 받으면 등을 활짝 펴고, 팔을 쭉 뻗어서 바깥으로 회전하듯이 손가락과 손바닥을 활짝 편다. 그 이후에는 팔을 포옹하려는 듯이 움직인다.

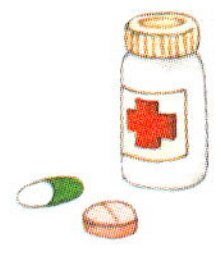

경련 증상은 신생아에게 흔하진 않아요!

아이들이 깜짝 놀라거나, 몸의 일부를 떨 때 엄마는 경련 증상이 아닌가 하고 놀랍니다. 그러나 실제로 경련 증상인 경우는 드물기 때문에 미리 겁먹을 필요는 없습니다.

다른 발달에 큰 이상이 없고, 수유를 잘하는 아이가 잠깐씩 몸의 일부나 사지를 떠는 증상은 정상으로 보아도 좋습니다. 특히 생후 2주 이전의 건강한 신생아들은 울면서 주로 턱이나 다리를 떨고 드물게는 몸이 약간 뻣뻣해집니다.

잠을 잘 때는 몸의 일부분을 규칙적으로 움직이다가 잠에서 깨면 움직임이 사라진다면 양성 수면 근경련일 확률이 높습니다. 이 경우 대부분 생후 3개월이 지나면 사라집니다. 그리고 수유 중 아이가 소변을 보면서 몸 전체를 떠는 것은 소변을 보면서 일시적으로 체온이 떨어지는 데서 오는 자연스러운 떨림 반사로 볼 수 있습니다.

이 외에도 아직 스스로 근육을 통제할 수 없는 신생아들이 수유 중에 볼을 약간씩 떤다든지, 다리를 떤다든지, 심하게 울 때 턱을 떠는 증상은 정상입니다.

아이가 몸을 떨 때에는 아이의 팔다리를 꽉 잡아주면 떨림을 멈춥니다. 만약 떠는 부위를 잡아줘도 증상이 10~20분간 지속되거나, 아이를 불러도 반응이 없는 등 의식이 없는 것처럼 보인다면 경기를 의심해봐야 합니다. 이때는 병원을 찾아가 간질 여부를 확인하세요.

단순히 몸을 떠는 증상과 간질을 구별하는 방법은 다음과 같습니다.

• 수유량과 대소변 횟수가 양호하다면 정상적인 행동으로 볼 수 있습니다.

- 아이가 떠는 증상을 보일 경우 꽉 잡아줬을 때 멈춘다면 간질은 아닙니다.
- 아이가 온몸에 힘을 주거나 떠는 증상을 보이더라도 눈동자의 움직임이 정상이고, 얼굴이 파래지거나 창백해지는 무호흡 증상을 보이지 않는다면 정상입니다.
- 놀라거나 떠는 행동을 하루에 수차례 하거나 3~4개월 이후에도 계속된다면 병원 진찰이 필요합니다.

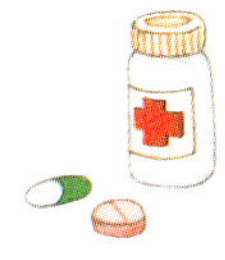

왜 아이들은 용을 쓰면서 힘을 줄까요?

신생아가 외부의 자극이 있거나 수유 전후에 몸에 힘을 주면서 뻗대는, 이른바 '용을 쓰는' 증상은 비교적 흔한 일입니다. 신생아도 출생 시부터 근육을 가지고 있지만 자신의 의지대로 근육을 움직일 만큼 두뇌가 발달하지 않았기 때문입니다. 아이가 심하게 보채거나 울거나 몸에 힘을 주는 행동으로 뭔가 불편한 것을 표현하는 것입니다. 특히 수유 중이나 수유 후에는 먹었던 우유가 역류하기 때문에 몸을 심하게 비틀거나 뒤로 젖히는 행동을 자주 보입니다.

수유를 한 후 아이가 몸에 힘을 주며 운다면 세운 자세로 안고 등을 마사지해주거나 불편한 것은 없는지 살펴보아야 합니다.

신생아가 몸에 힘을 주는 증상을 모두 정상이라고 볼 수는 없습니다. 드물지만 외부의 자극이 있을 때마다 몸에 뻣뻣하게 힘을 주면서 의식이 없으면 '간질' 증상일 수도 있습니다. 또 황달 증상이 심하거나 열이 높은 아이가 머리를 뒤로 뻗치는 행동을 몇 십 분간 지속한다면, 뇌막 자극 증상으로 나타나는 후궁반장(온몸에 걸친 근육의 긴장 발작)일 수 있으니 빨리 응급실로 가야 합니다. 또한 몸에 힘을 주는 증상이 3~4개월 이후에도 지속되거나 수시로 나타난다면 근육 과긴장 상태로, 뇌성마비 같은 뇌 이상을 나타내는 증거일 수 있습니다.

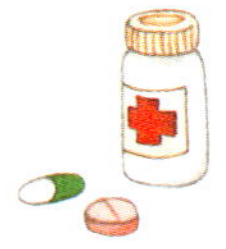 아이가 울고 보채는 이유, 영아 산통

아이가 울고 보챌 때는 뭔가 불편하기 때문입니다. 이럴 땐 아이가 무엇 때문에 불편해하는지, 무엇을 원하는지를 알아내서 빨리 만족시켜주어야 합니다.

신생아가 울거나 보채는 이유는 대개 배가 고프거나, 기저귀가 젖어 몸이 불편하거나, 소음 자극 때문입니다. 그런데 생후 1~2개월 된 아이가 아무 이유 없이 숨이 넘어갈 듯 심하게 울며 보채기도 하는데, 이는 신생아에게서 흔히 나타나는 영아 산통 때문입니다.

영아 산통은 대개 생후 수 주 이내에 나타나서 3개월 이내에 호전되지만 일부 아이는 그 후까지도 증상이 이어지기도 하는데, 대부분은 9개월이 되면 없어집니다. 만약 이후에도 영아 산통이 계속된다면 다른 증상이 있을 수 있으니 반드시 전문의에게 진찰을 받아야 합니다.

영아 산통의 증상

우는 시간을 예측할 수 있다　대개 특정한 시간대에 갑자기 울고 대변을 보거나 방귀를 끼는 것으로 끝납니다.

울음이 강렬하고 달래기 어렵다　심하게 우는 것이 영아 산통의 특징입니다.

자세 변화　다리를 웅크리고 주먹은 꽉 쥐며 복벽(배안 앞쪽) 근육은 단단한 상태를 유지합니다.

영아 산통의 원인

우유나 콩에 대한 알레르기 단백질이나 탄수화물 성분에 대한 과민 반응이 원인일 수 있습니다. 생우유에 대한 알레르기 반응은 드물지만 만약 이것이 원인이라면 엄마의 식단이나 분유나 콩의 단백질 성분을 제거하면 어느 정도 호전됩니다.

소화기관의 미성숙 잦은 가스, 장의 팽대, 장의 쪼임, 비정상적인 장운동, 위식도 역류 등이 원인이 될 수 있습니다. 아이가 울면 위에 공기가 더 많이 들어가서 배가 더 불러 보이고 단단하게 만져지는데, 이것이 아이에게 불편함을 줄 수 있습니다.

중추신경계의 미성숙 중추신경계가 발달되지 않아 자극에 지나치게 예민한 것이 원인일 수 있습니다. 아이들은 첫 3~4개월 동안 두뇌 발달과 더불어 중추신경계의 발달로 사소한 자극에 예민하게 반응하는 빈도가 줄어듭니다. 이는 혈중 세로토닌(두뇌 화학 물질의 하나) 농도의 증가와 연관이 있습니다.

다루기 힘든 기질을 가진 아이 기질적으로 예민하고, 잘 보채는 아이가 있습니다. 엄마의 불안, 분노의 심리가 아이에게 투영되어서 나타나는 것일 수도 있으므로 주의가 필요합니다.

영아 산통이 있는 아이를 진정시키는 방법 10가지

수유를 하세요 배가 고파 우는 아이라면 수유를 하는 것이 도움이 됩니다. 가능하면 아이를 세운 자세로 수유를 하고, 자주 트림을 시켜주세요. 분유 수유를 할 때는 조금씩 자주 하는 것이 좋고, 모유 수유를 할 때는 포만감을 주기 위해서 한쪽 젖을 완전히 다 비울 때까지 먹이세요.

공갈 젖꼭지를 물리세요 아이를 진정시키는 효과가 있습니다.

아이를 포대기에 싸주세요 이때 아이의 체온이 올라가지 않도록 주의해야 합니다. 팔은 가능하면 자유롭게 해주는 것이 좋아요.

아이를 약간씩 움직여주세요   아이를 팔에 안거나 어른의 무릎에 아이의 배가 닿게 올려놓고 조금씩 움직여주는 것도 좋습니다. 의자에 앉히고 흔들어 주거나 흔들의자에 앉히는 것도 도움이 될 수 있어요.

노래를 불러주세요   부드러운 톤의 자장가를 불러주거나 태교 때 들려주었던 음악을 틀어주세요.

일정한 톤의 일상생활 소리를 들려주세요   자연의 소리 등이 녹음된 것을 들려주세요. 팬 돌아가는 소리, 물 떨어지는 소리, 비 오는 소리 등을 볼륨을 높여서 들려주는 것도 효과적입니다. 또한 아이를 안고 '쉬' 하고 소리를 내는 것도 도움이 됩니다.

마사지를 해주세요   따뜻한 물로 목욕을 시키거나 아이의 배 주변을 따뜻한 손으로 마사지해주세요.

일단 울게 지켜보세요   온갖 방법을 다 사용해도 도저히 진정이 안 되면 5~10분 그냥 울게 가만히 지켜보세요.

tip

어떤 경우 병원에 가야 할까요?

- 최근 아이의 수유, 수면, 행동 양상이 평소와 다를 때
- 최근에 부딪히거나 떨어져서 머리를 다친 적이 있을 때
- 생후 6~7주 이후에도 영아 산통이 남아 있다면 중이염, 요로 감염, 장 폐쇄, 각막 손상, 탈장, 음식 알레르기, 위식도 역류 등과 같은 병원 치료가 필요한지 반드시 진찰을 받아야 합니다.

식사 패턴을 바꿔주세요 모유 수유를 하는 엄마는 유제품, 신맛 나는 과일, 자극 적인 음식, 카페인 함유 음료 등을 피해야 합니다. 분유를 먹는 아이는 새로운 젖병이나 젖꼭지를 사용해보세요.

알레르기 유발 원인을 피하세요 모유 수유를 하는 엄마는 우유, 계란, 밀, 견과 류, 생선 등을 피하세요. 분유를 먹는 아이는 저알레르기 분유나 콩 분유를 먹 이는 게 도움이 됩니다.

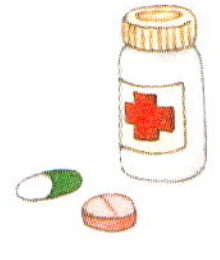 ## 우는 아이, 어떻게 달래야 할까요?

신생아는 아무 이유 없이 하루 최소 15분에서 한 시간가량 울기도 합니다. 이 럴 때 어떻게 해야 할지 몰라 당황하는 초보 엄마가 많은데, 우는 아이를 달래는 가장 좋은 방법은 아이의 요구를 즉각적으로 만족시키는 것입니다.

그런데 이렇게 하면 아이를 망친다고 생각해 아이가 울게 내버려두는 엄마가 있습니다. 아이의 울음에 반응을 보이지 않으면 아이는 더 강렬하고 오랫동안 웁니다. 아이가 울면 기저귀가 젖지 않았는지, 자세가 불편하지 않은지 등 가장 기본적인 것부터 얼른 확인해봐야 합니다. 여러 가지 방법을 다 해봤는데도 아 이가 울음을 그치지 않을 때는 아래의 방법이 도움이 될 수 있습니다.

- 아이를 부드럽게 흔들어준다.
- 머리를 쓰다듬어준다.
- 등이나 가슴을 만져준다.
- 아이를 포대기에 싼다.
- 밝은 곳에서 어두운 곳으로 혹은 조용한 곳에서 약간 시끄러운 곳으로 환

경을 바꿔준다.

- 헤어드라이어, 팬 돌아가는 소리를 들려준다.
- 따뜻한 물로 목욕을 시켜준다. 이때 목욕을 싫어하는 아이들도 있으니 주의한다.

위의 방법을 다 해봤는데도 아이가 울음을 그치지 않을 때는 어떠한 조치도 취하지 말고 가만히 지켜보는 것도 방법이 될 수 있습니다. 다만 15분 간격으로 잠깐씩 안아서 달래줘야 합니다.

아이는 울음으로 엄마에게 자신의 요구를 표현합니다. 이때 엄마가 답해주지 않으면 아이는 매우 실망할 것입니다. 가장 중요한 것은 엄마의 사랑을 느끼게 해주는 것임을 잊지 마세요.

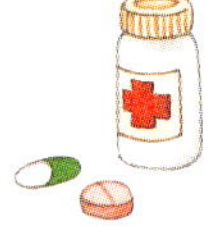 ## 아이가 놀라거나 보챌 때 어떻게 할까요?

신생아는 신경계를 비롯한 모든 기관과 장기가 미성숙합니다. 따라서 사소한 자극에도 깜짝 놀라고 영아 산통 등의 이유로 자주 보챌 수 있습니다. 이런 증상은 대부분 정상적인 발달 과정에서 나타났다가 사라지므로 약을 먹일 필요는 없습니다.

또한 아이가 자주 보챈다면 다른 원인은 없는지 아이의 몸을 잘 살펴보아야 합니다. 드물기는 하지만 의학적인 처치가 필요한 상태인데도 약을 먹여서 재운다면, 아이의 문제를 빨리 고칠 수 있는 기회를 잃어버리는 실수를 범할 수도 있습니다.

'기응환'은 과거에 특별한 약이 없을 때 임시방편으로 처방했던 일종의 진정제나 수면제 같은 역할을 했습니다. 하지만 의학이 발달하고 증상별로 약이 개발되어 있는 현실에서는 효용가치가 없다고 할 수 있습니다.

간혹 부모가 지나치게 진정을 시켜서 장이 마비된 채 응급실로 찾아오는 아이들이 있습니다. 소아과 전문의 입장에서 볼 때 아이가 놀라거나 보챈다고 '기응환'을 먹이는 것은 어른들이 일단 아이를 재워서 스스로 안심하려는 것으로밖에 볼 수 없습니다.

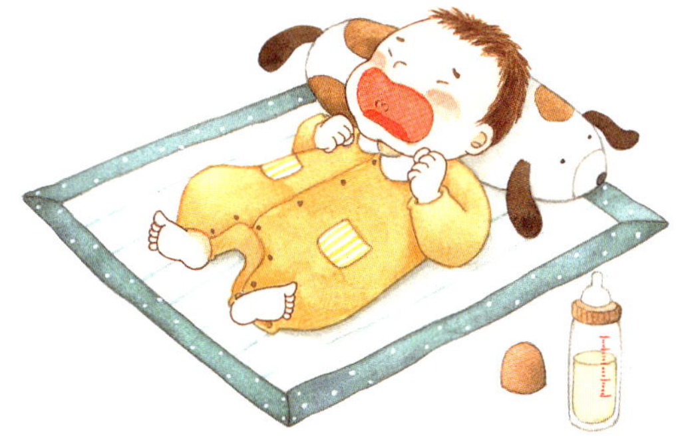

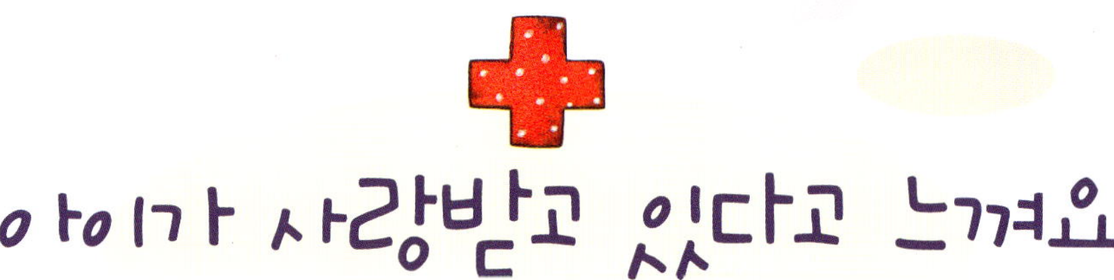

아이가 사랑받고 있다고 느껴요

>>> 아이 마사지

● 　　마사지는 아이에게 정서적인 안정감과 함께 사랑받고 있다는 느낌을 주어 엄마와 애착관계를 형성하는 데 많은 도움이 됩니다. 또한 마사지는 숙면을 유도하며, 소화나 배설 능력, 순환기, 호흡 기능이 향상되어 병균에 대한 면역력도 높아져요. 특히 목욕을 한 뒤, 잠 자고 일어났을 때 하면 마사지 효과가 커집니다. 지금부터 따라 해볼까요?

1 마사지를 하기 전에 아이에게 항상 시작 신호를 보내고 아이의 의사를 존중해 주세요.

2 손에 오일을 충분히 바른 다음 손바닥을 비벼 오일과 손바닥의 온도를 아이의 체온에 맞춰주세요.

3 마사지 순서는 특별히 없지만 아이의 머리부터 시작하는 것이 혈액순환이 더 잘 됩니다(어깨 → 허리 → 배 → 허벅지 → 손 → 종아리 → 발).

4 아이를 엎드려 눕히고 어깨를 양손으로 잡은 뒤 어깨부터 허리까지 3회 정도

쓸어내리세요. 이때는 아이가 기분 좋은 정도의 강도로 쓸어내리면 됩니다.

5 아이를 바로 눕히고 배를 쓸어주세요. 특히 배는 소화 능력을 향상 시켜 주기
  때문에 기저귀 갈 때 등 수시로 해주면 아이에게 도움이 됩니다.

6 허벅지에서 다리로 쓸어내리는 동작을 3회 반복합니다. 이 때 발까지 내려가
  도 상관이 없습니다. 다리 마사지를 해줄 때는 아이의
  다리 모양이 정상인지 확인 하면서 하세요.

7 손은 부드럽게 쓸어주고 엄마의 엄지 손가락
  으로 아이 손바닥을 꾹꾹 눌러주세요.

8 마사지를 끝 낼 때는 아이 몸을 전체적
  으로 가볍게 흔들어 주므로 근육 등
  이완시켜 주세요.

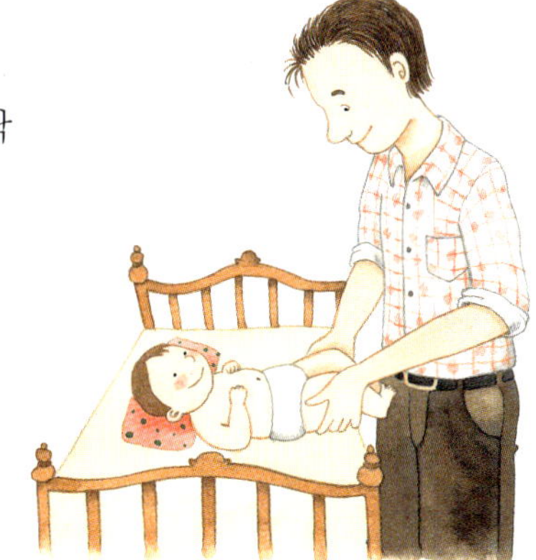

●   마사지는 아이의 상태를 잘 살핀 후에 해야 합니다. 만약 아이의 상태가 아래와
같을 때는 다음으로 미루세요.

1 아이의 컨디션이 좋지 않을 때

2 피부에 염증이나 다른 증상이 있을 때

3 수유를 한 직후

4 아이가 예방접종 또는 다른 질병으로 병원에 다녀온 후

5 아이가 심하게 마사지를 거부할 때

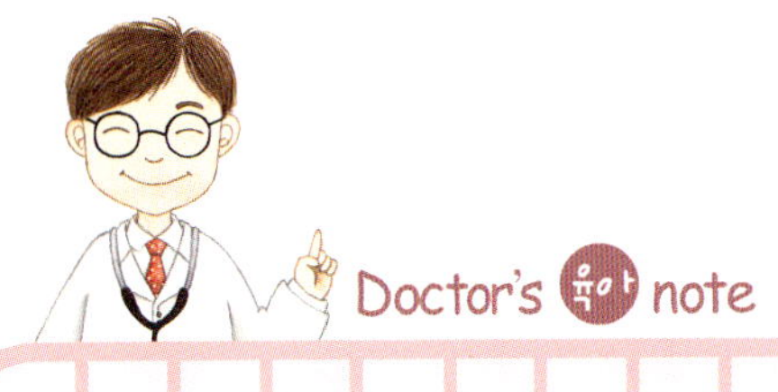

신종 인플루엔자가 아닐까? 열성 경련

전 세계적으로 한창 신종 인플루엔자의 공포에 휩싸였던 2009년이었습니다. 열만 나면 신종 인플루엔자는 아닌지 의심을 하던 때였는데, 어느 날 저희 아이들도 열이 나는 일이 발생했습니다.

첫째 한울이가 먼저 열이 났으나 1~2일 만에 가라앉아서 안도했습니다. 그런데 이번에는 동생 한결이가 열이 나기 시작하더니 하루 이틀이 지나도 좀체 열이 내리지 않았습니다. 아무리 심한 감염이더라도 3일이면 가라앉는데 열이 내리기는 커녕 점점 더 올랐습니다. 상황이 여기에 이르자 내심 불안해졌습니다. 검사에서는 음성이었지만 치료제인 타미플루를 먹여야 되나, 말아야 되나 고민을 했습니다. 고민 끝에 확실하지 않으면 먹이지 말자고 판단하고 기다렸고, 열이 난 지 3일째 되는 밤을 맞이하게 되었습니다.

한결이 곁에서 자고 있던 아내가 한밤중에 나를 불러 깨우더니 한결이가 이상하다고 했습니다. 놀라서 아이 곁에 가보니, 열이 한창 오르면서 열성 경련을 하고 있었습니다. 눈을 들여다보니 치켜 뜨고 있고, 몸을 만져보니 뻣뻣하게 굳어 있었습니다. 그래도 소아과 전문의이기에 열성 경련이라면 위험하진 않다는 것을 알고 있었지만, 빨리 멈추지 않으면 어떡하나 하는 걱정에 제발 빨리 멈추게 해달라고 기도를 했습니다. 천만다행으로 아이가 2~3분 만에 경련을 멈추고 다

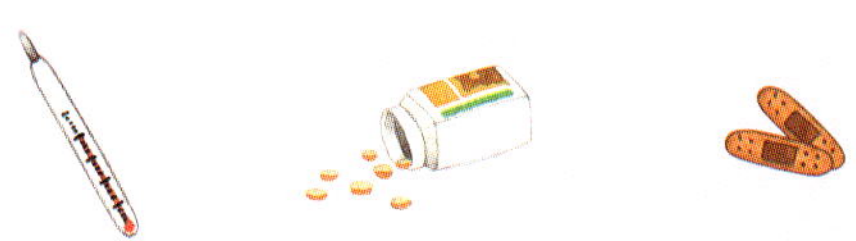

시 늘어져 자기 시작하자 겨우 안심이 되었습니다. 그래도 아이가 잘 자는 것인지 의식이 없어서 늘어져 있는 것인지 확인하려고 청진기를 대보았더니 다행히 심장도 잘 뛰고, 숨도 정상적으로 쉬고 있어서 안심이 되었습니다. 아빠가 소아과 전문의인데도 이렇게 허둥지둥 하는데, 다른 가정에서는 어떨지 상상이 안 되더군요. 하지만 위험할 수도 있다는 것을 알아서 내가 더 허둥지둥한 것 같기도 합니다.

어쨌든 경련은 멈췄지만, 열이 떨어진 것은 아니기에 긴장을 늦출 수가 없었습니다. 다음 날 퇴근시간이 되자, 또 경련을 할 경우에 대비해 경련 약까지 준비하고 집으로 향했습니다. 그런데 또 경련을 한다면 이 약을 주어야 할지가 고민이었습니다. 경련 약이 경련을 일시적으로 멈추게 할 수는 있지만, 호흡 장애를 부를 수 있고, 그렇게 되면 종합병원 중환자실까지 갈 수 있다는 생각이 꼬리에 꼬리를 들기 시작했습니다. 하지만 다행히 다음 날부터는 경련이 없었고, 열도 떨어졌습니다. 이런 일을 겪다 보니, 차라리 내가 소아과 전문의가 아니어서 여느 부모들처럼 아이가 아프면 병원에 데려가고, 밤에 경련을 하면 응급실로 데려가면 될 텐데 하는 생각이 들기도 하더군요. 그래도 내 아이의 일이니 좀 혼란스럽더라도 '모르는 게 약인 것' 보다는 '아는 게 힘이 된다' 고 믿기로 했습니다.

Check Point

- 아이가 울거나 기침할 때 배꼽이 튀어나오는 배꼽 탈장은 대부분 1~2
  세 이전에 없어집니다.

- 탯줄은 깨끗하게 유지하고 바싹 말려야 합니다.

- 아이의 탯줄이 떨어지지 않았다면 면봉으로 탯줄 주변의 지저분한 이물
  질을 제거하고, 공기 중에 말려야 합니다.

- 배꼽을 소독해주는 것은 좋지 않습니다. 특히 탯줄이 떨어지기 전에 소
  독을 하면 부작용이 생길 수 있습니다. 만약 소독을 해야 한다면 클로로
  헥시딘을 사용하고, 알코올로 이물질을 제거할 때는 하루 2회 미만만
  해야 합니다.

- 배꼽이 떨어진 부위에서 진물이 나고 염증이 있다면 배꼽 육아종일 가능성
  이 있습니다. 심할 경우 소아과 진료를 받아야 합니다.

우리 아이 생명줄, 배꼽

배꼽 부위의 염증이 아이의 내부 장기에까지 퍼져 감염이 심각해지는 경우는 극히 드물지만, 생후 10~20일까지는 내부 장기로 이어지는 혈관의 길이 완전히 막힌 것은 아니므로 주의해야 합니다. 이 장에서는 배꼽이 완전히 아물기 전에 나타날 수 있는 배꼽 부위의 염증을 처치하는 방법과 신생아의 배꼽에서 나타날 수 있는 증상에 대해 알아봅니다.

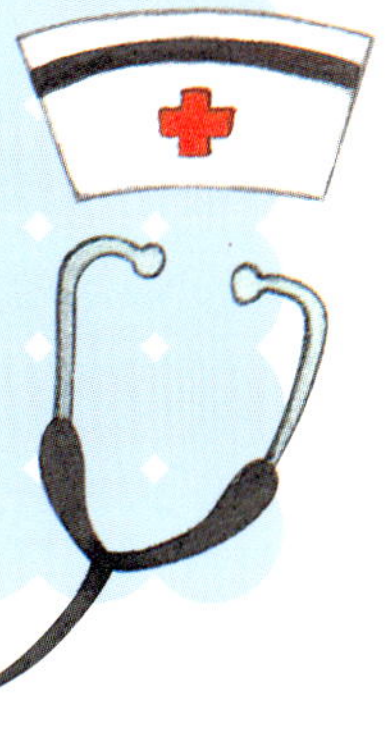

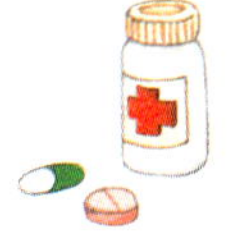

탯줄에 대해 모두 알려주세요

아이가 태어나자마자 잘 울면, 탯줄을 자릅니다. 탯줄에는 신경이 없어서 아이는 통증을 느끼지 않습니다.

아이의 탯줄은 출생 후 10일에서 3주 사이에 자연스럽게 떨어져나갑니다. 탯줄에 감염이 있거나 소독약을 많이 사용하면 탯줄이 늦게 떨어질 수 있습니다. 하지만 한 달이 지나도 떨어지지 않는다면 백혈구(중성구) 기능 장애일 수 있으므로 병원에서 진료를 받아야 합니다.

탯줄 이렇게 관리하세요

탯줄 관리를 제대로 하지 않을 경우 드물지만 전신 감염으로 이어질 수 있으므로 주의해야 합니다. 탯줄 관리의 중요한 원칙에 대해 알아보겠습니다.

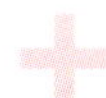

이럴 땐 병원으로!

- 탯줄 밑동에 고름이 있다.
- 탯줄 주변 피부가 빨갛다.
- 탯줄을 만지거나 주변 피부를 만지면 아이가 심하게 보챈다.
- 손가락으로 부드럽게 만져도 보챈다.

자연스럽게 떨어지도록 깨끗하게 유지　탯줄은 자연스럽게 내버려두는 것이 더 빨리 아뭅니다. 만약 지저분한 이물질이 묻어 있다면, 자극성이 없는 비누와 물로 씻어낸 뒤 헤어드라이의 약한 바람으로 말리는 것이 좋습니다.

건조하게 유지　탯줄의 밑동까지 공기를 통하게 해주세요. 기저귀를 자주 갈아줄 때는 최대한 자극을 주지 않도록 하세요. 더운 날에는 공기가 잘 통하게 기저귀와 티셔츠만 입혀 탯줄을 말리세요.

스펀지 목욕　탯줄이 완전히 떨어지기 전까지는 몸을 담그는 통목욕은 피하고, 스펀지 목욕을 시키는 것이 좋습니다.

탯줄 관리에 적절한 소독약

탯줄을 알코올로 소독하면 큰 효과가 없을 뿐 아니라 탯줄이 더 늦게 떨어질 수 있습니다. 그러니 알코올은 사용하지 않는 것이 좋습니다. 특히 베타딘은 미숙아에게 사용할 경우 혈중으로 흡수되어 갑상선 기능 저하증을 일으킬 우려가 있으므로 절대 사용하면 안 됩니다. 알코올을 어쩔 수 없이 사용해야 한다면 하루 2회 미만으로 면봉에 묻혀서 이물질을 제거하는 정도로만 사용하는 게 적절합니다. 알코올로 소독을 할 때 아이가 보채는 것은 알코올의 찬 성분 때문입니다.

탯줄이 떨어진 후 진물과 염증

탯줄이 떨어진 뒤에 약간의 분비물은 수일 내에 사라집니다. 하지만 탯줄이 떨어진 부위가 튀어나와 보이고, 분비물이 계속 나오면서 감염이 반복될 수 있습니다. 이를 배꼽 육아종이라고 하는데, 탯줄이 아무는 과정에 잡균이 감염되어 생깁니다. 증상은 맑은 노란색의 점액농 분비물이 나오며, 분홍색의 육아 조직이 돌출되는 경우가 있습니다.

신생아의 배꼽 탈장

배꼽 주위의 복벽 근육이 완전히 닫히지 않아서 그 틈으로 장이 삐져나오는 현상을 배꼽 탈장이라고 합니다. 신생아에게 흔하게 나타나는 질환으로, 특히 미숙아에게 더 많이 발생합니다. 아이가 심하게 울 때 배꼽이 불룩 튀어나와 보인다면 배꼽 탈장을 의심해봐야 합니다.

하지만 튀어나온 부위의 지름이 1㎝ 미만이면 돌 이전에 대부분 없어집니다.

또한 5~6㎝ 정도로 큰 경우에도 5~6세 이전에 자연스럽게 없어지므로 그다지 걱정하지 않아도 됩니다.

간혹 조급한 마음에 튀어나온 배꼽에 물건을 올려놓거나 테이프를 붙여두는 엄마도 있습니다. 하지만 이런 방법은 효과가 전혀 없을 뿐만 아니라 올려 놓은 물건과 복벽 사이에 탈장된 장이 낄 경우 장으로 혈액이 공급되지 않아 장의 일부가 썩을 수도 있기 때문에 절대 해서는 안 됩니다.

• 아이가 통증을 느낄 때

• 구토가 지속될 때

• 튀어나온 부위가 단단하고 만지면 아이가 아파하거나 색깔이 변할 때

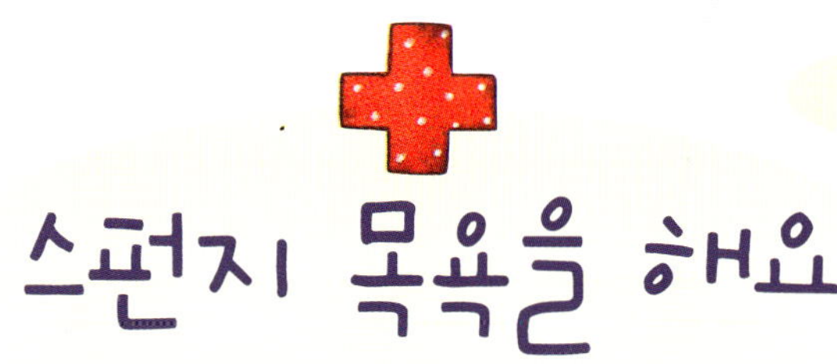

스펀지 목욕을 해요

〉〉〉 깨끗하게 씻은 우리 아이

● 신생아는 보통 1~2주가 지나야 탯줄이 완전히 떨어지는데 그 전까지는 몸을 담그는 통목욕은 피하고, 스펀지로 목욕을 하는 것이 좋아요! 스펀지 목욕은 어떻게 하는 것이며 어떤 준비를 해야 할까요?

〈스펀지 목욕 준비물〉

목욕 스펀지 되도록 천연 소재를 사용해 만든 것을 사용하는 것이 좋아요. 가제 수건 등을 사용해도 좋아요.

아이 욕조 대부분의 엄마는 갓 태어난 아이를 씻기는 데 어려움을 겪어요. 아이 전용 욕조를 사용해보세요. 신생아 때부터 사용할 수 있는 욕조가 있으니 아이를 편안하게 씻길 수 있을 거예요.

베이비파우더, 오일 목욕 후 아이 피부를 보호할 수 있는 보습제입니다.

<목욕 순서>

1 실내온도를 따뜻하게 한 후 평평한 테이블 위에 아이를 올려놓습니다.

2 우선 아이의 옷을 벗긴 뒤 눈 → 코 → 귀 → 머리 → 전신의 순서로 씻깁니다.

3 물에 적신 스펀지로 아이의 눈을 안쪽에서 바깥쪽을 향해 부드럽게 닦아주고,
   다시 아이를 물통에 넣어서 가볍게 씻긴 뒤 반대편 눈을 부드럽게 닦아줍니다.

4 물에 적신 스펀지로 아이의 코와 귀를 닦아줍니다.

5 물에 적신 스펀지에 아이용 비누를 묻혀 얼굴을 부드럽게 씻깁니다.

6 아이용 샴푸로 머리를 감기고 헹구세요.

7 나머지 신체 부위를 아이용 비누와 물을 묻힌 천으로 닦아낸다. 특히 겨드랑이
   밑, 귀 뒤, 목 주변, 생식기 주변에 신경 써 닦아주세요.

8 아이의 몸을 두드려서 말리고 기저귀를
   채운 뒤 옷을 입힙니다.

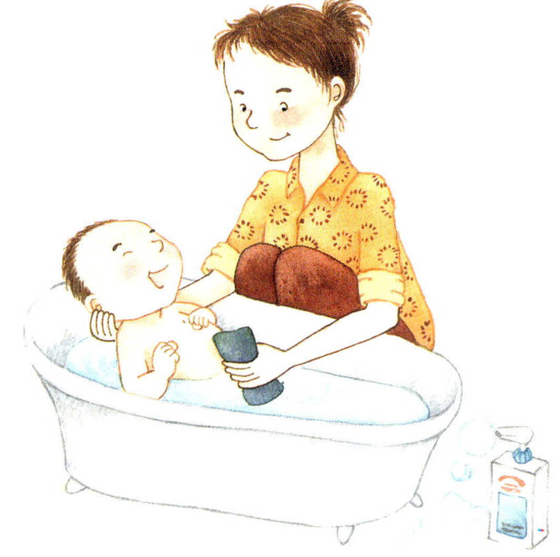

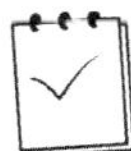

Check Point

- 신생아 황달은 정상 신생아의 50~60%, 미숙아의 80%에서 나타나는 흔한 증상입니다.
- 모유 수유아는 생후 3주, 분유 수유아는 생후 2주 후에도 황달이 사라지지 않는다면 소아청소년과 진료를 받아야 합니다.
- 황달이 있는 아이가 열이 있거나, 아파 보이거나, 체중이 충분히 늘지 않거나, 충분한 수유를 하지 못한다면(하루 소변 6회, 대변 3회 미만) 진찰이 필요합니다.
- 모유 수유아에게 생후 1주 이전에 황달이 시작되었다면 오히려 모유 수유를 더 자주 해야 하고, 생후 1주 이후에 시작되어 점점 증세가 심해지는 경우라면 전문의와 상의한 뒤 모유 수유를 일시 중단해야 합니다.
- 황달 수치가 지나치게 높아지면, 뇌에 침착이 되어서 청각장애, 뇌성마비 등의 뇌손상을 일으킬 수 있습니다.
- 병적인 원인에 의해서 황달이 심해지는 것으로 판단될 때는 적절한 시기에 광선 치료나 교환 수혈을 시도해야 합니다.

우리 아이 왜 노랄죠?

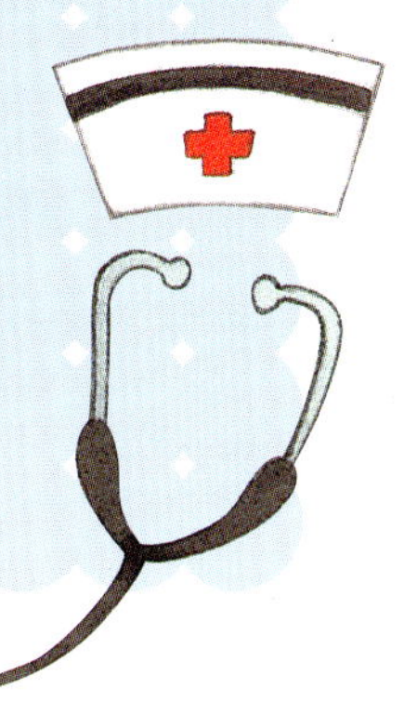

신생아에게 황달은 흔한 증상이지만 많은 엄마가 아이의 황달이 사라지는 시기와 심각한 황달 증상에 대해서 많이 궁금해합니다. 특히 황달이 있을 때 모유 수유를 중단해야 하는지에 대한 질문도 많이 받습니다. 그래서 지금부터 이 문제들에 대한 해답을 찾아보기로 하겠습니다.

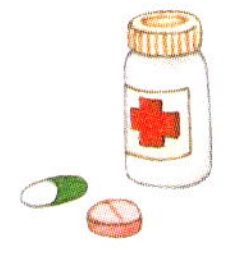

생리적 황달

신생아 황달은 정상 신생아의 50%, 미숙아의 80%에 이를 정도로 흔하게 나타납니다. 태어난 지 하루에서 일주일 된 아이의 황달은 대부분 생리적 황달입니다. 생리적 황달은 생후 3일쯤 되면 증상이 심해졌다가 일주일에서 열흘 정도 지나면 좋아지기 때문에 특별한 치료가 필요하지 않습니다. 하지만 다음과 같은 위험 요인들이 있다면 생리적 황달이 과장되어 나타날 수 있으니 주의가 필요합니다.

- 미숙아(37주 이전 출생아)
- 부족한 수유로 인한 칼로리 섭취 감소와 탈수
- 가족 중 신생아 때 황달이 있었던 경우
- 옥시토신(자궁 수축 호르몬)으로 유도 분만을 한 경우
- 난산으로 인해서 머리에 혈종이 있는 경우

- 고령 출산이거나 산모가 당뇨병이 있는 경우
- 아시아 종족(한국, 일본, 중국)
- 모유 수유를 하는 경우

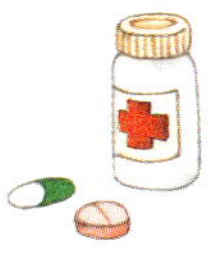

모유와 연관된 황달

모유 수유를 하는 아이가 황달에 더 잘 걸립니다. 엄마는 아이가 황달이 심해지면 무조건 모유 수유를 중단하려고 하는 경향이 있습니다. 하지만 무조건 모유 수유를 중단하는 것은 좋지 않습니다.

모유성 황달은 모유를 먹는 신생아에게 나타나는 황달을 의미합니다. 모유와 연관된 황달은 생후 1주 이전에 시작되는 '모유 수유 황달' 과 생후 1주 이후에 심해지는 '모유 황달' 로 구분할 수 있습니다.

수유량이 부족할 때, 모유 수유 황달

모유 수유와 황달은 밀접한 관련이 있어서 모유 수유아가 분유 수유아에 비해서 황달이 더 잘 생깁니다. 이는 모유 성분 자체가 원인인 경우도 있으나, 대개는 수유량 부족이 원인입니다.

모유 수유아가 생후 1주 이내에 황달이 시작된 경우 '모유 수유 황달' 이라고 합니다. 모유 수유아의 13% 정도가 이 증상을 나타냅니다. 이는 모유 자체가 원인이라기보다는 수유량이 모자라 칼로리가 부족하고 탈수 증상이 생겨서 나타나는 '생리적 황달' 입니다. 이 경우에는 모유 수유를 하루 8~12회 정도 자주 해야 합니다.

또한 모유 수유를 한 번에 오래 하는 것보다 짧게 자주 하는 것이 좋고, 밤에 잘 때도 4시간이 지나면 아이를 깨워서 수유를 하는 것이 좋습니다. 물이나 설탕물과 같은 액상 음식으로 모유 수유를 대신하면 수유량이 부족해지기 때문에 추천해 드리고 싶지 않습니다.

몸 안의 빌리루빈(노화된 적혈구가 파괴되면서 헤모글로빈이 분해되어 생기며 빌리루빈이 혈액 속에서 증가하면 황달을 일으킴)이 빠져나가는 경로는 대변입니다. 따라서 변을 충분히 만들기 위해서는 수유를 충분히 하고 출생 후 24시간 이내에 변을 보지 않거나 배변 횟수가 하루 1회 미만이라면 변을 보도록 항문 주위를 자극하는 것도 도움이 됩니다.

수유를 일시적으로 중단해야 하는 모유 황달

모유에 포함된 특정 성분 때문에 빌리루빈의 배설이 늦어져서 나타나는 증상을 '모유 황달'이라고 합니다. 모유 수유아의 2%에서 나타나며 생후 1주 이후에 나타나기 시작해서 생후 2~3주경 정점에 이릅니다.

모유 황달이 심하게 나타나면 일시적으로 모유 수유를 중단하는 것이 좋습니다. 모유 수유를 중단하면 2~3일 이내에 정상 농도로 떨어지고, 이후에 다시 수유를 해도 황달이 생기지 않습니다. 다만 모유 수유를 중단했다가 다시 수유를 하기가 어려울 수 있으므로 수유를 중단하는 동안에도 모유를 일부 짜내는 것이 좋습니다.

일부 전문가들은 모유로 인한 황달이 의학적으로 문제가 되는 경우가 드문 데다 하루 이틀만이라도 모유 수유를 중단하면 이후에 지속적으로 모유 수유를 하기가 어려울 수 있기 때문에 황달이 아주 심한 게 아니라면 모유 수유를 중단하는 것을 추천하지 않습니다.

따라서 '황달이 생기면 모유를 중단한다'는 상식은 모든 모유 황달 증상에 적용할 수 없고, 일부의 경우에만 적용할 수 있습니다. 즉, 생후 1주 이전에 황달

이 시작되었다면 모유 수유를 더 적극적으로 해야 하고, 생후 1주 이후에 시작
되어서 점점 황달이 심해진다면 전문의와 상의 후에 모유 수유를 일시 중단할
수 있습니다.

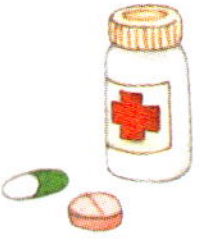 ## 황달은 어떻게 알아볼 수 있을까요?

　황달은 눈으로 판단할 수 있는데, 더 정확한 방법은 피부를 살며시 눌러보는
것입니다. 황달이 있다면 누른 부위의 피부에도 노란빛이 남아 있지만, 원래 피
부가 노랗다면 누른 부위의 피부가 하얘 보입니다. 이 방법은 밝은 낮에 햇볕 아
래에서나 환한 불빛 밑에서 확인을 해야 정확하게 알 수 있습니다.

　아이가 황달이 나타나면 얼굴, 몸, 다리의 순서로 피부가 노랗게 변합니다. 눈
의 흰자위가 노란빛을 많이 보이는 것은 황달 수치가 높기 때문이므로 진찰을
받는 것이 좋습니다.

　생후 2~3주 이후에도 황달이 사라지지 않는다면 병원에서 황달 수치를 확인
해야 합니다. 황달 수치는 피를 뽑거나, 발끝에서 말초 혈액을 채취해서 확인하
는 것이 정확하지만, 최근에는 피를 뽑지 않고 기계를 피부에 대어 알아보는 방
법도 있습니다.

병원 진료가 반드시 필요한 경우

생리적 황달과 달리 다른 병 때문에 황달이 심해지는 경우 빨리 병원에서 진료를 받아야 합니다. 황달 수치가 지나치게 높아지면 청각장애, 뇌성마비 등의 뇌손상을 일으킬 수 있습니다. 병 때문에 황달이 심해진 것으로 판단될 때는 적절한 시기에 광선 치료나 교환 수혈을 시도해야 합니다. 출생 시 머리에 혹이 생긴 것과 같은 분만 손상이 있거나, 엄마의 혈액형이 O형 또는 Rh(-) 형인 경우, 모유 수유를 하는 경우 등에는 황달이 정상보다 오래 지속될 수 있습니다. 다음과 같은 증상이 나타나면 병원 진료가 필요합니다.

· 모유 수유 후 24시간 이내에 황달이 나타날 때

· 황달이 팔이나 다리까지 번질 때

· 37.8℃ 이상의 열이 있을 때

· 아이가 아파 보일 때

· 생후 7일 이후에도 황달이 더 심해질 때

· 생후 15일 이후에도 황달이 사라지지 않을 때

· 체중이 충분히 늘지 않을 때

· 황달이 있는 신생아가 하루 3회 미만으로 변을 보거나, 6회
  미만으로 소변을 볼 때

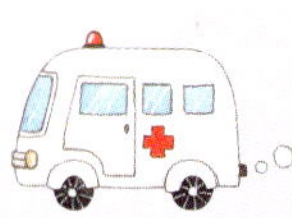

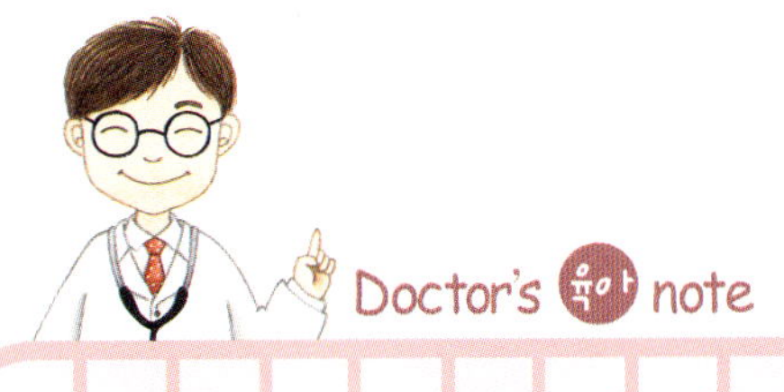

누구나 겪을 수 있는 황달

처음 세상에 나온 신생아들은 분만 과정이 큰 스트레스가 되기 때문에, 흔히 아이들 하면 생각나는 환한 웃음을 보기가 어렵습니다. 몸 전체가 태지로 둘러싸여 있고, 얼굴은 찡그리고 있으며, 일부 아이들은 머리가 눌려서 혹이 나 있기도 합니다.

첫아들 한울이도 여느 신생아들과 다를 바 없었습니다. 머리에 혹이 있었고, 태어난 지 며칠 후에는 황달까지 와서 몸 전체가 노랗게 되었습니다. 신생아들에게 황달은 흔히 있는 일이지만 내 아이에게 황달이 나타나니 혹시 다른 병이 있는 건 아닌지 걱정이 될 수밖에 없었습니다. 소아과 의사로서 많은 신생아를 보아왔지만, 내 아이라고 생각하니 모든 게 새로웠습니다.

한울이는 생후 3일째, 황달 수치가 11.3으로 아주 높은 편은 아니었지만, 집에 돌아온 후에 황달이 좀 더 심해졌습니다. 다른 아이 같았으면 병원에 가서 피검사를 한 번쯤 해보았겠지만, 명색이 아빠가 소아과 의사인지라 집에서 열심히 수유를 하면서 지켜보았습니다.

책 본문에도 나오지만, 초기에 나타난 황달의 경우 탈수가 되면 더 심해지기 때문에 더 열심히 수유를 하는 것이 좋습니다. 어쨌든 특별한 검사나 치료 없이도 한 달이 지나니 황달이 사라지기 시작했습니다.

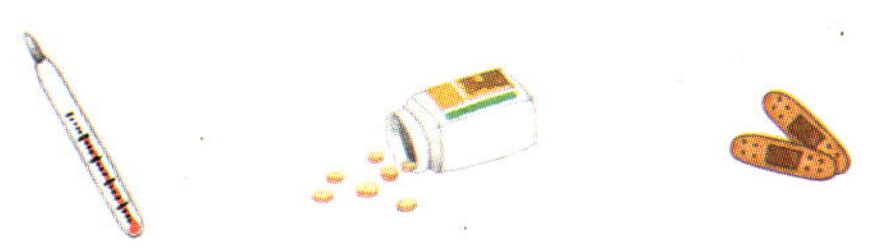

　　그러나 이 책을 읽으시는 부모들은 아이가 황달이 생기면, 병원에서 진료를 받으셔야 합니다. 다른 이상이 있는지 전문의의 진단이 필요하기 때문입니다.

　　한울이가 태어나자마자 황달 증상을 보여 노심초사했는데, 다행히 큰 문제없이 지나갔습니다. 그때 주변의 친지나 친구가 아이의 황달 문제로 나에게 문의를 했다면, 걱정하지 말고 수유 잘하면서 기다리라고 조언을 했을 텐데, 역시 내 아이 문제이다 보니 더 신경이 쓰이고 사소한 증상에도 심각한 병의 초기 증상은 아닌지 걱정이 되기도 했던 것 같습니다.

Check Point

- 신생아가 변을 볼 때 힘을 주는 것은 지극히 정상이며, 이는 배에 가스가 차서 나타나는 증상일 수 있습니다.

- 배에 가스가 많이 차면 트림을 잘 시켜주고 배 마사지를 해주는 것이 좋습니다. 모유 수유를 하는 엄마라면 유제품, 야채, 신맛 나는 과일, 견과류 등을 피하는 것이 좋습니다.

- 아이가 달랠 수 없을 정도로 보채더라도 진정시키려고 아이를 심하게 흔들어서는 안 됩니다.

- 사경(머리가 한쪽으로 기운 것)은 목 부위의 근육 손상이 주요 원인으로, 생후 6~8주부터 증상이 나타납니다. 아픈 아이의 50%에서는 목 부위에서 덩이가 만져지는데, 이 경우 2~3개월간 재활 치료를 받으면 대부분 호전됩니다.

- 딸꾹질은 수유를 많이 했거나 수유 할 때 공기가 많이 들어가서 횡격막이 자극되거나 추운 환경에 노출될 때 나타납니다.

- 임신 중에 엄마에게 받은 여성 호르몬의 영향으로 아이 유두에서 젖이 나올 수도 있습니다. 이는 2주 이내에 자연스럽게 사라지는 현상이므로 일부러 짜서 감염이 생기지 않도록 합니다.

- 신생아가 눈물을 흘리는 것은 눈물관이 막혀 있기 때문이고 대부분 돌이 지나면서 자연스럽게 좋아집니다.

- 감기 증상으로 코점막, 특히 하비갑개(콧속뼈) 부위가 부어오르면, 눈물이 배출되지 않아서 눈물관 폐쇄와 동일한 결과를 가져오게 됩니다.

- 모유 수유아에게 아구창이 생기면 항진균제를 먹이고 엄마의 유두에도 항진균제를 발라서 치료해야 합니다. 또한 아이가 사용하는 공갈 젖꼭지, 젖병 젖꼭지, 장난감 등은 반드시 끓는 물에 소독해야 합니다.

신생아만 나타나는 여러 증상

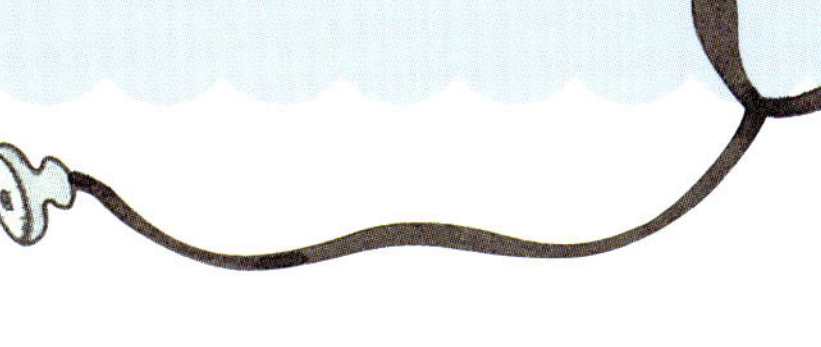

신생아를 키우다 보면 앞 장에서 설명한 증상들 이외에도 여러 가지 상황에서 다양한 의문이 생기고 걱정이 앞서기 마련이지요. 그래서 이번에는 초보 부모들이 한 번쯤 가질 만한 궁금증들을 한곳에 모아보았습니다.

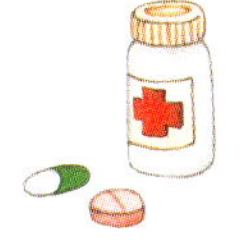

신생아의 가스 문제

변을 제대로 보기 위해서는 항문 주위의 근육과 신경 사이의 조화로운 협동운동이 필요합니다. 그런데 신생아들은 변을 볼 때 힘을 주는 방법을 아직 터득하지 못했기 때문에 끙끙대기도 합니다. 끙끙대더라도 규칙적으로 변을 본다면 문제가 되지 않습니다.

신생아도 방귀 냄새가 날 수 있어요

배에 가스가 많이 차 있으면 아이가 변을 볼 때 과도하게 힘을 줄 수 있고, 변보다는 방귀만 나오는 경우가 흔합니다. 신생아의 배에 가스가 많이 차는 이유는 입으로 지나치게 많은 공기가 들어가기 때문입니다. 이 외에도 소화 기능이 떨어져 대장에서 소화가 덜 되면 가스가 만들어집니다. 따라서 아이가 급하게 먹지 않도록 도와주고, 심하게 울면 공기가 더 많이 들어가므로 빨리 원인을 찾아서 달래주어야 합니다. 또한 엄마가 가스를 잘 일으키는 음식인 콩, 우유, 야채, 과일 등을 피하면 도움이 될 수 있습니다.

신생아 방귀는 대개 냄새가 나지 않으나, 음식물이 대장 내 세균으로 분해될 때 생기는 황화물 때문에 냄새가 날 수 있습니다. 황화물은 대개 단백질에서 유래하는데, 아이의 주식인 모유나 분유에 단백질이 풍부하다는 것을 고려한다면 아이의 방귀 냄새가 더 지독한 것은 어떻게 보면 당연하다고 할 수 있습니다. 따라서 방귀는 소화가 잘 안 되어 나타나는 증상일 수 있으나 병은 아니므로 걱정할 필요 없습니다.

신생아는 이럴 때 가스가 차요!

입으로 많은 공기를 마셨을 때 아이가 수유나 이유식을 급하게 먹거나 자세가 좋지 않으면 공기가 많이 들어갈 수 있고, 특히 아이가 심하게 울고 보챌 때는 더 많은 공기가 들어갈 수 있습니다. 입으로 들어온 공기는 트림으로 일부 배출되지만, 배출되지 못하고 남아 있는 공기는 장을 지나면서 증상을 일으켜 항문을 통해 방귀로 배출됩니다.

정상적인 소화 과정 소화 과정 중에 분비된 위산은 소장에서 이자액에 의해서 중화되는데, 이때 부산물로 가스가 만들어집니다. 일부는 혈액으로 흡수되거나 폐에 의해 배출되고 나머지는 방귀로 배출됩니다.

음식이나 우유의 불완전한 분해산물 모유나 분유의 단백질과 탄수화물, 주스, 이유식에 포함된 성분이 아이의 미숙한 장에서 불완전하게 분해되면서 가스가 발생하게 됩니다. 3개월 이전의 모유 수유아에서는 과수유로 유당 과잉이 원인이 되기도 하고, 분유 수유아에서는 분유 알레르기가 원인이 되기도 합니다. 모유 수유아는 엄마의 식사로 가스가 많이 만들어질 수 있습니다.

공기 덜 마시게 하는 방법

모유 수유아　아이가 젖을 급하게 먹는다면 천천히 먹이세요. 젖이 너무 많이 나오면 아이가 젖을 제대로 물지 못하거나 지나치게 과식할 수 있으니 아이에게 먹이기 전에 젖을 조금 짜내세요.

분유 수유아　젖병의 젖꼭지로 분유가 잘 나오는지, 너무 한꺼번에 많이 나오는 것은 아닌지 잘 살펴본 후, 아이가 급하게 먹는다면 중간 중간 쉬면서 먹이세요.

이유식　이유식은 아이가 배고파하기 전에 주어야 합니다. 아이가 너무 배가 고파 허겁지겁 급하게 먹으면 공기가 더 많이 들어가기 때문입니다. 9개월 이전의 아이는 이유식을 먹기 15~20분 전에 소량을 수유하고, 9개월 이후의 아이는 충분한 양을 수유하세요.

공갈 젖꼭지 사용 시　젖꼭지를 자주 심하게 빨면 공기를 많이 들이마시게 되니 주의해야 합니다.

아이가 가스가 많이 찼을 때 이렇게 하세요

트림을 시킨다　수유 중간이나 수유 후에 시도할 수 있습니다. 2~3분 이내에 트림을 하지 않으면 수유를 계속 하거나 트림 시도를 중단해야 합니다.

설탕물을 먹인다　아이가 배고파하지 않는다면 15㎖ 정도(어른용 수저 한 스푼)의 설탕물을 먹입니다.

배 마사지를 해준다　베이비오일을 손에 묻혀서 시계 방향으로 크게 원을 그리면서 마사지를 해줍니다. 5개월 이전의 아이의 경우 목욕과 마사지를 동시에 하면 너무 많은 자극을 주므로 마사지 시간과 목욕 시간을 분리하는 것이 좋습니다. 마사지는 딸꾹질을 하거나 수유 직후에는 피합니다.

엄마의 식사를 확인한다　야채, 콩, 신맛 나는 과일이나 주스, 유제품, 견과류 등 가스를 많이 일으키는 음식을 피합니다.

아이를 눕히고 자전거를 타는 듯이 다리를 움직여주세요   장에 자극을 주어 가스 배출을 쉽게 할 수 있게금 도움을 줍니다.

기저귀나 타월을 따뜻하게 데워서 배에 얹어주세요   너무 뜨겁지 않게 얹어주어야 합니다.

따뜻한 물에 목욕을 시키세요   순환이 잘 되면 가스 배출이 더 잘됩니다.

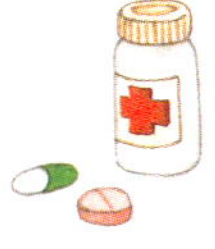

신생아의 눈물관은 막혀 있을 수 있어요!

한 달 이전의 신생아가 눈물을 많이 흘리는 것은 눈물관이 막혀 있을 수 있기 때문입니다. 이는 정상 신생아의 20% 정도에서 나타나는데, 대부분 돌이 지나면서 자연스럽게 사라집니다. 따라서 돌 이전에는 고인 눈물 때문에 감염이 생기지 않도록 눈을 잘 관리해주고, 마사지를 하여 막힌 눈물관의 소통을 원활하게 해주는 것이 좋습니다.

• 결막이 충혈되고 부어오를 때
• 눈썹의 안쪽에 빨갛게 덩어리가 생길 때
• 노란 분비물을 동반한 눈곱이 끼기 시작할 때

만약 감염의 증거인 결막 충혈, 눈 주위 부종, 노란 눈곱이 있다면 항생제 안약을 사용해야 하지만, 그렇지 않으면 마사지가 도움이 될 수 있습니다. 콧잔등 부위를 손이나 따뜻한 물수건으로 마사지해주면 됩니다. 다만, 감염의 증상이 보이기 시작하면 눈 마사지는 피해야 합니다.

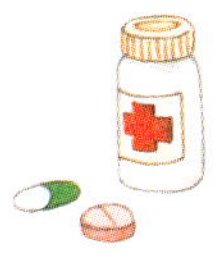

눈곱이 낀다면 이렇게 하세요

신생아는 눈물이 고여만 있어도 눈곱이 생길 수 있지만, 감기 증상이 동반되면 눈곱이 더욱 쉽게 낍니다.

눈물은 각막을 깨끗하고 윤기 있게 만들며 외부 이물질에 대한 항체를 포함하고 있는데, 눈물 유두를 통해 흘러 나와서 코 안의 하비갑개(코안의 옆벽에 있는 조개 모양의 뼈)로 배출됩니다. 따라서 감기 증상으로 코점막, 특히 하비갑개 부위가 부어오르면 눈물이 배출되지 않아서 눈물관 폐쇄와 동일한 결과를 가져옵니다.

또 다른 원인은 감기 바이러스가 결막염도 함께 일으킨 경우인데 이때 결막의 충혈 현상이 동반될 수 있습니다. 따라서 감기 증상으로 눈곱이 낀다면 감염이 진행되지 않도록 눈에 항생제 안약을 넣어주어야 합니다. 안약을 넣기 전에 따뜻한 물에 적신 가제로 눈곱을 제거하는 것이 도움이 됩니다.

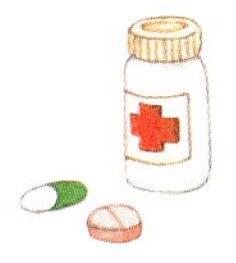

흔들린 아이 증후군

'흔들린 아이 증후군'이란 아이가 달랠 수 없을 정도로 심하게 울 때 아이를 돌보던 사람이 극도로 흥분해서 아이를 진정시키려고 잡고 흔들어서 생긴 말입니다.

신생아의 뇌는 아주 부드럽고 약한데다 큰 머리에 비해 이를 받쳐주는 목 근육과 인대는 아직 발달되지 않아서 쉽게 손상될 수 있습니다. 뇌가 손상되면 실명, 뇌성마비, 심하면 사망에 이를 수 있습니다. 따라서 아이가 심하게 울 때는 아이를 안전한 곳에서 울게 내버려두고 엄마도 잠시 동안 마음을 가라앉히는 것이 좋습니다.

최근 들어 흔들린 아이 증후군이 널리 알려져서 많은 엄마가 아이를 흔들면 위험하다는 것을 알고 있습니다.

간혹 작은 흔들림에도 아이의 두뇌가 손상될까 봐 안절부절못하는 엄마도 있는데, 아이를 달래려고 부드럽게 흔들어주거나 비포장도로에서 유모차나 자동차가 흔들리는 정도는 두뇌에 손상을 주지 않습니다.

흔들린 아이 증후군 예방법

· 아이와 놀 때 극도로 흥분해서 화가 나더라도 아이를 절대로 흔들어서는 안 됩니다. 화가 났을 때는 부드럽게 흔든다고 생각해도 그 정도가 매우 심한 경우가 많기 때문입니다.
· 아이를 안고 다른 사람과 싸우거나 논쟁을 하지 않습니다.
· 아이 때문에 화가 나서 감정을 통제할 수 없을 때는 아이를 침대에 안전하게 내려놓고 밖에서 잠시 진정한 뒤 다시 아이를 돌보거나 다른 사람의 도움을 구합니다.

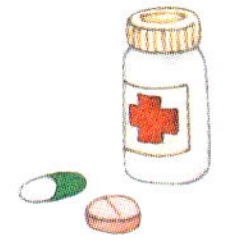

아이 얼굴이 비딱해요

목의 일부 근육이 뒤틀려 머리가 한쪽으로 기운 것을 '사경' 또는 '기운목' 이라고 합니다. 보통 머리가 한 방향으로 지속적으로 기울어 있고, 턱은 그 반대 방향으로 돌아가는 증상을 보입니다.

엄마는 흔히 아이가 한쪽 방향만 쳐다볼 때 사경이 아닌지 걱정하는데, 아이가 흥미로운 것을 보려고 다른 쪽을 바라보기도 한다면 사경이 아닐 수도 있습니다.

사경의 가장 흔한 원인은 목 부위에 있는 근육인 흉쇄유돌근의 손상으로, 손상된 쪽의 근육이 수축되어 머리가 기울고 턱이 자연스럽게 반대 방향을 향하는 증상을 말합니다. 이를 '선천성 근성 사경' 이라고 합니다.

사경 증상은 생후 6~8주부터 두드러지게 나타나는데, 아픈 아이의 50%는 생후 한 달경에 목에서 멍울이 만져져 발견되기도 합니다. 이 멍울은 자궁 속에서 아이가 불편한 자세로 있다가 해당 근육이 늘어나거나 찢어져서 출혈과 부종이 생겨 상처 조직으로 대체되면서 만들어집니다. 이렇게 만들어진 멍울은 4~6개월 이내에 자연스럽게 사라집니다.

그러나 아이의 목에서 멍울이 만져지지 않는다면 다른 원인에 의한 사경일 수 있으니 소아청소년과 진료를 받고 엑스레이 검사 등으로 원인을 찾아보아야 합니다. 드물게는 경추 부위의 뼈나 관절의 이상이 원인일 수 있기 때문입니다. 또한 선천성 근성 사경인 경우 5~8%에서 '선천성 고관절 탈구' 가 동반되기 때문에 이에 대한 스크리닝 검사가 필요합니다. 따라서 생후 1개월에는 고관절 초음파 검사를, 4~5개월에는 고관절 부위의 엑스레이 검사를 꼭 해야 합니다.

아이가 '선천성 근성 사경' 으로 진단받으면 안면 비대칭이나 목 운동의 제한 등과 같은 합병증을 막기 위해서 재활 치료를 시작해야 합니다. 재활 치료는 수축된 근육을 늘리는 훈련을 하게 되는데, 집에서도 병원에서 가르쳐준 대로 하루 수차례 반복해야 하고, 아이가 잘 때는 머리를 기울어진 반대편으로 돌려서 재워야 합니다.

또한 낮 동안에는 아이가 흥미 있어 하는 장난감을 아픈 부위의 반대편에 놓아두어 아이가 자연스럽게 쳐다보도록 유도하는 것이 좋습니다. 하지만 이러한 재활 치료는 선천성 근성 사경에만 도움이 되고, 다른 원인에 의한 사경에는 오히려 해가 될 수도 있으니 병원에서 정확한 진단을 받은 뒤에 시도하는 게 좋습니다.

재활 치료를 하면 대부분 증상이 호전되지만, 2~3개월 이내에 큰 호전이 없다면 수축된 근육을 늘리는 수술이 필요합니다. 다만 수술로 생길 합병증을 최소화하기 위해서 1~1.5세까지 기다리기도 합니다.

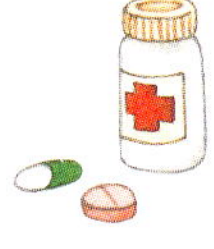 ## 눈동자의 위치가 정상적인가요?

양쪽 눈이 하나의 사물을 동시에 쳐다보지 못하는 것을 사시라고 합니다. 2~3개월 이전의 신생아는 양쪽 눈을 움직이는 근육의 기능이 원활하지 못해서 눈의 위치가 비정상적으로 보이기도 합니다. 이런 증상은 정상 발달 과정에서 나타날 수 있습니다.

하지만 생후 2~3개월 이후에도 눈이 한쪽으로 몰려 보인다면 사시일 수 있으니 검진을 받아 보세요. 검진을 하면 정상으로 판정받는 '가성 사시'인 경우가 대부분이지만, 실제로 사시가 있는데 조기에 치료하지 않으면 한쪽 눈의 시력을 상실할 수 있기 때문입니다.

사시가 의심되는 경우

양쪽 눈으로 동일한 방향을 바라보는 기능이 4~6개월 이후에 완성된다는 것을 고려할 때 4~6개월 이후의 아이가 아래와 같은 증상이 있으면 일단 안과에서 검진을 받으세요. 사시는 약시의 중요한 원인이고, 미용상으로도 교정이 필요한 질환이기 때문입니다.

- 육안으로 볼 때 아이의 양쪽 시선 방향이 다르고 눈동자가 돌아가 있다.
- 정면에서 아이의 사진을 찍었을 때 두 눈의 방향이 다르거나, 동공 위에 비치는 빛의 초점이 서로 다른 위치에 있다.
- 밝은 곳으로 나가면 한쪽 눈을 찡그리거나 감는다.
- 평상시에는 정상이지만 피곤해 보일때나 딴 생각을 할 때 한쪽 눈이 돌아가 있다.
- TV를 볼 때 머리를 기울이거나 얼굴이 좌우로 돌아가 있다.

가성 내사시

생후 4개월 이전 아이들은 눈이 아직 미숙하기 때문에 정상인 경우에도 양쪽 눈으로 같은 방향을 주시하지 못해서 눈이 안쪽으로 몰리는 내사시처럼 보이기도 합니다. 특히 동양인의 경우 콧잔등이 낮고, 양미간이 벌어져 있으며, 눈 안쪽 피부 주름이 안쪽 흰자위를 가리기 때문에 내사시가 있는 것처럼 보일 수 있습니다.

이처럼 내사시가 있는 것처럼 보이는 것을 '가성 내사시'라고 합니다. 대개는 콧등이 높아지고 눈 안쪽 피부 주름이 콧등으로 당겨지면서 정상적인 모습으로 돌아옵니다. 하지만 가성 내사시처럼 보이더라도 '진성 사시'나 '간헐성 사시' 증상일 수도 있으므로 안과 의사에게 진료를 받아야 합니다. 4~6개월 이후에도 이런 증상이 계속될 때도 안과 검진이 필요합니다.

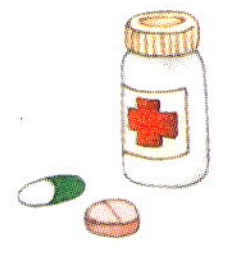

딸꾹질을 하는 우리 아이 괜찮을까요?

딸꾹질은 폐 운동에 중요한 역할을 하는 횡격막 근육의 갑작스러운 수축으로 성대가 닫히면서 발생합니다. 특히 신생아는 수유 시 늘어난 위가 횡격막을 자극해서 딸꾹질을 더 자주 합니다. 아이가 딸꾹질을 하면 걱정하는 엄마가 많습니다. 하지만 딸꾹질 때문에 아이가 고통을 받는 것은 아니므로, 저절로 사라지기를 기다리거나 수유를 좀 더 함으로써 사라지게 도움을 주면 됩니다.

또한 아이가 급하게 먹거나 수유 자세가 적절하지 못해 공기가 많이 들어가면 딸꾹질을 더 하게 되므로, 배가 고프기 전에 수유를 하거나 올바른 수유 자세로 먹고 있는지, 젖병의 젖꼭지 구멍 크기는 적절한지 확인이 필요합니다.

딸꾹질의 원인은 특별한 것이 없으나, 신생아는 다음과 같은 상황일 때 딸꾹질을 하므로 주의를 기울여야 합니다.

공기를 많이 먹는다 아이가 급하게 먹거나 수유 자세가 좋지 않으면 공기를 많이 먹게 돼요. 이때 팽창된 위가 횡격막을 자극해서 나타납니다.

한 번에 수유를 많이 한다 아이가 소화시킬 수 있는 것보다 많이 먹으면 위가 팽창되어 횡격막을 자극할 수 있습니다.

갑작스러운 온도 변화 신생아는 신경계가 미성숙해서 온도 변화에 빨리 적응하지 못해요. 그래서 갑자기 추운 곳에 노출되면 딸꾹질을 합니다.

아이의 딸꾹질을 멈추게 도와주어요!

트림을 시킨다 자세를 바꿔주거나 트림을 시키는 등 아이를 편하게 해주는 것이 좋습니다. 가능하면 트림을 한 후 수유를 하는 것이 좋습니다.

급하게 먹이지 않는다 급하게 수유를 하면 공기를 많이 삼키기 때문에 중간 중간 잠시 쉬어가면서 먹여야 해요. 아이가 배가 고프면 급하게 먹기 때문에 배가 고플 때까지 기다리지 말고 수유하는 것도 방법이에요.

수유를 좀 더 하거나 미지근한 물을 준다 빨거나 삼키는 동작을 반복하면 근육이 편안하게 이완되어 딸꾹질을 멈출 수 있어요. 다만 위가 팽창되어 딸꾹질을 하는 아이에게 많은 양을 수유하면 아이가 더 불편할 수 있으므로 조금만 먹이는 것이 좋아요.

젖병의 꼭지를 확인한다 젖꼭지 구멍의 크기는 젖병을 뒤집었을 때 분유가 뚝뚝 떨어지다가 서서히 멈추는 정도가 좋아요. 그러나 줄줄 흐르거나 전혀 떨어지지 않는다면 젖꼭지 구멍의 크기에 문제가 있으므로 바꿔야 합니다.

딸꾹질은 대부분 별 문제 없이 몇 분 안에 멈춥니다. 하지만 오랫동안 멈추지 않는다면 위식도 역류나 폐렴 등 다른 증상일 수 있으니 잘 살펴봐야 합니다.

5~10분이 지났는데도 딸꾹질을 계속할 경우가 있습니다. 이때 어른들이 하듯이 아이를 놀라게 하거나 발바닥을 때리는 등의 행위는 절대 하지 마세요.

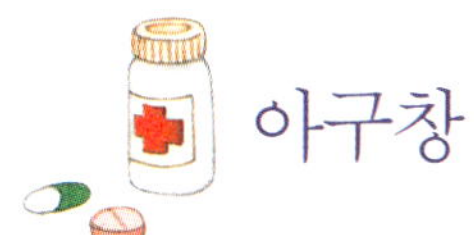

아구창

신생아의 입속에서 크림색의 우유 찌꺼기처럼 보이는 것을 발견하면 '아구창'을 의심하게 되지요. 아구창이 있을 때 신생아에게서 흔하게 발견되는 칸디다균은 이스트와 비슷한 곰팡이로, 대부분의 신생아 입속에 존재하며 과도하게 자랄 경우 감염을 일으킵니다.

면역력이 떨어진 6개월 이전의 신생아에게 주로 나타나고, 특히 엄마나 아이가 항생제를 먹고 있다면 더 잘 생길 수 있습니다. 아구창의 곰팡이 균은 따뜻하고, 축축하고, 당분이 많은 곳에서 잘 번식하기 때문에 엄마의 유두나 아이의 입에 잘 생길 수 있습니다. 분유를 수유 중인 아이는 잘 소독하지 않은 젖병의 꼭지나 공갈 젖꼭지를 통해서도 감염이 됩니다.

아구창의 증상은 혀, 입천장, 입술, 볼의 안쪽에 하얀색 막이 생기는데, 가제로 문질러도 쉽게 제거되지 않고, 제거를 해도 발적(충혈되어 붉어지는 현상)과 출혈이 있을 수 있습니다. 흔히 신생아의 경우 우유 찌꺼기인지 아구창 때문에 생긴 하얀 막인지 구분하기 어려운데, 우유 찌꺼기는 물로 헹구면 쉽게 제거되고, 주로 혀에 남아 있습니다. 하지만 볼 안쪽이나 입천장에 하얀색 막이 있거나, 쉽게 제거되지 않는다면 아구창을 의심해봐야 합니다.

건강한 신생아는 자연스럽게 낫기도 하고 아구창이 심해지기 전까지는 아이가 크게 고통을 받지 않지만, 수유가 곤란하거나 아이가 심하게 보챈다면 치료를 시작해야 합니다. 아이에게 항진균제를 바르거나 약을 먹여 치료를 하며 대개 수일 내에 호전이 됩니다. 모유 수유아는 엄마의 유두에도 항진균제 크림을 바르는 것이 치료의 중요한 포인트입니다. 특히 모유 수유아는 엄마가 칸디다균에 감염되면 옮을 수 있으므로, 엄마가 칸디다균 감염 증상이 있으면 우선 치료를 받아야 합니다. 칸디다균 감염을 치료하는 중에도 모유 수유는 계속해야 합니다.

이 외에도 수유 후 입속에 남아 있는 우유 찌꺼기를 깨끗이 제거하는 것이 중요합니다. 우유 찌꺼기는 곰팡이가 잘 자랄 수 있는 배지(식물이나 세균, 배양 세포 따위를 기르는 데 필요한 영양소)가 되기 때문입니다. 또한 젖병의 꼭지, 공갈 젖꼭지, 아이가 입으로 무는 장난감 등을 반드시 끓는 물에 20분 이상 소독하는 것도 잊지 마세요.

칸디다균에 감염된 엄마의 유두 통증

- 수유 초기에는 없었으나 후에 아프기 시작해 젖을 먹이는 동안 통증이 지속되며, 다 먹인 후에도 통증이 바로 없어지지 않는 경우도 있습니다.
- 유방 전체가 아플 수 있으며, 어깨와 등으로 방사통이 있습니다.
- 화끈거리는 통증을 느낍니다.

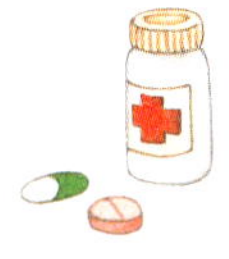

설소대 단축증

아이의 혀 밑에 붙어 있는 긴 조직을 설소대라고 하는데, 시간이 지나면 대부분 퇴화됩니다. 그런데 일부 아이에게는 단단하게 남아 있어서 혀의 움직임을 제한하는 문제를 일으키기도 하지요. 이를 '설소대 단축증'이라고 합니다. 혀는 삼키는 기능과 말을 하는 데 중요한 역할을 하므로 설소대 단축증은 수유를 할 때 특히 모유 수유 시 문제가 되고 언어 장애를 일으킬 수 있습니다. 이러한 증상은 많게는 신생아의 10% 정도까지 보고되며, 이 중 절반 정도는 수유를 할 때 문제가 됩니다. 가족력도 강해서 가족 중 누가 설소대 단축증으로 수술을 받은 적이 있다면 아이도 그럴 가능성이 높습니다.

일반적으로 설소대는 대개 돌 이전에 퇴화되기 때문에 수유에 지장이 없다면 돌까지는 기다리는 것이 원칙입니다. 하지만 발음에 문제가 있거나(특히 'th' 음), 가족력이 있다면 적절한 시기에 수술을 받아야 합니다.

수술 방법은 설소대를 잘라주는 것으로 비교적 간단하며 합병증을 일으키는 일이 드뭅니다. 6주 이전의 신생아라면 외래에서 시행할 수 있고, 큰 아이는 대개 전신마취 후 수술을 합니다. 이때 주치의와 상의한 후 협조가 가능하다면 국소마취로 절제를 하기도 합니다.

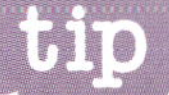

설소대 단축증으로 발음 장애 증상

· 혀를 내밀 때 혀끝이 V자 모양이 된다.
· 혀끝이 위쪽 잇몸에 닿기 어렵다.
· 혀끝이 입천장에 닿기 어렵다.
· 혀를 좌우로 흔드는 데 장애가 있다.
· 아래쪽 앞니에 치과적인 문제를 자주 일으킨다.

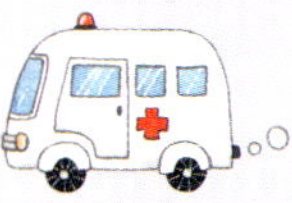

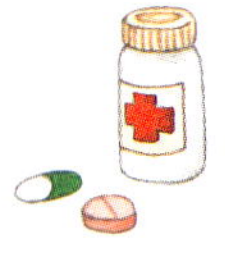 아이 유두를 짜주어도 되나요?

임신 중에 엄마에게서 받은 호르몬(특히 에스트로겐)의 영향으로 아이의 유두에서 젖이 나오거나 부풀어 오르는 경우가 있습니다. 이 증상은 남자아이에게도 나타나며, 일부러 짜내서 감염이 생기지 않는 한 2주 이내에 사라집니다. 다만 유두가 단단하게 만져질 경우 더 시간이 걸리기도 하고, 감염 증상이 있을 때는 항생제를 복용해야 합니다.

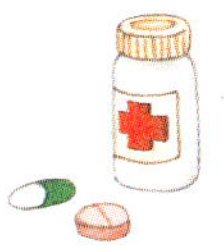

카메라 플래시가 시력에 영향을 주나요?

햇빛이나 가로등 불빛을 쳐다본다고 시력이 손상되지 않습니다. 또한 아이 앞에서 터지는 카메라 플래시가 아이의 시력에 영향을 주지 않습니다. 그 이유는 카메라 플래시는 빛이 터지면서 분산되기 때문입니다.

아주 강한 직사광선이 눈에 장시간 집중되지 않으면 걱정하지 않아도 됩니다. 안과 검진을 할 때 눈 안에 빛을 비춰도 시력이 손상되지 않는 것과 마찬가지입니다.

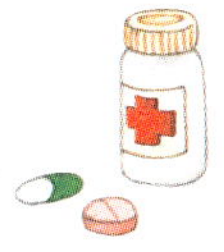

세운 자세가 허리에 무리를 주나요?

일반적으로 아이가 목을 가누는 시기는 3개월, 앉는 시기는 7개월입니다. 따라서 아이가 자신의 힘으로 몸(허리)을 지탱하려면 생후 7개월은 되어야 합니다. 그 전의 아이는 어른들의 팔이나 기댈 수 있는 곳 등에 자신의 체중을 분산해야 편안함을 느낍니다.

아이를 어른의 가슴께에 세워서 앉혀 트림을 시키거나 아이띠를 해서 아이의 체중을 분산하는 정도는 아이에게 무리가 가지 않습니다. 하지만 7개월 이전에는 무리하게 아이를 혼자 앉혀놓는 연습을 하지 말아야 합니다.

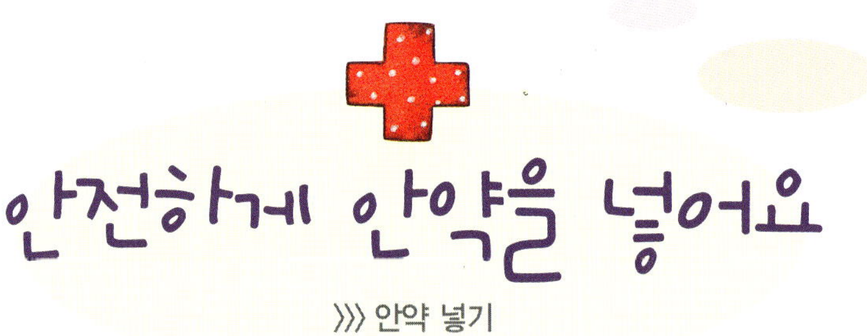

안전하게 안약을 넣어요

>>> 안약 넣기

● 　　　아이의 눈에 안약을 넣어줄 때는 반드시 손을 깨끗이 씻어야 합니다. 아이의 눈에 안전하게 안약을 넣으려면 다음과 같은 방법을 사용해보세요.

- 따뜻한 물에 적신 면봉으로 조심스럽게 눈곱을 제거한 뒤 안약을 넣습니다.
- 한 사람은 아이를 붙잡고 다른 한 사람은 아이의 눈꺼풀을 열어서 눈꺼풀 아래쪽에 안약을 한두 방울 떨어뜨립니다.
- 만약 아이가 눈을 뜨지 않으면 아이가 눈을 뜰 때 안으로 흘러 들어갈 수 있도록 눈의 안쪽에 안약을 떨어뜨리거나, 연고를 아래쪽 눈꺼풀 안쪽에 발라 서서히 녹아서 안으로 흘러 들어가게 합니다.
- 아이의 협조가 가능하다면 안약을 넣은 뒤 효과가 오래 지속되도록 2분간 눈을 감게 하는 것이 좋습니다.

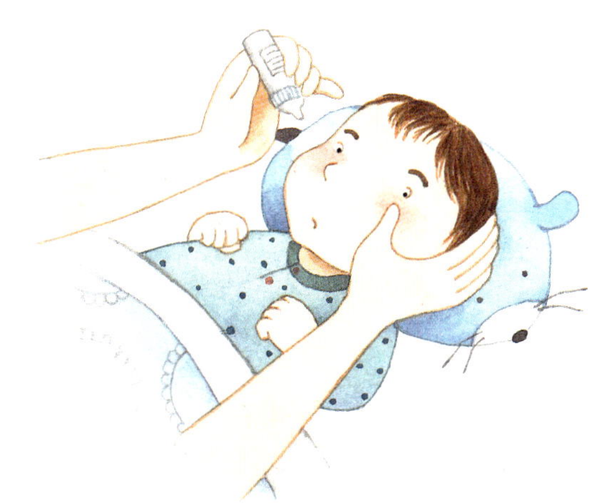

- 안약은 깨어 있는 동안에는 네 시간 간격으로, 연고 제제는 효과가 오래 지속 되므로 하루 2회 정도 투여합니다.
- 아침에 눈을 떴을 때 이틀 연속으로, 눈곱이 끼지 않을 때까지 규칙적으로 안약을 투여합니다.
- 증상이 빨리 없어지더라도 세균이 모두 사라진 건 아니기 때문에 의사의 지시에 따라 최소 5~7일간 투여합니다.

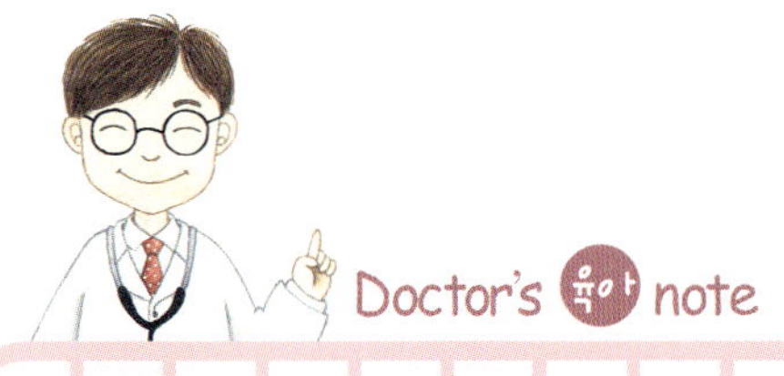

사시 검사, 안경을 끼다

　한울이가 로타 장염으로 병원에 입원하던 무렵이었습니다. 한울이가 머리를 옆으로 돌리고 TV를 보는 일이 많아졌습니다. 제가 아는 상식으로는 사시가 있을 때 이런 증상을 보일 수 있고, 사시는 어릴 때 교정을 해주어야 한다고 알고 있어서 부랴부랴 사시 진단을 잘하시는 교수님을 주변에 수소문하여 찾아갔습니다. 그때 찾아간 교수님이 워낙 유명한 분이라 기대를 했습니다. 그런데 그날 교수님은 컨디션이 좋지 않으셨는지,(제가 보기에는) 자세히 살펴보는 것 같지도 않았고, 아이들에게도 친절한 것 같지 않았습니다. 아이들이라면 울기 마련이고, 소아 사시를 전문으로 보시는 분이라면 이런 일은 다반사일 텐데, 낯선 환경에 놀라서 우는 아이를 멍하니 쳐다보기만 하셨습니다. 사실 저도 진료를 할 때 아이가 지나치게 보채면 달래기보다는 진정되기를 기다리기는 합니다. 하지만 이 교수님에게는 아이들을 진료하는 것을 무척 싫어하는 듯한 느낌을 받았습니다. 교수님은 당장은 알 수 없으니 6개월 후에 다시 보자고 했으나, 그후 그분에게 가지 않고 다른 의사에게 진료를 받았습니다. 저도 환자 부모가 되고 보니 실력 있는 의사도 좋지만, 친절한 의사를 찾게 되더군요. 그래서인지 그후로는 우는 아이들을 더 친절하게 대하려고 노력하고 있습니다.

　다행히 진료 결과 사시는 발견되지 않았고, 한울이의 행동은 단지 습관적인

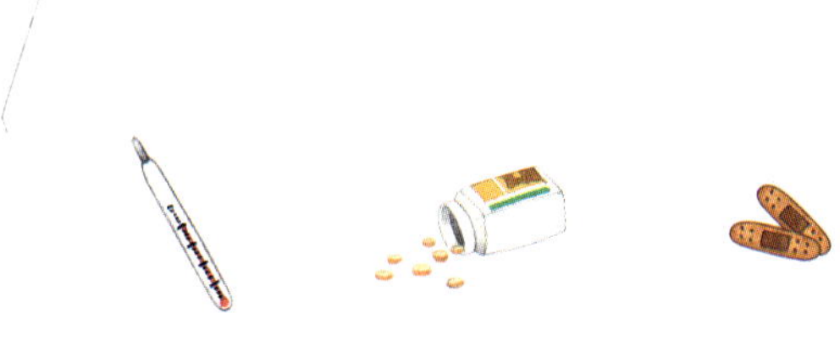

행동으로 결론이 났습니다. 그래서 당분간은 안과에 갈 일이 없을 줄 알았는데, 초등학교 2학년이 되자마자 한울이가 학교의 칠판 글씨가 안 보인다고 말하는 것이었습니다. 저는 한울이가 안경을 써야 할 정도로 근시인지, 아니면 학교 공부가 하기 싫어서 하는 소리인지 다소 의아해했습니다.

그런데 안과에서 진료를 받아보니 근시라고 합니다. 근시라면 자라면서 더 심해질 뿐 더 좋아지지는 않을 것입니다. 저도 중학교 2학년 때부터 안경을 썼기 때문에 그 불편함을 잘 알고 있기에 어린 나이에 안경을 써야 하는 아이가 안쓰러웠습니다. 하지만 막상 안경점에 가서 마음에 드는 안경을 써보고, 주위 사물이 잘 보인다고 좋아하는 아들의 모습을 보니 괜한 걱정을 했다는 생각이 들었습니다. 게다가 덩달아 동생 한결이까지 선글라스를 사서 수시로 끼고 다니면서 형을 따라 하는 모습을 보니 귀엽기까지 했습니다.

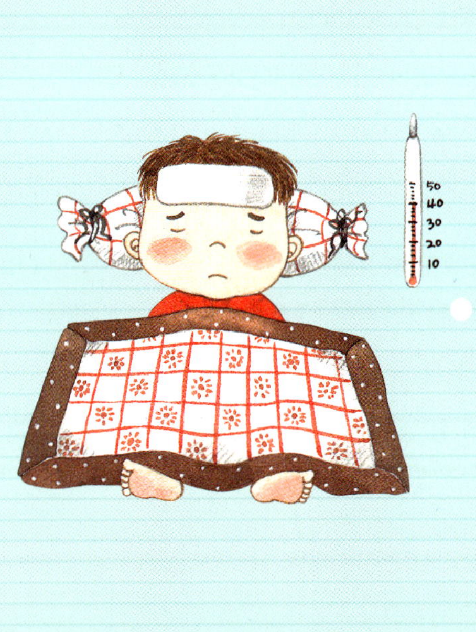

우리 아이가 아파요

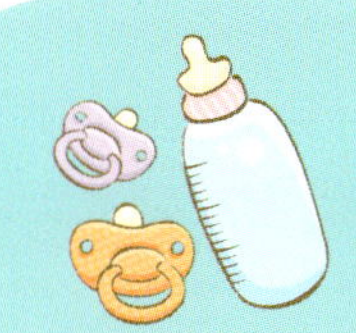

호흡기와 감염 질환

Check Point

- 아이 몸에서 열이 날 때는 먼저 적절한 용량의 해열제를 먹여야 합니다. 또한 미지근한 물로 몸을 마사지해주는 것도 도움이 되며, 수분을 충분히 보충해주어야 합니다.

- 열이 나는 가장 흔한 원인은 감염 때문입니다. 신생아는 주변 온도가 높거나 지나치게 껴입어서 열이 나기도 합니다.

- 체온이 낮으면 우선 체온계가 제대로 작동하는지 확인하고 다시 측정합니다.

- 정확도와 편의성을 고려할 때 3개월 이전에는 디지털 직장 체온계를 사용하고, 3개월 이후에는 고막 체온계가 적당합니다.

- 3개월 미만의 아이에서는 38℃ 이상, 3~6개월 사이의 아이에서는 38.3℃ 이상의 열이 확인되면 즉시 병원에서 진찰을 받아야 하고, 6개월 이상의 아이에게 39.5℃ 이상의 고열이 있는 경우 다른 병이 있을 수 있으므로 반드시 병원에서 진찰을 받아야 합니다.

- 타이레놀(아세트아미노펜)과 부루펜은 해열 작용에 관한 한 거의 동등한 효과와 안전성을 가지고 있습니다. 다만 6개월 이전의 영아나 탈수 증상이 있을 때는 부루펜의 사용을 피해야 합니다.

아이들을 괴롭히는 여러 가지 증상 중 열이 나는 경우는 아이나 부모를 가장 힘들게 하지요. 그렇다면 과연 열이 있을 때 부모로서 어떻게 해야 하는지, 열이 우리 몸에 과연 필요한 것인지, 열과 관련한 여러 가지 것에 대해서 이야기해보도록 하겠습니다.

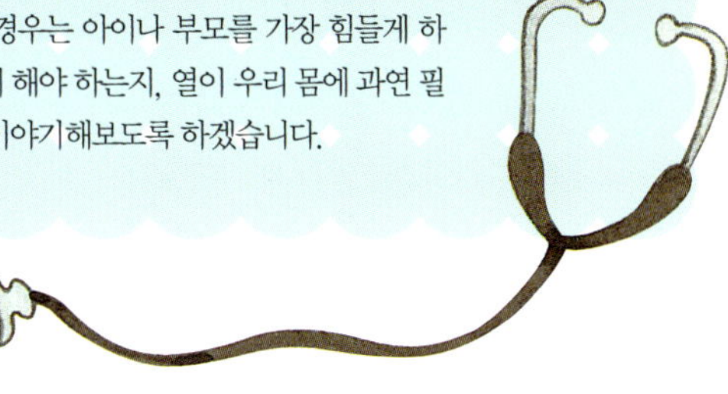

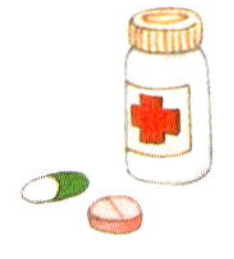

정상 체온과 열

우리 몸의 정상 체온은 37℃이지만 오후 4시에는 높게, 오전 4시에는 낮게 측정될 수 있습니다. 6개월 미만의 아이는 체온의 변동 정도가 아주 작지만, 6개월에서 2세는 0.5℃ 정도, 2세 이상은 1.0℃ 정도 차이가 나기도 합니다. 또한 아이들은 활발한 육체적 활동, 감정적인 흥분 상태, 식사 중, 옷을 많이 입은 경우, 장소 등 체온이 올라갈 수 있는 여러 가지 상황이 있으므로 체온을 잴 때 고려해야 합니다.

기준 체온보다 높을 때 열이 난다고 해요

적외선 고막 체온계로 측정했을 때 38℃ 이상이면 열이 있다고 볼 수 있습니다. 이처럼 체온은 새로 설정된 기준 체온을 중심으로 오르락내리락하기 때문에 열이 오르더라도 약간 변동이 있을 뿐 시상하부(뇌의 한부분)에 심각한 손상이 있지 않은 한 무한정 올라가지는 않습니다.

이와 같은 이유로 고열이 날 때 해열제를 먹지 않더라도 시간이 지나면 우리 몸은 재설정된 체온까지 떨어지게 됩니다.

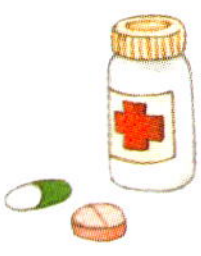# 체온 측정 방법

많은 엄마가 손으로 아이의 이마를 만져보고 체온이 조금만 높아도 열이 있다면서 놀라곤 합니다. 또한 체온계로 열을 재보고도 정상 체온이 몇 도인지 정확히 알지 못해서 열이 있다고 착각하기도 합니다. 물론 손으로 만져보아도 열감을 느낄 수 있지만, 만지는 사람의 손 체온과 주변의 여러 가지 환경 요인에 의해서 열감을 느끼기도 합니다. 그래서 체온계로 재보면 열이 없는데도 '속열'이 있다든지, 뒷목이 항상 뜨겁다고 걱정하는 부모도 있습니다.

하지만 체온계로 열이 확인되지 않으면 열이 없는 정상 상태입니다. 하지만 일부 부모들이 생각하는 것처럼 실제로 '속열'이라는 것이 있어서 열이 계속 되는 상태라면 아이에게 심각한 문제가 있는 것입니다. 이때는 체온계로 정확히 확인하는 것이 중요합니다.

열이 있다고 판정하는 기준 온도

평균 체온은 체온을 재는 위치에 따라서 달라지는데, 구강은 36.5℃, 항문(직장)은 37.0℃가 평균입니다. 그리고 구강 체온계나 공갈 젖꼭지 체온계로 쟀을 때 37.5℃ 이상, 직장 체온계나 고막 체온계로 쟀을 때 38℃ 이상, 겨드랑이 체온계 쟀을 때 37.2℃ 이상이면 열이 있다고 판정합니다.

연령별로 다른 체온 측정 위치

체온을 측정하는 방법은 여러 가지가 있지만 정확도와 편의성을 고려할 때 3개월 이전에는 디지털 직장 체온계, 3개월 이후에는 고막 체온계가 가장 적당합니다. 겨드랑이나 구강 내 체온 측정은 시간이 오래 걸리기 때문에 아이의 체온을 측정하기는 적절하지 않습니다. 또한 이마 체온계나 비접촉식 적외선 체온계 등은 외부 환경의 온도에 영향을 받기 때문에 추천하지 않습니다.

그러나 매번 신생아의 항문에 체온계를 넣어서 확인하는 것이 번거롭고, 아이에게도 스트레스가 될 수 있습니다. 따라서 열이 있을 때 한두 번은 직장에서 측정을 하고, 이후 열이 떨어졌는지 자주 확인해야 할 때는 겨드랑이에서 측정하는 것이 좋습니다.

겨드랑이 체온계가 따로 있는 것은 아니기 때문에 직장 체온계를 사용해 겨드랑이에서 열을 재면 됩니다. 단, 겨드랑이 체온은 직장 체온보다 0.5~1℃ 정도 낮다는 것은 기억해두는 것이 좋습니다. 많은 전문가는 직장 체온을 재는 것이 가장 정확하다고 합니다.

▶ **연령별로 체온계 추천**

나이	권장 체온계	편의성 고려한 체온계
3개월 미만	일단 겨드랑이 체온계로 측정 하되, 37.2℃ 이상이면 항문 체온계로 다시 잰다.	디지털 항문 체온계
3개월~4세	항문 또는 구강, 고막 체온계	고막 체온계
4~5세 이후	구강 또는 고막 체온계	고막 체온계

정확한 체온 측정 방법

체온은 아이가 안정된 상태에서, 외출 후에는 체온이 정상으로 되기를 기다린 후에 측정해야 합니다. 구강 체온을 측정할 때는 뜨겁거나 찬 음료를 마신 후에는 15~30분 이상 기다려야 합니다.

체온을 정확하게 측정하기 위해서는 체온을 측정하는 부위를 알코올이나 비누로 씻고, 뜨거운 물이 아닌 찬물로 헹구어야 합니다. 만약 수은 체온계를 이용할 경우에는 겨드랑이와 구강에서는 37℃, 직장에서는 37.2℃까지 열이 떨어진 후에 측정해야 합니다.

전자 체온계를 사용할 경우, 몇 초가 지난후 기계음이 들릴 때까지 기다려야 하고, 수은 체온계의 경우는 직장에서는 2분, 겨드랑이에서는 4~5분을 기다려야 합니다. 직장 체온을 측정할 때는, 체온계의 끝부분과 항문 입구에 바셀린을 미리 발라둡니다. 그 다음 부모의 허벅지 위에 아이의 배가 닿게 올려놓은 후, 한 손은 아이의 허리 아랫부분을 만지고, 체온계를 1.25~2.5㎝ 정도만 집어넣고 기다려야 합니다.

겨드랑이에서 측정할 때는 물기를 닦아야 하고, 구강에서 측정할 때는 한쪽 혀 밑으로 체온계를 넣는데, 이때 치아로 물어서는 안 되고, 입을 다문 후 측정해야 합니다.

체온계를 귀에 넣을 때는 외이도에 체온계의 끝부분이 다 들어가야 합니다. 이때 중이염이 있거나 튜브를 삽입한 경우 귀를 막을 정도의 귀지가 있으면 측정에 영향을 줄 수 있습니다.

체온계로 재보면 정상인데, 손으로 만져보면 뜨거운 이유

아이가 열이 있어 아파 보이는데 당장 체온계가 없다면 피부를 만져봐야 합니다. 배나 무릎을 만져보는 것이 비교적 정확합니다. 특히 배 온도는 중심 체온과

일치하는 경우가 많고 주변 온도가 25℃ 일 경우 정확합니다.

　아이가 아플 때 흔히 머리를 만져보는데, 이는 열을 측정하는 잘못된 방법입니다. 신생아나 어린아이는 열이 없어도 이마나 목덜미 부분이 따뜻하게 느껴지는데, 이는 머리의 피부가 우리 몸의 냉각장치 역할을 하기 때문입니다. 즉, 아이가 너무 따뜻한 곳에 있거나 과도한 활동으로 에너지를 소비할 때 이마나 머리로 열을 발산하는 것이지요. 그래서 머리는 체온 측정 부위로 부적절합니다. 또한 머리는 다른 신체와 달리 거의 노출되어 있기 때문에 외부 온도 변화에 민감하게 반응합니다.

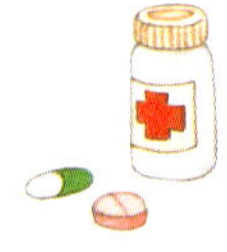

열은 왜 나는 것일까요?

　열이 나는 원인은 대부분 감염에 의한 것입니다. 다시 말해 외부에서 우리 몸에 세균이나 바이러스가 침투하면, 이에 대한 방어 작용으로 체온이 상승하는 것입니다. 여기서 감염이란 호흡기 감염, 요로 감염, 중이염처럼 세균이나 바이러스에 감염된 것으로, 바이러스에 의한 감염은 대개 미열로 2~3일간 지속되지만, 세균에 의한 감염은 고열이 3일 이상 지속되기도 합니다.

　열이 난다는 것은 외부의 감염에 대한 우리 몸의 면역 체계가 제대로 가동되고 있음을 의미합니다. 하지만 아직 면역 체계가 완벽하지 않은 3개월 미만의 아이들은 심한 감염인 경우에도 미열로만 나타나기도 하므로 열이 있을 경우 항상 주의 깊게 살펴봐야 합니다.

　이 외에도 DTaP, MMR 등의 예방접종을 했을 때도 우리 몸이 외부에서 이물질이 들어온 것으로 인식해 체온이 상승할 수 있습니다. 또한 결핵, 가와사키병 등의 질병이 있으면 일주일 이상 열이 지속될 수 있습니다. 이 밖에 이가 날 때는 체온이 약간 상승할 수는 있지만, 열이 나는 경우는 없습니다. 따라서 열이 37.8℃가 넘으면 감염 등의 다른 원인에 대해 살펴봐야 합니다.

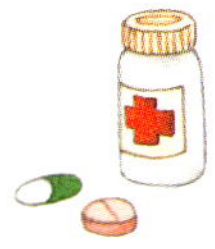 ## 이럴 땐 병원으로 가야 해요!

큰 아이는 직장 체온계나 고막 체온계로 측정했을 때 38.3℃ 이하의 미열이면 특별한 처치를 하지 않아도 됩니다. 하지만 영유아는 면역 기능이 미숙하기 때문에 미열이더라도 심각할 수 있습니다. 그래서 3개월 미만의 아이가 열이 38℃가 넘거나 3~6개월의 아이가 열이 38.3℃가 넘으면 즉시 병원 진찰을 받아야 합니다. 또한 6개월이 지난 아이가 열이 39.5℃가 넘으면 다른 병에 의한 고열일 수 있으므로 반드시 병원 진찰을 받아야 합니다.

- 수분 섭취를 거부하거나 섭취하지 못할 정도로 아플 때
- 지속적인 설사나 반복적인 구토가 동반될 때
- 입술이 마르거나 울 때 눈물이 나오지 않는 등의 탈수 소견이 보일 때
- 목, 귀, 배가 아프다고 하는 등의 호소를 할 때
- 2세 미만의 아이에게 24시간 이상, 2세 이상의 아이에게 72시간 이상 지속되는 열이 있을 때
- 열이 가라앉았다가 반복적으로 다시 오를 때

이 외에도 심장병, 백혈병, 스테로이드 치료 중인 경우처럼 면역력이 떨어진 아이에게 열이 있을 때는 미열이더라도 심각한 합병증으로 발전할 수 있기 때문에 빨리 병원에 가야 합니다. 또한 열이 있는 아이가 과열된 차 안과 같은 뜨거

운 곳에 오랫동안 있을 경우 두뇌에 직접 손상을 입을 수 있으므로 즉시 병원을 찾아야 합니다.

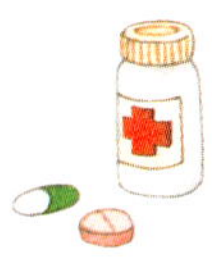
해열제의 사용

많은 전문가는 건강한 아이가 39℃ 이하의 열이난다면 열을 떨어뜨리는 조치를 취할 필요가 없다고 말합니다. 그러나 열이 38℃가 넘는 아이를 가만히 바라보고만 있을 만큼 강심장인 부모는 많지 않습니다. 그렇다면 어떻게 열을 떨어뜨리는 것이 효과적이고 안전할까요?

가장 효과적인 방법은 해열제를 적절하게 사용하는 것입니다. 그러나 해열제는 열을 일시적으로 떨어뜨릴 뿐이라는 점을 기억하세요. 원인 질환을 치료하지 않으면 한두 번의 해열제 사용으로 열이 떨어지지 않습니다.

감염에 의해서 열이 나는 것은 우리 두뇌의 체온 조절 중추의 기준 온도가 평소의 36.5℃에서 38℃로 상향 조절되었기 때문으로, 시간이 지나면 저절로 떨어집니다. 또한 외부 온도가 올라가서 생기는 고체온증의 상태가 아니라면, 열 자체 때문에 합병증이 생기는 경우는 드뭅니다. 그래서 열이 나더라도(특히 38℃ 미만의 미열이라면) 아이가 잘 놀고, 평소처럼 먹고, 활동량도 양호하다면 심각한 상태가 아니므로 해열제를 먹일 필요가 없습니다.

그러나 38.3℃ 이상의 고열로, 열이 잘 내려가지 않고 아이가 보채거나 식욕이 없으면 일단 적정량의 해열제를 먹여서 체온을 낮추어주면 아이가 좀 더 편안할 수 있습니다. 어린아이는 열이 나는 것만으로도 힘들어서 탈수 증상을 보일 수 있는데, 수분을 보충하는 것도 중요하지만 일단 체온을 떨어뜨려야 아이의 컨디션이 돌아와 먹기도 하고 수분도 더 쉽게 섭취할 수 있습니다.

대표적인 해열제, 타이레놀과 부루펜

아이들에게 사용하는 대표적인 해열제로는 타이레놀(아세트아미노펜)과 부루펜이 있습니다. 6개월 미만의 아이가 탈수소견을 보일 때 타이레놀을 추천하지만, 이외의 경우에는 둘 다 우열을 가리기 힘들 만큼 효과적이고 안전한 약으로 보아도 좋습니다. 그러나 2개월 미만의 아이가 열이 날 때는 반드시 의사의 진찰을 받고 난 뒤 복용해야 합니다. 또한 다른 약과 마찬가지로 복용량과 복용 간격을 지키는 것이 중요합니다. 간혹 약 설명서에는 부모의 편의를 위해서 나이별로 용량을 써놓은 경우도 있으나 정확하게는 몸무게에 따라 투여량을 결정합니다.

타이레놀은 몸무게당 10~15mg(시럽은 32mg/mℓ이므로 0.3~0.45mℓ/kg, 일반적으로는 0.4mℓ/kg)을 4~6시간 간격으로 투여하는데, 항문으로 삽입하는 제제는 흡수 속도가 느리기 때문에 8시간 간격을 지켜야 합니다. 부루펜은 몸무게당 5~10mg(시럽은 대개 20mg/mℓ이므로 0.25~0.5mℓ/kg, 일반적으로는 0.25mℓ/kg)을 8시간 간격으로 투여합니다.

아이들이 다행히 해열제를 잘 먹는다면 좋겠지만, 구토 증상이 있거나, 시럽 맛을 싫어하거나, 강제로 먹이는 것에 거부감을 나타낸다면 부모로서 참 난감합니다. 이때 해열제 좌약을 항문으로 넣어봅니다. 타이레놀 성분인 써스펜 좌약(한미)은 몸무게가 10kg인 아이의 경우 1개(125mg)를 8시간 간격으로 하루 3회 미만, 부루펜 좌약(삼일)은 한개(50mg)를 하루 2회 사용할 수 있습니다. 다만 주의할 것은 항문으로 약을 넣은 다음 약이 흘러나오지 않도록 잘 막고 있어야 하고, 먹는 해열제와 같은 성분이므로 과량 복용하지 않도록 횟수를 조절해야 합니다.

해열제의 효과적이고 안전한 사용, 교차 투여와 과량 복용

해열제 복용 후 1~2시간이 지나도 열이 떨어지지 않고 계속 오르면 교차 투여도 가능합니다. 일부에서는 해열제의 교차 투여가 위험할 수도 있다고 하지만 대부분의 논문과 의학서에는 고열이 날 때는 두 가지 동시에 해열제를 투여할 수도 있다고 써 있으므로, 투여량과 시간을 기록하면서 적절히 교차 투여한다면 열을 효과적으로 떨어뜨릴 수 있습니다. 예를 들어 타이레놀 투여 3시간 후에 부루펜을 투여하고, 3시간 후에 다시 타이레놀을 투여하는 방식입니다. 다만, 열이 떨어지지 않는다고 같은 해열제를 계속 투여하면 과량 복용의 위험이 있습니다.

과량 복용의 가장 흔한 경우는 이미 해열제 성분이 포함되어 있는 약과 해열제를 함께 먹는 것입니다. 다행히 각각 다른 해열제 성분이라면 별 문제가 없을 수 있으나, 같은 성분을 중복해서 먹일 경우에는 과량 복용이 될 수 있습니다. 따라서 병원에서 처방한 해열제가 어떤 성분인지 미리 알아둘 필요가 있습니다, 또한 의사의 진찰 없이 아이에게 종합감기약을 먹여서는 안 되지만 너무 급해서 먹였다면 성분표에 아세트아미노펜이나 부루펜 성분이 있는지 반드시 확인해 보아야 합니다.

아이가 아프면 부모는 조급해서 바로 해열제를 먹이는데 이런 조급함을 버려야 합니다. 자칫하면 위험해질 수 있기 때문입니다. 타이레놀은 매 6시간 하루 5회 미만으로, 부루펜은 매 8시간 하루 4회 미만으로 주어야 한다는 점을 기억하세요.

같은 성분이더라도 제형별로 용량이 다르다는 것을 잊고 과량 투여하는 경우도 조심해야 합니다. 떨어뜨려서 먹이는 형태의 타이레놀은 먹는 타이레놀 물약에 비해 성분이 세 배가량 농축되어 있습니다(시럽은 $32mg/ml$, 농축 시럽은 $80mg/0.8ml$, 즉 $100mg/ml$). 또한 최근 병원에서 처방해주는 부루펜의 일부는 성분이

두 배로 농축된 경우도 있으니 주의해야 합니다(일반적인 부루펜은 20mg/㎖, 이브듀오는 40mg/㎖).

좌약을 넣고 같은 성분의 약을 또 먹이는 실수도 조심해야 합니다. 이러한 실수는 소아과 전문의의 지시를 따라 약을 제대로 먹이면 거의 일어나지 않을 것입니다.

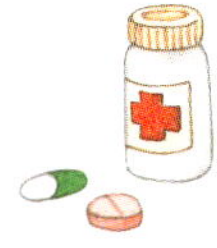 # 미지근한 물로 마사지하기

해열제를 복용한 뒤 30분이 지났는데도 열이 떨어지지 않아 아이가 힘들어할 때에는 미지근한 물로 마사지를 해주면 도움이 될 수 있습니다. 마사지를 제대로 된 방법으로 하지 않을 경우에는 오히려 아이를 더 힘들게 할 수 있고, 지나치게 찬물을 이용하면 떨림 효과로 열이 더 날 수 있으므로 주의해야 합니다.

물 마사지는 몸에 물을 묻혀서 체온을 낮추는 방법을 이용해 아이의 열을 떨어뜨리는 방법인데, 적정한 물의 온도는 29.4~32.2℃인데, 만약 체온계가 없다면 물을 손등에 떨어드렸을 때 약간의 온기가 있는 정도면 적당합니다. 이때 주변의 온도도 23.9℃ 정도를 유지하는 것이 좋습니다.

목욕통에 적절한 온도의 물을 4~5㎝ 깊이로 준비한 뒤 아이를 눕히기보다는 앉히는 것이 좀 더 편안하고, 단순히 아이를 담그는 것보다는 스펀지나 타월 등으로 몸을 닦아주는 것이 효과적입니다. 이때 아이가 몸을 닦는 것을 싫어한다면 그냥 물에서 놀게 해주는 것만으로도 효과를 볼 수 있습니다. 물 마사지는 10~15분 정도면 충분하고 대개 30분 이후부터 열이 떨어집니다. 마사지 중 몸을 떠는 증상을 보이면 체온의 변화가 없어도 빨리 중단해야 합니다. 또한 물에 알코올을 섞으면 알코올이 아이 몸에 흡수되어 혼수상태에 이를 수도 있으므로 반드시 금해야 합니다.

해열제를 복용하지 않고 미지근한 물로만 열을 떨어뜨릴 경우에는 열이 금방 다시 오르고, 아이는 더 힘들어집니다. 그 이유는 미지근한 물을 피부에 닿게 하면 우리 몸은 높아진 체온중추까지 빨리 체온을 올리기 위해서 몸을 더 심하게 떨게 되는데, 이는 마치 열이 없을 때 갑자기 찬물에 노출되는 것과 유사합니다. 열이 일시적으로 떨어질 수는 있지만 결국은 체온도 오르고, 몸을 떠느라 아이도 힘들어집니다.

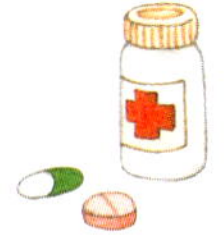 ## 열이 날 땐 이렇게 하세요

아이가 갑자기 열이 나면 부모가 당황할 수밖에 없는데, 이때는 차분하게 빨리 대처해야 합니다.

수분을 충분히 공급해줍니다

열이 나는 것 자체로도 수분이 손실되지만 구토나 설사의 증세가 동반되면 더욱 심각해집니다. 이 경우 고열보다 탈수가 더 심각한 문제를 일으킬 수 있기 때문에 아이에게 수분을 충분히 섭취시키는 것이 좋습니다. 이때는 찬물이나 희석시킨 과일주스, 병원이나 약국에서 판매하는 전해질 용액 등이 적당합니다. 특히 어린아이가 설사를 할 때 스포츠 음료를 먹이면 전해질 성분은 적고, 당분은 지나치게 많아서 설사를 더 많이 하게 됩니다. 또한 카페인 성분이 있는 콜라나 아이스티 같은 음료수도 이뇨 작용을 유발해서 수분 손실을 촉진하기 때문에 피해야 합니다.

시원하게 해주고, 억지로 음식을 먹이지 마세요

어린아이일수록 주변 온도에 쉽게 영향을 받기 때문에 집안의 온도를 21~24℃로 약간 서늘하게 유지하고, 옷은 가볍게 한 겹 정도만 입히세요. 아이가 지나치게 몸을 떤다면 한 겹 이불만 덮어주었다가 떨지 않으면 다시 걷습니다.

열이 나면 대개 식욕도 떨어지므로, 아이가 원하지 않으면 수분 이외에는 억지로 먹일 필요는 없습니다. 소화 기능도 떨어지기 때문에 지방 성분이 많은 음식은 피해야 합니다.

해열 파스는 큰 효과를 기대하기 어렵습니다

최근에는 약을 먹이기 힘든 아이들에게 '해열 파스'를 붙이기도 하는데, 이는 직접적인 해열 효과보다 미지근한 물로 마사지를 하는 것과 비슷합니다. 이 방법은 어떠한 전문기관에서도 해열 처치의 한 방법으로 언급조차 하지 않기 때문에 추천하지 않습니다.

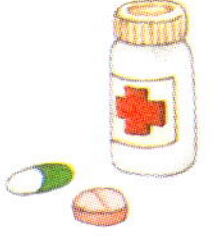

체온이 떨어졌을 때 대처 방법

저체온은 고막 체온계나 직장 체온계로 측정했을 때 중심 체온이 35℃ 미만인 경우입니다. 건강한 아이라면 저체온에 빠지는 경우가 드뭅니다. 저체온은 아주 추운 환경에 노출되거나, 해열제를 과량 복용했을 때만 나타납니다. 따라서 몸을 떨거나 손발이 차고, 의식이 없어 보이는 등의 특별한 증상 없이 체온만 낮게 측정됐다면 우선 체온을 정확하게 다시 재봐야 합니다. 이때 다른 사람의 체온도 함께 재보아서 체온계가 정상적인지도 확인해야 합니다.

신생아에게는 저체온에 대한 대비가 필요합니다

신생아는 주변의 온도 변화에 더 민감하게 반응을 해
서 큰 아이들보다 더 쉽게 저체온에 빠질 수 있습니다.
그래서 신생아를 목욕시키거나 함께 외출을 할 때는 저
체온에 대한 대비가 필요합니다. 특히 목욕을 시킬 때는 주변의 온도가 최소한
25℃ 이상은 유지돼야 하고, 욕실에서 이 온도를 맞추기 어렵다면, 방에서 비닐
을 깔고 씻기는 것이 좋습니다. 그리고 목욕 시간은 최소한으로 줄이고, 빨리 물
기를 닦아주어야 합니다. 물이 묻은 상태로 있으면 열이 더 쉽게 발산되어서 체
온이 떨어질 수 있습니다.

저체온일 때 대처 방법

아이가 35℃ 이하의 저체온에 빠졌으면 우선 아이의 의식 상태를 잘 살펴보아
야 합니다. 아이가 늘어지고 힘이 없어 보인다면 아이를 따뜻하게 보온하여 응
급실로 가야 합니다. 그러나 의식이 명료하고 단지 몸을
떠는 정도라면 아이를 따뜻하게 해주고 따뜻한 수프를
먹이면서 수시로 체온을 확인하고 기다려보세요. 이때
가장 좋은 보온 효과를 내는 것은 사람의 체온이기 때문
에 어른들의 맨살과 닿게 하고 이불이나 담요를 함께 덮
는 것이 효과적입니다.

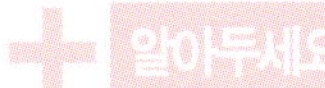

장갑은 벙어리장갑이 보온이 더
잘됩니다.

손, 발보다는 가슴, 목, 사타구니
부위를 먼저 보온해야 합니다. 몸
은 찬데, 말초 부위인 손, 발만 따
뜻해지면, 차가운 피가 중심부로
몰려가서 심장에 문제가 생길 수
있습니다.

Check Point

- 아이의 코막힘을 해소하기 위해서는 가습기를 사용해서 습도를 높여주고, 생리식염수를 코에 떨어뜨려 코 점막을 건조하지 않게 하거나 코 흡입기로 이물질을 부드럽게 제거해주세요.

- 기침을 할 때는 가습기를 사용하거나 수분 섭취를 충분히 하도록 도와주고 찬바람이나 자극적인 물질에 노출되지 않도록 하세요.

- 몸의 상태는 양호하나 기침이나 그르렁대는 호흡음이 들린다면 대개 저절로 좋아지지만, 2~3일 이상 지속되거나 다른 증상이 동반되기 시작하면 진료를 받아야 합니다.

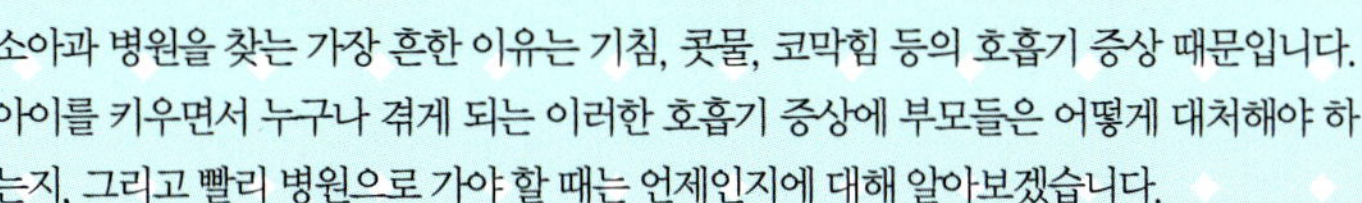

콜록콜록, 기침하는 우리 아이

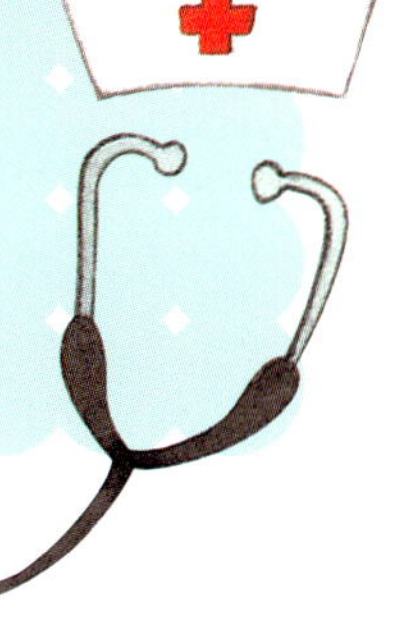

소아과 병원을 찾는 가장 흔한 이유는 기침, 콧물, 코막힘 등의 호흡기 증상 때문입니다. 아이를 키우면서 누구나 겪게 되는 이러한 호흡기 증상에 부모들은 어떻게 대처해야 하는지, 그리고 빨리 병원으로 가야 할 때는 언제인지에 대해 알아보겠습니다.

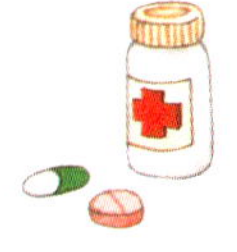

신생아가 콧물, 코막힘이 심할 때

신생아에게 흔히 나타나는 콧물, 코막힘 등과 같은 비염 증상의 원인은 감기 바이러스 감염입니다. 감기 바이러스가 코로 들어오면, 우리 몸은 히스타민이라는 물질을 분비하는데, 이 물질이 코로 향하는 혈류의 양을 증가시키기 때문에 코 점막이 부어올라서 코가 막히게 됩니다.

코가 막히면 어른은 입으로 숨을 쉬면 되지만 신생아는 이런 능력이 떨어져서 코가 심하게 막히면 호흡 곤란이 생기기도 합니다. 더욱이 코로 드나드는 공기 양에 비해서 콧구멍의 크기가 상대적으로 작아서 조그마한 코딱지가 있어도 숨쉬기가 힘들어집니다. 특히 수유를 할 때 아이가 힘들어할 수 있습니다.

적절한 온도와 습도를 항상 유지해주세요

큰 아이라면 콧물이 나거나 코막힘이 있을 때 항히스타민제나 항울혈제의 성분의 약물을 처방받아서 사용할 수 있습니다. 그러나 신생아에서는 이런 약물로 큰 효과를 기대할 수 없습니다. 이럴 땐 아이가 생활하는 공간의 온도와 습도 조절이 중요합니다. 실내가 건조하지 않도록 가습기를 이용하거나 빨래를 실내에 널어두어 습도를 조절하는 것도 한 방법입니다. 그리고 수유하기 10~15분 전과 잠들기 전에 양쪽 코에 생리식염수를 한 방울씩 떨어뜨리고 3~5분 정도 기다린 뒤에 코 흡입기를 이용해서 이물질이나 콧물을 제거해주는 것도 도움이 됩니다. 만약 아이가 코 흡입기 사용을 극도로 싫어한다면 생리식염수만 떨어뜨려도 좋습니다. 또한 누운 자세보다 세운 자세에서 코가 덜 막히기 때문에 자주 안아주거나 경사진 카시트에 앉혀두고, 잘 때는 베개를 이용해서 상체를 약간 올려주는 것이 도움이 됩니다.

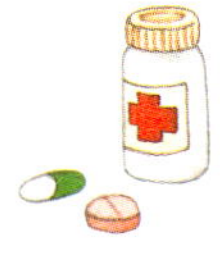

콜록콜록, 기침의 모든 것

기침은 호흡기를 보호하는 일종의 자동경비 시스템이라고 할 수 있습니다. 외부에서 호흡기로 이물질이 들어올 때 반사적으로 나오는 재채기나 기침은 기도와 폐의 기관지를 깨끗하게 청소해주어서 호흡기가 감염에 노출되는 것을 막는 역할을 합니다.

외부에서 들어오는 이물질이나 바이러스, 세균이 기침에 의해서 충분히 제거되지 못한다면, 심한 호흡기 감염으로 이어질 수 있습니다. 이처럼 기침은 감염이 심해져서 폐렴으로 진행되지 않도록 가래를 뱉어내는 역할을 할 뿐 아니라, 약간의 고통을 줌으로써 병원에 가도록 경고를 하기도 합니다.

기침은 원인 질환에 따라서 특징적인 양상을 보이기 때문에 그 원인을 짐작할 수 있습니다. 그러면 기침 증상마다 어떤 특징이 있는지 알아보겠습니다.

'컹컹' 거리는 기침, 쉰 목소리, 숨을 들이마실 때 찢어지는 소리가 들릴 때 3세 미만의 아이가 쉰 목소리와 함께 개가 짖는 듯한 '컹컹' 거리는 기침을 한다면 후두염(크룹)일 수 있습니다. 후두염은 후두의 염증으로 목소리가 쉬게 되고, 심할 경우 숨을 쉴 때 기도가 막힐 수도 있어 빠른 조치가 필요한 병입니다. 따라서 이런 기침 소리를 듣는다면 당장 병원에 데려가야 합니다.

연속적인 기침 후에 '흡' 하는 숨을 깊게 들이마시는 소리가 날 때 DTaP 접종을 하지 않은 아이가 이런 기침을 한다면 백일해를 의심해볼 필요가 있습니다. 또한 영아는 '흡' 소리 없이 발작 기침만 계속하다가 호흡 곤란으로 이어질 수도 있으므로, DTaP 접종을 하지 않은 아이가 이런 증상의 기침을 하면 빨리 병원에 데려가야 합니다.

기침과 함께 숨을 내쉴 때 고음의 '삑삑' 거리는 소리가 들릴 때 우리 몸의 기관지는 숨을 내쉴 때 길고 좁아지는데, 이때 기관지를 막는 요인이 있거나 기관지가 수축되어서 평소보다 기관지의 지름이 좁아져 있으면 숨을 들이마실 때는 들리지 않다가 내쉴 때만 '삑삑' 거리는 소리만 들립니다. 특히 폐렴이나 모세기관지염처럼 가래나 염증성 물질로 기관지가 좁아져 있거나, 기도 내에 이물질이 들어와서 기관지를 일부 막고 있거나, 천식이 있을 때도 이런 소리가 들립니다.

밤에 심한 기침 · 낮에 심한 기침

비염이 있으면 밤에 코가 더 막히고, 축농증(부비동염)이 있을 때는 부비동(코 옆의 공간) 내의 염증 물질이 밖으로 더 쉽게 흘러나와 콧물이 후두를 자극하기 때문에 기침이 더 심해질 수 있습니다. 또한 천식이 있으면 밤에 기관지가 더 예민해지기 때문에 기침이 더 심해질 수 있습니다.

낮에 바깥의 찬 공기에 노출되었거나 땀을 흘렸다면 기침이 심해질 수 있습니

다. 또 천식이 있으면 기관지가 더 예민해지기 때문에 기침이 더 많이 나기도 합
니다. 이런 경우 대개 휴식을 취하면 증세가 호전됩니다. 또한 밤 동안에는 전혀
기침을 하지 않다가 낮에만 기침을 한다면 습관성 기침일 수 있습니다.

집에만 들어오면 기침을 시작하는 아이라면 집 먼지 진드기, 담배 연기, 애완
동물의 털 등이 기침을 유발할 수 있습니다. 때에 따라서는 부모에 대한 무의식
적인 불만의 표시로 습관적인 기침을 하기도 합니다.

기침이 심할 때 병원에 가야 하는 경우

대부분의 기침은 시간이 지나면서 저절로 낫는 경우가 많기 때문에 한두 번
기침을 하는 것 때문에 병원에 갈 필요는 없습니다. 하지만 아이가 다음과 같은
증상이 있다면 빨리 응급실로 가야 합니다.

- 호흡이 가쁘고, 숨쉬기가 힘들어 보일 때
- 얼굴이 부어오르고 두드러기가 나타나면서 숨을 쉬기가 힘들 때
- 입술, 얼굴, 혀의 색깔이 푸르스름하게 변할 때
- 아이가 힘이 없이 축 늘어질 때

다음과 같은 경우에는 급하지는 않지만 원인에 따른 치료를 위해서 병원에서
진찰을 받아야 합니다.

- 3일 이상 기침과 열이 동반할 때
- 기침이 3주 이상 지속될 때
- 3개월 미만의 아이가 몇 시간 동안 기침을 하거나 고열, 구토 등의 증상을
  동반할 때

- 연속적인 기침 후에 숨을 들이마실 때 '후ㅂ' 하는 소리가 들릴 때
- 숨을 들이마실 때 찢어지는 소리가 날 때
- 숨을 내쉴 때 고음의 '삑삑' 거리는 소리가 날 때
- 최근 코피가 난 적이 없는 아이가 기침을 할 때 피가 섞여 나올 때
- 최근 결핵 환자와 접촉을 한 적이 있을 때

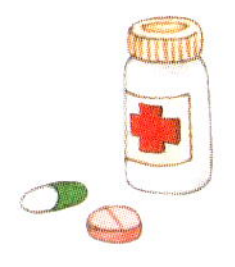

애매한 호흡기 증상들

아이의 감기 증상이 애매모호해서 어떻게 대처해야 할지 난감해하는 부모가 많습니다. 부모들이 궁금해하는 애매한 호흡기 증상에 대해 살펴보겠습니다.

감기 증상은 없지만 그르렁대고 가래가 있을 때

콧물이나 심한 기침, 열 등의 증상 없이 단지 호흡음이 그르렁대는 경우는 어린아이에게 흔히 나타나는 증상입니다. 아이들은 찬 공기에 노출되거나 가벼운 감기로 코가 막혀도 그르렁댈 수 있고, 침이 많을 때나 방금 전 먹은 모유나 분유가 역류를 할 때도 이런 소리가 날 수 있습니다. 아이의 상태가 대체로 양호한데, 약간 그르렁대기만 하는 것이라면 가습기만 틀어주어도 증상이 사라질 수 있습니다. 그러나 증상이 2~3일 이상 지속되거나 다른 호흡기 질환의 증상이 동반되기 시작했다면 소아과 진찰을 받아보아야 합니다.

아이가 약간의 호흡 곤란을 겪고 있는데도 부모가 잘 모를 수 있고, 단순히 코가 막혀서 그르렁대는 것이 아니라 기관지가 좁아졌거나 호흡기 질환이 있어서 심한 가래 소리가 날 수 있기 때문입니다.

아이가 출생 4~6주 이후부터 지속적으로 그르렁대는 소리를 낸다면 '후두연

화증'일 수도 있습니다. 성대 주변의 기관지 연골이 아직 여물지 않아서 숨을 들이마실 때 기관지가 좁아지는 증상인데, 특히 아이가 울 때, 수유할 때, 누운 자세에서 숨을 들이마실 때 심해진다면 이 질환을 의심할 수 있습니다. '후두연화증'은 다소 무서워 보이는 진단명과는 달리 12~18개월을 지나면서 기관지를 둘러싼 연골이 단단해지면서 증상이 사라지는 양성질환입니다.

헛기침을 자주 할 때

아이의 몸 상태가 양호한데 기침만 하루에 한두 번 하는 경우가 있습니다. 이런 기침은 외부에서 자극적인 물질이 호흡기로 들어왔을 때 반사적으로 나타나는 반응입니다. 이럴 땐 집에서 자극적인 물질의 노출을 줄이면서 경과를 지켜보아도 좋습니다.

이처럼 기침은 정상적인 우리 몸의 방어 기능이라고 보아야 하지만 횟수가 증가하거나, 2~3주 이상 지속된다면 콧물이나 가래와 같은 다른 증상이 없어도 병원에서 진료를 받는 것이 필요합니다.

가래 섞인 기침이 하기도의 염증을 의미한다면, 마른기침은 상기도의 염증이 있을 때 나타나는 증상입니다. 상기도의 염증은 대개 감기·비염·편도염 등의 증상을 의미하지만, 알레르기가 원인이거나 위식도 역류 증상으로 위의 내용물이 식도를 지나 코 뒤쪽까지 올라와서 자극하기 때문에 나타나는 증상일 수 있습니다. 따라서 마른기침이더라도 2~3주 이상 지속되거나 하루 중 빈도가 증가한다면 병원에서 진료를 받는 것이 좋습니다.

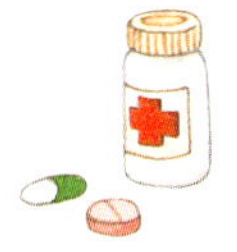

집에서 이렇게 하세요!

충분히 쉬게 합니다 아이가 충분히 쉬면서 에너지를 비축하면 병을 이길 수 있습니다. 특히 기침을 하는 아이가 과격한 운동을 하며 땀을 흘리게 되면 체온 변화로 기침이 더 심해질 수 있으니 외부 활동은 자제시키는 것이 좋습니다.

충분한 수분을 공급합니다 충분한 수분 공급은 가래를 묽게 만들고, 가래 배출을 용이하게 만듭니다. 특히 따뜻한 레모네이드나 사과주스 등은 기관지를 이완시키고, 기침을 완화하는 효과가 있습니다. 6개월 이전의 모유나 분유를 수유 중인 아이라면 수유의 횟수를 늘리는 것이 영양 공급과 수분 공급의 측면에서 더 효과적입니다.

방 안의 습도를 높여줍니다 공기가 건조하면 기침을 심하게 하고, 가래 배출이 어렵기 때문에 방 안의 습도를 높이는 것이 증상 완화에 도움이 됩니다. 방 안의 습도는 찬바람이 나오는 가습기를 사용하여 높이는 것이 가장 좋습니다. 가습기가 없다면 방 안에 젖은 수건을 널어놓거나 대야에 물을 받아놓는 것도 도움이 됩니다.

따뜻하고 습한 공기를 마시게 합니다 따뜻하고 습한 공기를 마시게 하면 아이의 성대가 이완되고, 좁아진 기도가 일시적으로 풀어지며, 코막힘 증상도 완화됩니다. 욕조에 뜨거운 물을 틀어 놓아 욕실 안이 뜨거운 증기로 가득차게 만든 뒤에, 아이를 안고 10~15분간 노래를 불러주거나 이야기를 해주는 것은 매우 좋은 방법입니다.

찬바람과 알레르기 유발 요인은 피하세요 아이가 정상적일 때도 기침을 유발하는 찬바람, 담배 연기, 먼지, 꽃가루, 동물의 털 등은 기관지가 예민해진 아이를 더욱 괴롭힐 수 있습니다. 따라서 환절기나 공해가 심한 곳으로 외출할 때는 반드시 마스크를 착용합니다.

막힌 코를 뚫어주세요　아이가 코막힘이 심하다면, 먼저 생리식염수를 코에 넣어서 코딱지를 묽게 만든 뒤 고무 흡입기로 빼내주는 것이 도움이 됩니다.

아이를 일으켜 세워두는 것이 호흡에 도움이 됩니다　아이는 누워 있을 때보다 몸을 세우고 있을 때 숨 쉬기가 더 편합니다. 특히 아이가 후두염이 있을 때 누우면 기도가 더 좁아져서 숨 쉬기가 더 힘들 수 있기 때문에 가능하면 아이를 세우거나 앉혀두는 것이 좋습니다.

등을 잘 두드려주세요　기관지염이나 폐렴 등으로 가래가 많을 때는 가래를 뱉어내야 다른 증상도 좋아집니다. 그런데 아이는 어른에 비해 가래를 뱉어내는 능력이 부족하기 때문에 부모의 도움이 필요한데, 기관지 벽에 붙어 있는 가래가 잘 떨어지도록 아이의 등을 두드려주면 도움이 됩니다. 아이의 등은 손을 오목하게 오무려서 북을 치듯이 통통 쳐주어야 아이도 아프지 않고, 가래가 기관지벽에서 떨어집니다.

의사의 지시대로 약을 충분히 복용합니다　약을 복용하고 2~3일 후에 증상이 좋아지면 약을 중단하는 경우가 있는데, 그렇게 하면 충분히 치료하지 못한 세균이나 바이러스가 재발해서 아이만 더 힘들게 할 수 있습니다. 또한 임의로 약국에서 종합 감기약을 사서 먹이면 증상이 일시적으로 완화되지만, 오히려 병을 더 진행시켜 치료 기간이 길어지므로 주의해야 합니다.

독감, 폐구균 예방 접종은 호흡기 질환 예방에 도움이 됩니다　아이가 면역 기능이 떨어졌거나, 천식이나 선천성 심장병이 있거나, 감기에 자주 걸린다면 매년 독감 접종과 함께 나이에 알맞은 횟수로 폐구균 접종을 시행하는 것이 호흡기 질환을 예방할 수 있는 좋은 방법입니다. 인플루엔자 바이러스와 폐구균에 의한 감염은 호흡기 질환에 예민한 아이들에게서 쉽게 발생할 수 있고, 이런 아이들이 감염이 되면, 심각한 증상과 합병증을 유발할 수 있습니다.

가습기는 제대로 사용하기

가습기로 습도를 높여주면 호흡기 질환의 증상 완화에 도움이 되지만, 가습기를 제대로 관리하지 못하면 감염을 퍼뜨리는 원인이 될 수 있습니다. 따라서 가습기를 사용할 때는 다음과 같은 원칙을 지켜야 합니다.

- 물은 매일 갈아줍니다. 물을 갈아줄 때는 모자란 물을 채우는 것이 아니라, 물통을 완전히 비우고 말린 뒤에 사용합니다.
- 물통은 매일, 적어도 3일에 1회 베이킹소다나 가습기 전용세제 등으로 청소를 해야 합니다. 이때 가습기 전용 청소도구를 이용하는 것도 좋습니다.
- 가습기의 필터도 정기적으로 교체해야 합니다.
- 가습기에는 끓여서 식힌 물을 사용합니다. 증류수가 가장 좋습니다. 일반 수돗물이나 생수에 포함된 미네랄 성분은 세균을 끌어 모으는 역할을 하고, 공기 중으로 배출되었을 때는 가구에 하얀 먼지가 쌓이게 할 수 있습니다.
- 방 안의 습도는 30~50%를 유지합니다. 습도가 50% 이상 올라가면 알레르기를 유발하는 먼지나 곰팡이가 쉽게 번식할 수 있기 때문입니다. 방 안의 창틀이 축축해지지 않도록 환기를 해주는 것이 필요합니다.
- 가습기를 사용하지 않을 때는 물통을 깨끗이 비워두고, 물기가 생기지 않게 말려둡니다. 내부 부품은 분리해서 보관하는 것이 더욱 좋습니다.
- 아이에게는 찬 증기가 나오는 가습기를 사용하고 이때 증기가 아이에게 직접 쏘이지 않도록 합니다.

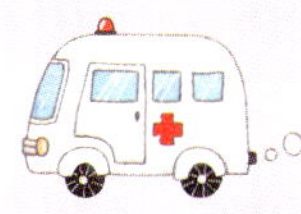

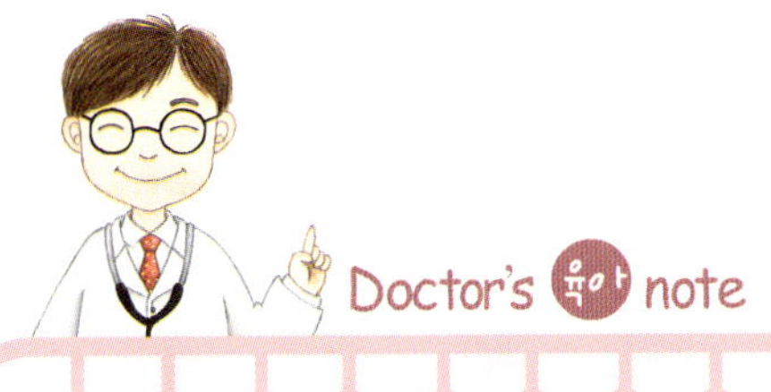

후두염 치료

　태어나서 돌이 될 때까지 잔병치레 없이 잘 자라던 한울이가 15개월 정도에 심하게 아팠던 적이 있습니다. 제가 공중보건의로 제주도에서 근무할 때인데, 하루는 퇴근하고 집에 와 보니 한울이가 열이 오르면서 숨을 헐떡거리는 것입니다. 청진기로 진찰하고 기침 소리를 들어보니, '후두염' 증상이었습니다. 후두염은 특히 밤에 증상이 심해지는데 종합병원에서 수련을 받을 때 후두염이 심해져 인공호흡기를 다는 어린 환자를 보았던 터라 내심 긴장하면서 밤을 맞이하게 되었습니다. 더욱이 어린 한울이가 약도 잘 먹지 않아서 열이 쉽게 떨어지지 않는데다, 역시나 밤이 되니 더욱 숨차 하는 것 같았습니다.

　후두염 환자를 처치하는 순서는 훤히 알고 있었지만, 막상 내 아이가 아프니까 무엇부터 해야 할지 머릿속에서 생각이 빙빙 돌기만 했습니다. 아픈 아이를 눕혀 놓고 방 안을 돌기만 하다가 문득 근처에서 개원한 동문 선배가 떠올랐습니다. 밤늦은 시간이었지만, 실례를 무릅쓰고 전화를 걸었습니다. 선배는 '평소 잘 알고 있는 내용도 제 아이가 아프면 기억이 나지 않는 법'이라며, 제가 원래 알고 있던 후두염 환자의 처치 순서를 다시 알려주었습니다. 직접 듣고 보니 다 아는 내용이었지만 그때 차분한 목소리로 조언해주던 선배가 무척 고마웠습니다. 그래서 종합병원 응급실로 아이를 데려가서, 사진을 찍어 후두염인지 확인하였고,

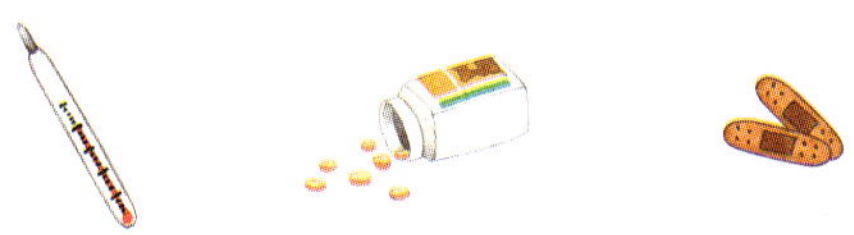

처치 순서대로 호흡기 치료와 스테로이드 주사를 놓았더니 아이는 고른 호흡을 되찾았습니다. 그 다음 날 밤에도 한 번 더 심해졌지만, 미리 준비해둔 주사로 증상을 가라앉히고, 2~3일 동안 잘 먹지 않고 토하기만 하던 약을 억지로 먹였더니 차도를 보이기 시작했습니다. 다행히 약이 잘 반응을 해서 입원을 하지 않고 넘겼지만, 처음으로 아이가 심하게 앓는 것을 경험한 나로서는 여간 마음고생을 한 게 아니었습니다.

아이의 증세가 좋아져 한시름 돌리자 일시에 피로감이 몰려왔습니다. 그 피로감이 어찌나 큰지 예전에 전공의 수련과정을 밟을 때 며칠 당직을 서면서 느낀 피곤함에 비할 만했습니다. 그만큼 마음고생이 컸다는 이야기겠지요.

Check Point

- 아이가 중이염으로 진단받으면 약을 중단하라는 의사의 지시가 있을 때까지 항생제를 복용시키는 것이 중요합니다.

- 증상이 빨리 호전되지 않는다고 더 큰 병원을 찾기보다는 처음 아이를 진료한 전문의를 찾아 향후 어떻게 치료할지를 상의하는 것이 좋습니다.

- 감기를 예방하기 위해서는 사람이 많은 장소를 피하고 손을 자주 씻는 습관을 들여야 합니다.

- 수두는 특히 전염력이 강해서 증상이 나타나면 일주일 정도 격리 치료를 하는 것이 좋습니다. 수두환자와 접촉을 했다고 하더라도 72시간 안에 수두 백신을 접종하면 심하게 앓는 것을 막을 수 있습니다.

- 수족구병이 있을 때도 일주일 정도 격리 치료를 합니다. 아이가 입 안이 아파서 잘 먹지 못하기 때문에 수분을 틈틈이 보충해줘야 합니다. 만약 아이가 무기력해 보인다면 합병증의 위험이 있으므로 꼭 진료를 받아야 합니다.

감염성 질환이란?

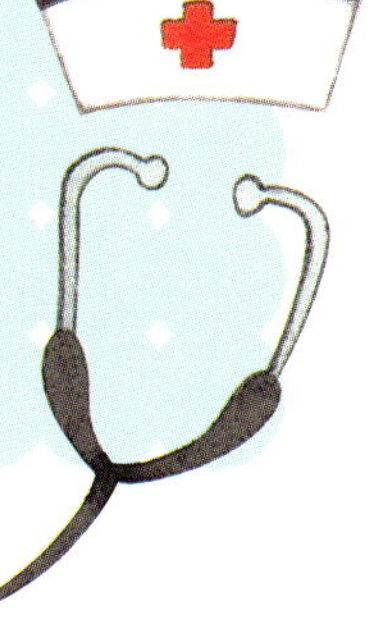

질병에 대한 사전 지식이 있거나 현재 아이의 증상에 합당한 치료를 좀 더 자세하게 알고 있다면, 소중한 아이를 건강하게 키우는 데 훨씬 도움이 될 것입니다. 이번에는 아이들에게 흔히 걸리는 감염성 질환에 대해 알아보도록 하겠습니다.

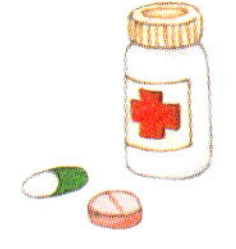

호흡기 질환의 대표 선수, 감기

의학적으로 코와 목 부위가 바이러스에 감염된 것을 '상기도 감염'이라고 합니다. 바이러스에 의한 상기도 감염은 콧물이 나거나 목이 가려운 가벼운 증상이 대부분입니다. 가끔 미열이나 인후통, 기침, 결막 충혈, 임파선 비대 등의 증상이 동반될 수 있지만, 보통 1~2주 내에 저절로 호전됩니다. 만약 치료 후에도 감기 증상이 2주 이상 지속된다면 알레르기나, 감기 바이러스가 아닌 다른 종류의 바이러스나 세균 감염일 가능성이 큽니다. 감기를 앓으면서 중이염이나 부비동염과 같은 세균성 감염이 생긴 것일 수 있습니다.

흔히 '독한 감기'라는 의미의 '독감'은 인플루엔자 바이러스에 의한 감염으로, 증상은 상기도 감염인 감기와 유사하지만 정도가 심하고 후유증이 있을 수 있습니다. 따라서 독감 예방접종으로 어느 정도 예방할 수 있지만, 다양한 종류의 바이러스를 전부 예방할 수는 없습니다.

증상	감기	독감
증상의 속도	서서히 나타남	갑자기 나타남
열	드물거나 미열	고열이 3~4일 지속됨
두통	드물다	대개 동반됨
근육통, 몸살	약간 나타날 수 있음	흔히 나타나고 심함
피곤하고 전신 쇄약 증세	아주 가볍게 올 수 있음	심하게 오고, 2~3주간 지속
코막힘, 목의 통증	흔하다	가끔 있음
기침	마른 기침이 가끔 나타남	흔히 나타나고 심함
식욕	정상	떨어짐
합병증	부비동염, 중이염	기관지염, 폐렴
예방	없다	매년 백신 접종
치료	증상 치료	항바이러스제

감기 증상이 일 년 내내 있을 때

단순한 바이러스 감염에 의한 감기 증상이 아니라, 알레르기 증상일 수도 있기 때문에 소아과 전문의의 진찰이 필요합니다. 또 드문 경우지만 감기에 걸릴 때마다 심한 합병증이 동반된다면 선천적인 면역 기능 저하 탓일 수 있으니 이 경우에도 전문의의 자세한 진찰이 필요합니다. 다음은 면역결핍을 의심할 수 있는 대표적인 경우들입니다.

- 최근 일 년 이내에 8회 이상 중이염에 걸린 경우
- 최근 일 년 이내에 2회 이상 심한 축농증(부비동염)에 걸린 경우
- 예방 목적으로 항생제를 두 달 이상 복용한 경우

- 최근 일 년 이내에 2회 이상 폐렴에 걸린 경우

- 키와 몸무게가 정상적으로 늘지 않는 경우

- 피부 깊은 곳이나 장기에 고름집(농양)이 반복적으로 생기는 경우

- 1세 이후에도 아구창이 지속되는 경우

- 혈관으로 항생제를 투여시 감염 증상이 완화되었던 경우

- 2회 이상 신체 깊숙한 곳에 감염이 있었던 경우

- 가족 중에 선천성 면역 결핍증이 있는 경우

감기 증상이 있을 때, 병원에서 진료를 받아야 하는 경우

가벼운 감기 증상이라면 외출을 피하고 집에서 쉬는 것이 좋습니다. 하지만 다음과 같은 증상이 나타난다면 일단 가까운 소아청소년과 전문의의 진료를 받아야 합니다.

- 3개월 미만의 아이가 감기 증상을 보일 때

- 39℃ 이상의 고열이 나거나, 미열이 나더라도 3일 이상 지속될 때

- 고열의 기준 – 2세 이상의 아이가 39.3℃ 이상의 열이 있을 때

    – 생후 6주에서 2세 사이의 아이가 38.9℃ 이상의 열이 있을 때

    – 생후 6주 미만의 신생아가 37.8℃ 이상의 열이 있을 때

- 소변량이 줄고, 입술이 마르는 등 탈수 증상이 있을 때

- 콧물이 열흘 이상 지속될 때

- 눈곱이 심하게 낄 때

- 물을 마시거나 수유를 하기 힘들 정도로 코가 막힐 때

- 귀를 자주 잡아당기거나 귀의 통증을 호소할 때

- 목의 통증이 심할 때

- 심한 가래가 나오는 기침을 하거나 구토를 할 정도로 기침이 심할 때

- 기침 증세가 일주일 이상 지속될 때

- 코나 입 주변에 딱지가 생겨서 농가진이 의심될 때

- 심한 두통, 안면부, 가슴의 통증을 호소하거나 배가 아프다고 할 때

- 목 주변에 멍울이 만져질 때

감기에 자주 걸리는 아이를 위한 예방법

감기에 자주 걸리는 이유는 다른 사람들과 접촉이 많거나, 아이의 면역 기능이 떨어졌기 때문입니다. 따라서 우리 아이가 감기에 자주 걸린다면 아래의 상황을 고려해야 합니다.

감기에 걸린 사람과의 접촉을 피해야 합니다 아직 면역력이 약한 신생아가 있는 집에서 같이 사는 가족이 감기에 걸렸을 때는 아이와의 접촉을 최대한 줄여야 합니다. 또한 모유 수유를 하는 엄마는 감기 초기 증상일 때부터 치료를 받아야 합니다. 그렇다고 모유 수유까지 중단할 필요는 없습니다. 엄마가 감기를 앓고 있다면 이미 감기 바이러스에 대한 항체가 모유에 만들어져 있기 때문입니다.

손 씻기는 감기를 예방하는 가장 중요한 방법입니다 아이의 몸으로 바이러스나 세균이 들어오는 것은 예방할 수 있습니다. 그중 가장 중요한 것이 '철저한 손 씻기' 입니다. 지저분한 것은 만지지 못하게 하고, 외출 후에는 꼭 손을 씻어주고, 사람이 많은 곳은 가급적 피하며, 감기가 유행할 때는 마스크를 착용시키는 것이 도움이 됩니다. 또한 손으로 입, 코, 눈 등을 자주 만지는 버릇이 있다면 더욱 자주 씻어주어야 합니다.

건강한 영양식단과 운동으로 면역력을 높여야 합니다 고기, 생선, 달걀 등 단백질

을 충분히 섭취하게 하고 아이들이 마음껏 뛰어놀 수 있도록 해주는 것이 감기를 이겨내는 면역력을 키워주는 방법입니다. 만약 신생아라면 분유보다는 모유 수유를 하는 것이 면역력을 더 키워줄 수 있습니다. 엄마가 이제까지 겪었던 다양한 바이러스나 세균에 대한 항체가 모유를 통해 아이에게 전달되고, 모유 자체가 면역력을 키워주며 감염에 대항하는 항염증 요소가 분유에 비해서 다양하고 풍부하기 때문입니다.

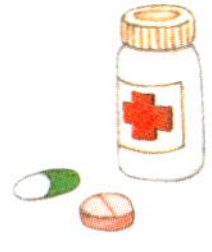

중이염에 대한 모든 것

중이염은 감기 다음으로 아이들에게 흔한 질병입니다. 특히 6개월에서 2세 사이의 아이들에게 흔한데, 한 조사에 따르면 75%의 아이들이 만 3세까지 적어도 한 번 이상 중이염을 앓고, 이 중 절반 이상은 만 3세까지 3회 이상 재발할 정도로 아이들에게 흔하게 나타나는 질병입니다.

중이염 치료에는 항생제 복용이 중요합니다

중이염 진단을 받으면 의사의 처방대로 항생제를 복용하고, 정해준 날짜에 잊지 않고 병원을 찾는 것이 중요합니다. 특히 중이염은 2~3일간의 항생제 복용으로 증상이 호전됐다고 복용을 중단하고 병원에 가지 않는 경우가 많습니다. 적절한 항생제의 사용으로 증상이 2~3일 만에 사라지더라도, 정해진 복용 기간을 지켜서 처방받은 약을 다 복용해야 합니다.

항생제 복용 후 일시적으로 증상이 호전된 것 같아도 완전히 치료하지 않는다면 재발 위험이 높아지고, 이것은 또한 항생제에 대한 내성을 키우는 원인이 되기도 합니다. 그래서 병원에서 처방받은 약을 집으로 가져오면 눈에 잘 띄는 곳에 약의 복용 시간과 양을 적어놓은 표를 만들어놓고 지키는 것이 좋습니다.

어린아이들에게 중이염이 쉽게 생기는 이유

아이들은 면역력이 약해서 감기와 같은 호흡기 감염에 더 자주 걸립니다. 감기와 같은 상기도 감염을 일으키는 세균이나 바이러스가 중이염도 일으키기 때문입니다. 또한 어린이집에서 단체 생활하는 기간이 길수록, 호흡기를 자극하는 담배 연기에 노출되는 빈도가 높을수록 중이염은 더 쉽게 생깁니다.

아이들의 이관은 어른에 비해서 수평으로 이루어져 있고, 관의 내부 직경도 좁으며, 길이도 짧습니다. 짧고 수평으로 된 이관은 중이 내부의 공기가 더 쉽게 환기가 되고 안에서 만들어지는 액체가 쉽게 빠지지만, 일단 감염이 되면 목의 세균이나 바이러스가 침입하기 쉽습니다. 아이가 감기에 걸리면 좁은 내부 직경이 더 쉽게 부어올라서 닫혀버리기 때문에 이관을 통한 주기적인 액체의 배출이나 환기가 어려워져서 중이염에 걸리기 더 쉬운 조건이 되기 때문입니다. 하지만 나이가 들면서 이관의 직경이 넓어지고, 길이도 길어지면서 각이 생기기 때문에 중이염에 감염될 확률이 줄어듭니다.

한편, 어린아이는 외부의 이물질을 제거하는 역할을 하는 아데노이드가 이관 근처에 존재하기 때문에 아이들 몸에서 감염이 일어나거나, 아데노이드가 부어올라서 이관을 막으면, 이관의 기능이 떨어지게 되어 중이염을 쉽게 일으키는 환경이 될 수 있습니다. 때로는 아데노이드에 감염된 세균이나 바이러스가 이관을 통해 유입되기도 합니다. 하지만 아데노이드도 나이가 들면서, 특히 4세 이후에는 크기가 줄어들고, 심하게 부어오르는 일이 줄어들기 때문에 역시 중이염에 걸릴 확률이 줄어듭니다.

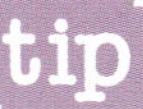

중이염에 관한 오해와 진실

중이염이 귓병이기 때문에 귀에 물이 들어가면 좋지 않다고 판단해서 수영이나 목욕을 금지하는 부모들도 있습니다. 그러나 특별한 경우가 아니라면 수영이나 목욕을 못하게 하거나 귀를 보호하기 위해서 마개를 할 필요가 없습니다. 또한 비행기를 타는 것처럼 기압의 변화가 있을 때에도 안전하기 때문에 못할 이유가 없습니다. 만약 아이가 불안해한다면 비행기가 상승하거나 하강할 때 물을 마시게 하거나 고무 젖꼭지를 빨게 하고 껌을 씹게 하면 도움이 될 수 있습니다. 일부 부모는 중이염에 걸리면 밖에 나가는 것을 꺼리는데, 중이염은 전염이 되는 것은 아니므로 심한 상태가 아니라면 평소처럼 생활해도 됩니다.

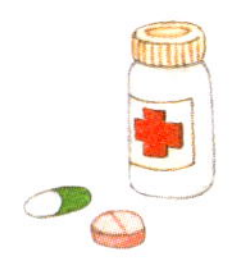

흔하게 발병되는 수두

많은 아이가 예방접종을 하는데도 주변에서 흔히 볼 수 있는 병이 수두입니다. 전염력이 매우 강한 바이러스라서 주변에 한 사람만 발병해도 항체가 약하거나 없는 사람에게 바로 전염됩니다. 수두 바이러스는 주로 호흡기를 통해서 전염되기 때문에 수두 환자와 같은 공간에서 생활하는 가족이나 면역력이 약한 신생아는 더욱 조심해야 합니다. 또한 임산부가 감염이 되는 것도 위험한데, 임신 초기의 임산부가 감염되면 기형아 출산의 우려가 있으며, 출산 시기에 감염되면 태아에게 위험할 수 있습니다. 따라서 임신 전에 미리 항체 유무를 확인하고 예방접종을 하는 것이 중요합니다.

수두의 특징적인 증상과 처치법

수두의 특징은 특별한 발진이 나타나는 것입니다. 그리고 호흡기 감염으로 시작되기 때문에 수두 예방접종을 하지 않아서 면역력이 약한 사람이 감염되면 고열, 두통, 식욕부진 등의 증상과 함께 발진이 나타납니다.

발진은 반점이나 구진(피부에서 뾰루지처럼 약간 튀어나온 모양)에서 수포(안에 액체가 차 있는 피부 병변)로 진행되고, 이어서 딱지가 생기는 양상으로 변합니다. 발진은 처음에는 주로 몸통에서 나타나고 이후에 얼굴과 사지로 2~3일 이내에 퍼집니다. 만약 수두 예방접종을 했음에도 감염이 된 경우는 항체가 불완전해서 피부 발진만 나타나는 경미한 증상만 보이지만, 전염력은 동일하므로 다른 사람에게 전염시키지 않도록 주의해야 합니다.

수두로 진단을 받았을 때 증상이 나타난 지 24시간 이내에 수두에 대한 항바이러스제를 먹기 시작하면 증상이 경감될 수 있으며, 수두 병변에 동반하는 심한 가려움증은 칼라민 로션 같은 피부 소염제로 진정시키는 것이 도움이 될 수 있습니다. 이와 함께 수두 부위를 아이가 긁어서 나중에 흉터가 생기지 않도록 손톱을 잘라주고, 오트밀이나 시원한 물로 샤워를 시켜주어서 가려움증을 진정시키는 것이 좋습니다.

수두는 다른 감염성 질환과 마찬가지로 증상이 심할 때 전염력이 높은데, 발진이 본격적으로 나타나기 1~2일 전부터 모든 발진에 딱지가 생기는 시기까지 아이를 격리할 것을 권합니다. 일반적인 면역력을 가진 아이, 특히 12개월쯤에 접종을 한 아이라면 전염의 위험이 있는 기간이 대략 일주일이기 때문에 그 기간에는 외부 활동을 잠시 피해야 합니다. 예방접종을 하지 않아서 수두 면역력이 없는 12개월 이전의 아이가 감염이 된다면, 발진이 250~500개가 생길 정도로 증상이 심합니다. 또한 폐렴, 뇌염 등의 합병증이 생길 위험도 높기 때문에 집에 12개월 이전의 아이와 수두에 걸린 형제가 있으면 반드시 격리해야 합니다.

수두 환자와 접촉 시에는 백신 예방접종이 효과적입니다

12개월쯤에 이미 수두 예방접종을 했어도 수두 환자와 접촉을 했다면, 접촉한 지 72시간 이내에 수두 백신을 재접종하는 것이 좋습니다. 이렇게 하면 추가적인 예방 효과와 함께 수두 증상이 나타나더라도 증상을 완화할 수 있습니다. 수두 예방접종을 1회만 할 경우 수두를 90% 이상 예방하지만 수두 증세를 전혀 나타나지 않게 하는 것은 80% 정도밖에 되지 않습니다.

하지만 수두 백신을 2회 접종하면 1회 접종에 비해서 수두 증상이 나타날 위험을 세 배나 줄여줍니다. 우리나라에서도 최근 들어 미취학 아이들 중 수두 환자가 심심치 않게 나타나는 것을 고려할 때, 4~6세에 추가 접종하는 것이 필요합니다.

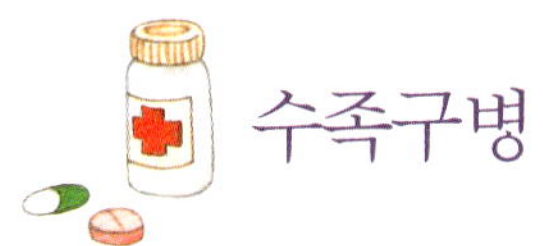

수족구병

수족구병은 손, 발, 입에서 동시에 발진이 나타나는 것이 특징입니다. 수족구병을 일으키는 바이러스에 노출되면, 3~7일의 잠복기를 거친 후 증상이 나타납니다. 처음에는 편도염 증상으로 열, 인후통 등이 나타나다가 1~2일 후부터 특징적으로 혀, 잇몸, 입안의 점막에 1~2㎜가량의 조그만 빨간 점이 보이기 시작하고, 이후 수포나 궤양을 형성합니다.

또한 피부 발진이나 구진(뾰루지처럼 피부 위로 튀어난 조직)이 손바닥, 발바닥, 엉덩이 쪽에 생기는데, 일반적으로 다른 바이러스에 의한 피부 발진은 손바닥, 발바닥에는 거의 생기지 않는다는 것이 중요한 차이점입니다. 그리고 발진은 발보다 손에 더 흔하고, 손바닥보다는 손등에, 발바닥보다는 발등에 더 흔히 나타납니다. 엉덩이 부위의 발진에는 수포가 잘 생기지 않는 특징이 있습니다.

수족구병에 걸린 아이를 도와주는 방법

수족구병에 걸린 아이들이 가장 힘들어하는 것은 입안의 병변으로 잘 먹지 못해서 생기는 탈수 증상 때문입니다. 영아에게서 탈수 증상이 나타나면 수분을 충분히 보충해주거나 자주 수유를 해주는 것이 중요합니다. 찬 음료를 마시게 하거나 분유나 모유도 차게 해서 주는 것이 도움이 될 수 있습니다.

일반적인 수족구병은 대개 일주일이 지나면 증상이 저절로 좋아지지만, 장바이러스 71에 의한 수족구병인 경우 심각한 합병증이 동반될 수 있기 때문에 아이의 증상이 심해지면 빨리 병원에 가서 진찰을 받고 치료를 받는 것이 중요합니다.

수족구병에 걸리면 격리가 필요합니다

수족구병은 전염력이 강해서 어린이집에서 단체 생활을 하는 영아들에게서 쉽게 발병하므로 많은 주의와 관심이 필요합니다.

수족구병은 바이러스가 묻어 있는 매개물을 접촉하는 것을 통해 감염되기 때문에 증상이 나타난 환자를 격리하는 것과 함께 꼼꼼한 손 씻기가 중요합니다. 수족구병의 증상이 있는 아이는 최소한 일주일 정도 격리 치료하는 것이 좋습니다. 수족구병은 증상이 나타난 후 1주간 전염력이 가장 높기 때문입니다.

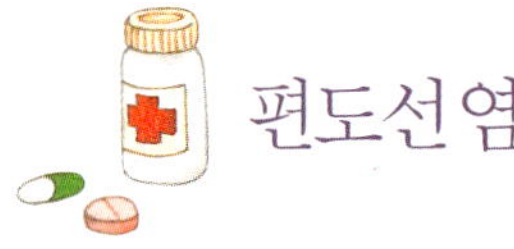

편도선염

열이 나면서 목이 아프다고 호소한다면, 편도염일 가능성이 있습니다. 이럴 땐 병원에서 소아과 전문의의 진찰을 받아서 항생제 치료가 필요한지 우선 확인하는 것이 가장 중요합니다.

편도염의 원인이 바이러스이면 항생제 복용과는 무관하게 증상이 호전되기도 하지만, 세균이 원인일 때는 항생제를 복용해야만 2~3일 내에 증상이 완화될 수 있습니다. 이때 의사가 지시한 기간 동안 항생제를 복용하지 않으면 항생제 내성이 생길 수 있고, 류마티스열, 사구체신염과 같은 위험한 합병증을 일으킬 수 있기 때문에 복용 기간(10~14일)을 지켜 항생제를 복용하는 것이 중요합니다.

편도선염이 있는 아이를 도와주는 방법

항생제 복용을 비롯한 약물 치료와 함께 아이를 집에서 충분히 쉬게 하면서 적절한 양의 수분과 영양을 공급해주어야 합니다. 목이 아프면 평상시만큼 잘 먹지 못하기 때문에 삼킬 때 편도에 자극을 덜 주는 부드러운 음식을 먹이는 것이 좋습니다. 수유를 하는 아이라면 수유를 좀 더 자주 하는 것이 도움이 되고, 이유식이나 밥을 먹는 아이라면 따뜻한 수프나 시원한 우유, 아이스크림을 먹이는 것도 좋습니다. 하지만 기침이 심하다면 찬 음식은 가급적 피하는 것이 좋습니다. 증상을 완화시키려면 수분을 자주 섭취하고 찬바람이 나오는 가습기를 방 안에 틀어놓아서 습도를 올리는 것도 도움이 될 수 있습니다.

아침, 저녁 하루 2회 정도는 아이의 체온 변화를 확인해서 열이 지속된다면 병원에서 진찰을 받는 것이 좋습니다.

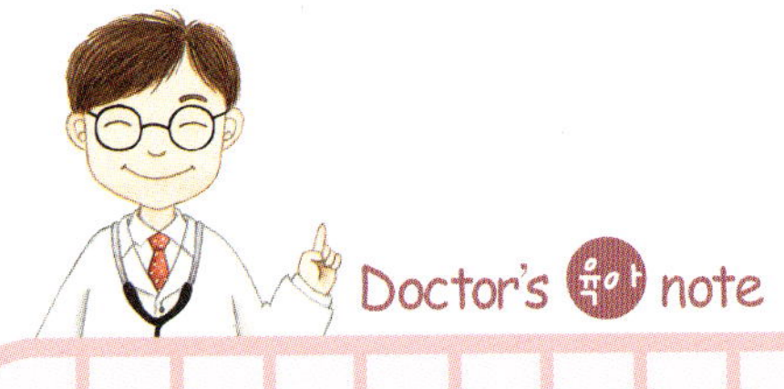

수족구병은 전염될까?

한울이와 한결이는 제가 진료하면서 만나는 아이들에 비해 감기와 같은 감염성 질환에 걸리는 횟수가 상당히 적은 편입니다. 일 년에 크게 앓는 횟수라고 해야 한두 번 정도였으니까요. 그 이유를 제 나름대로 정리해 보았더니 두 가지였습니다. 그 첫 번째는 두 아이 모두 모유 수유를 일 년 이상 했다는 점과 두 번째는 단체생활을 가능한 한 늦게 시작한 덕분이 아닐까 싶습니다. 그러나 한울이가 만 6세 이후 유치원에 가면서부터 감기에 걸리는 횟수가 늘어났고, 덩달아서 한결이도 감기에 걸리는 일이 잦았습니다. 한울이가 열이나 기침, 콧물이 있으면 멀쩡했던 한결이도 2~3일 후에 같은 증상을 반복하는 것을 볼 수 있었습니다.

최근에는 한울이가 초등학교 2학년이라는 뒤늦은 나이에 수족구병을 앓게 되어서 일주일간 결석을 하는 일이 생겼습니다. 어느 날 목이 아프다고 하고 미열이 있어서 입안을 들여다보았더니, 심한 입병이 생겼고 그 다음 날부터는 손바닥, 발바닥에 차례로 발진이 나타나는 수족구병의 증상이 있었습니다. 수족구병이 전염성이 높다는 것을 익히 알고 있는 저로서는 이제 곧 어린 한결이에게 증상이 나타날 생각을 하니 걱정이 이만저만 아니었습니다. 더구나 최근에는 국내에서도 수족구병으로 사망자가 생기는데 이 수족구병에는 특별한 치료제가 없다는 것이 더욱 걱정되었습니다.

열은 떨어졌지만, 전염의 위험 때문에 한울이를 학교에 보내지 않았습니다. 집에서 만화책을 보고 게임만 하는 한울이에게는 크게 신경을 쓰지 않고, 앞으로 증상이 나타날 한결이에게 관심을 기울이면서 1~2일을 보냈습니다. 가능한 한 동생을 만지지 못하게 하고, 뽀뽀도 못하게 했지만, 결국 3일이 지나니 한결이도 열이 나기 시작했습니다. 당연히 손바닥, 발바닥, 허벅지에 수족구 발진이 나타나더니 이어서 입안에도 한울이 못지않게 심한 입병이 생겼습니다. 다행히 먹을 수 있어서 큰 어려움 없이 수족구병을 이겨낼 수 있었습니다.

제가 아이들을 키우는 방법이 정답일 수는 없지만, 아이를 돌볼 수만 있다면 유치원에 가능한 한 늦게 보내는 것이 각종 감염에 덜 걸리게 하는 한 방법일 수 있겠다는 생각이 들었습니다.

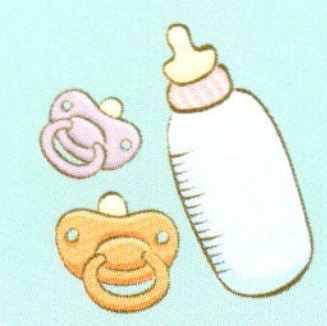

소화기
질환

Check Point

- 단단하고 물기가 없는 변을 보거나 배변 횟수가 적고, 배변 시 힘들어하는 등의 증상이 나타나면 변비로 진단할 수 있습니다.

- 변비 치료는 정체된 변을 제거하는 관장과 약물 치료가 우선이고, 식습관 개선과 행동 교정 등을 병행한 장기간의 예방법이 필요합니다.

- 관장과 변비약 복용은 의사의 지시와 처방을 따라야 합니다.

- 변의를 느낄 때 변을 보는 행동은 변비를 예방하는 데 중요합니다. 하루 1~2회 정도 식사 후, 특히 아침 식사 후에 아이 변기에 최소 10분 정도 앉혀두는 것이 좋습니다.

- 배변을 할 때는 쭈그리고 앉아 발바닥을 편안하게 하여 힘을 분산시키는 자세를 취하게 하는 것이 가장 좋습니다. 따라서 아이의 발이 지면에 닿을 수 있는 적당한 높이의 아이 변기를 이용하면 배변 습관을 들이기 좋습니다.

우리 아이, 변비는 아닐까요?

변을 자주 보지 않거나 변이 단단할 때 흔히 변비라고 합니다. 그러나 아이의 현재 수유 형태나 나이에 따라 변비의 진단도 다르고, 그에 따른 대처법도 다르기 때문에 아이가 변비로 힘들어한다면 우선 아이의 증상을 정확하게 판단하는 것이 중요합니다. 이 장에서는 변비 대처법과 치료법에 대해 알아보겠습니다.

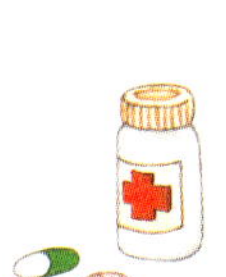

아이의 변에 대한 모든 것

변비를 판단할 때는 변의 횟수에 중점을 두는 경우가 많습니다. 하지만 이것은 어른들을 위한 변비 진단법입니다. 어린아이는 변의 횟수와 함께 상태를 보아야 합니다. 특히 수유를 주로 하는 돌 이전의 아이는 개월 수와 식사 패턴에 따라서 변의 상태 변화가 다양합니다.

아이가 태어나서 대개 10시간 경과 후 처음으로 나오는 암녹색의 변을 태변이라고 합니다. 정상 신생아의 95%가 생후 24시간 이내에 배출하며 4일째부터는 사라집니다.

태변은 아이가 엄마 배 속에 있을 때 양수를 통해서 삼켰던 것들과 수명이 다한 장세포의 일부가 뭉친 것입니다. 우선 태변이 나와야 변의 상태가 정상으로 변하고, 이후 생후 한 달까지 모유 수유아는 겨자색의 알갱이가 보이는 변을 수유 횟수만큼(하루 8~10회 정도) 배변하다가 차츰 4회 정도로 감소합니다.

반면 분유 수유아는 모유 수유아보다 횟수도 적고 약간 탄 듯한 진한 노란색

변을 봅니다.

생후 2개월에 이르면, 평균 하루 1회의 변을 보기 시작하면서 배변 횟수가 안정됩니다. 하지만 모유 수유아는 7일에 1회, 분유 수유아는 4일에 1회를 변을 보더라도 아이의 몸무게가 하루 20~30g씩 정상적으로 증가하고, 활동량도 정상적이라면 변비로 진단하지 않습니다. 모유 수유아는 생후 6주를 지나면서 모유 속의 변을 배출시키는 히제 효과를 지닌 초유 성분이 사라지고, 모유가 지방 성분이 많은 이행유, 성숙유로 바뀌기 때문에 변의 횟수는 줄면서 변의 양이 많아집니다.

또한 모유 수유아는 모유가 분유에 비해 소화가 잘되고, 영양가도 높아서 변으로 버려지는 양이 적기 때문에 배변 횟수도 적습니다. 그러나 신생아가 배변 횟수가 적고 하루 4~5회 정도로 소변량도 적어서 몸무게 증가도 없다면, 수유량이 부족하지 않은지 체크해보아야 합니다.

아이가 생후 4~6개월이 되면 이유식을 먹기 시작합니다. 이때는 아이의 장이 새로운 음식에 적응하는 시기이기 때문에 배변 패턴과 상태도 바뀝니다. 아이의 변이 어른처럼 단단해지고, 횟수도 하루 1~2회로 고정됩니다. 이 시기에는 모유 수유아와 분유 수유아의 배변 횟수가 거의 같아집니다. 아이가 3~4세가 되면 어른과 배변 상태가 유사해져서 하루 3회에서 1주 3회 정도의 배변을 하게 됩니다.

변비의 정확한 의미

변비를 진단하는 기준은 아이가 수분 없는 단단한 변을 볼 때입니다. 또한 변을 보기 힘들어하고 통증을 느껴 아이가 운다면 더욱 변비를 의심할 수 있습니다. 따라서 아이의 변이 부드럽고 배변이 수월하다면 변비를 걱정할 필요가 없습니다.

물론 배변 횟수도 변비 진단에 도움이 될 수 있습니다. 생후 1개월 이전의 모유 수유아가 하루 3~4회 미만 변을 보거나, 2개월 이후의 모유 수유아가 일주일 이상 변을 보지 않거나, 2개월 이후의 분유 수유아나 돌 이후의 아이가 4일 이상 변을 보지 않을 때는 변비를 의심해야 합니다. 그러나 이럴 때에는 수유량의 부족이 주원인인 경우가 많기 때문에 아이가 충분한 양을 수유하고 있는지부터 확인해봐야 합니다.

3~4세 이후 아이가 일주일에 3회 미만의 변을 보며 화장실에 10분 이상 앉아 있어도 변을 보지 못한다면 역시 변비를 의심할 수 있습니다. 하지만 아직 배변 훈련이 제대로 안 된 아이가 변을 볼 때 얼굴이 붉어지도록 힘을 준다고 해서 변비라고 판단하기는 어렵습니다.

변비의 원인

아이가 변비를 경험하는 시기는 이유식을 먹기 시작할 때와 배변 훈련을 할 때입니다. 즉, 변비의 원인은 음식과 정신적인 스트레스입니다.

변비는 이유식 시기에 섬유질 섭취와 수분 섭취가 적을 때 주로 나타나며, 유제품을 많이 먹었을 경우도 변비 증세가 나타납니다. 따라서 변비를 예방하기 위해서는 섬유질이 풍부한 음식을 많이 먹고, 충분히 수분을 섭취하고, 유제품은 적당량만 먹는 것이 중요합니다. 섬유질은 정상적인 변의 덩어리를 만들어주는 중요한 영양소입니다.

대장은 우리 몸에서 수분을 흡수하는 역할을 하는 장기입니다. 수분을 적게 섭취하면 대장에서도 수분이 적어서 변이 딱딱해져서 변을 볼 때 항문 주변의 통증을 느끼게 됩니다. 이처럼 변비 증상이 있을 때 수분 보충은 꼭 필요한 변비 예방법 중 하나입니다.

유제품을 지나치게 많이 먹어도 변비가 올 수 있는데, 이는 유제품이 변비를 직접적으로 유발한다기보다는 유제품을 지나치게 많이 먹을 경우 섬유질이 풍부한 음식이나 수분을 덜 먹기 때문입니다.

이 외에도 변비의 원인으로 '유발 요인의 악순환' 설이 있습니다. 이는 아직 대소변 훈련을 할 준비가 되어 있지 않은 아이에게 훈련을 시도 하거나, 항문 주변의 질병 등으로 변을 보기 어려운 조건이 있을 때, 오랜 시간 외출하는 동안 변을 참을 때 생깁니다.

변이 오랫동안 직장에 머물러 있으면 수분이 계속 흡수되어 변이 심하게 딱딱해져서 변을 보기 힘들고, 이 때 통증이 있거나 항문 주변이 찢어지면 더더욱 변 보기가 싫어져 참게 되는 악순환이 반복되는 것입니다. 또한 변이 쌓이면 주변의 직장이 늘어나서, 변이 어느 정도 쌓여도 변을 배출하려는 감각이 무뎌지기 때문에 변비가 심해질 수밖에 없습니다.

변비와 동반되는 증상

변비로 변이 대장에 쌓이면 복통, 식욕 감퇴, 구토, 복부 팽만, 과도한 방귀 등의 증상이 동반됩니다. 또 딱딱해진 변을 볼 때 항문의 일부가 찢어져서 혈변이 나오기도 하지요. 뿐만 아니라 변이 가득 차 직장이 과도하게 늘어나면, 앞쪽의 방광을 눌러서 방광에 소변이 다 차지 않았는데도 소변을 보고 싶어 하고 야뇨증(낮에는 소변을 잘 가리다가 밤에만 소변을 못 가리는 증상)의 원인이 될 수도 있습니다. 특히 여자아이의 경우에는 항문과 인접한 요로로 변의 균이 옮아가 요로 감염이 나타날 수도 있습니다.

이 외에도 변비가 있는 아이들을 당황하게 만드는 것이 바로 변실금(유분증)입니다. 아이의 변실금은 대개 심리적인 원인으로 발생하는데, 변비 때문에 직장에 대변이 꽉 차면 딱딱하고 큰 대변 덩어리 사이로 자신도 모르게 물 같은 대변이 흘러 나와서 속옷을 더럽힙니다. 이미 대소변을 다 가릴 수 있다고 생각하고 있다가 이런 증상이 나타나면 아이나 부모 역시 당황스럽기는 마찬가지입니다. 아이는 부끄러운 마음에 다른 사람에게 알리지도 못하고 이후 변을 더욱더 참게 되는데, 이럴 때 변비 증상이 더 심각해집니다. 하지만 변실금은 변비로 인해 변의를 느끼는 감각이 무뎌진 것이 원인이므로 이 증상을 보일 때는 차분하게 아이를 잘 다독거려야 합니다. 그리고 병원 진찰 후 치료를 잘 받으면 증상이 없어질 수 있으니 크게 걱정할 필요가 없습니다.

이럴 땐 병원으로!

- 변비 증상이 2주 이상 지속될 때
- 변비로 정상적인 생활을 할 수 없을 때
- 항문 주변이 찢어져 상처가 났을 때
- 내장 주름이 항문 주변으로 삐어져 나와 있을 때
- 정상적인 힘을 주어도 변을 볼 수 없을 때
- 항문으로 물이나 설사 같은 변이 힘을 주지 않아도 흘러나올 때
- 열, 구토, 혈변, 복부 팽만, 체중 감소 등의 증상이 한 가지 이상 동반될 때

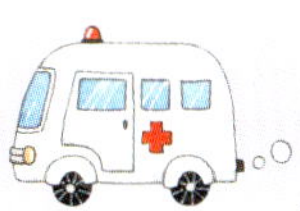

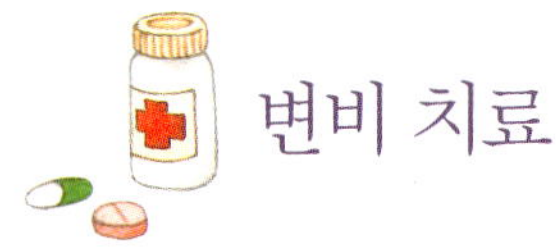# 변비 치료

변비 치료 초기에는 프룬(말린 자두, Prune) 주스를 먹이거나 과일의 섭취량을 늘리는 방법을 시도해보세요. 이 방법으로도 효과가 없다면 안전한 삼투성 변비약을 처방받는 게 적절합니다. 변이 많이 쌓였으면 초기에는 관장을 하는 것이 좋습니다. 관장으로 변비 증상이 호전되고 심한 설사 증상이 동반되지 않는다면, 2~3개월 이상 치료를 이어나가야 재발을 막을 수 있습니다. 이때는 식습관 개선과 행동 교정 등을 병행한 장기간의 예방법이 필요합니다.

정체된 변을 제거하기 위한 관장

정체된 변을 제거하는 가장 확실한 방법은 관장을 하는 것입니다. 그러나 관장은 일시적인 처치 방법이기 때문에 아이가 변비로 고생할 때 한 번 정도 하는 것이 적당합니다. 또한 반복적인 관장이나 자극적인 변비약을 지속적으로 복용하면 직장에서 변의를 느껴 스스로 변을 보는 능력을 약화시켜 변비를 악화시키는 결과를 만들 수 있으니 주의해야 합니다.

관장은 전문의의 지시에 따라 병원에서 실시하는 것이 안전합니다. 또한 관장을 하기 전에 부러지지 않는 플라스틱 면봉 끝에 바셀린을 발라서 항문을 자극하는 것만으로도 막힌 변이 나올 수 있으니 먼저 시도해보는 것이 좋습니다.

의사의 지시에 따른 변비약 처방

막힌 변을 제거하는 또 하나의 방법은 변비약 복용입니다. 의사의 지시대로 적절한 용량으로 충분한 기간 사용하면, 관장보다 더 효과적인 치료 방법이 될 수 있습니다. 가벼운 변비라면 식습관 개선으로도 어느 정도 호전되지만, 병원을 방문할 정도의 심한 변비라면 일정 기간 변비약을 복용해야 합니다.

바른 배변 자세

변비를 예방하고 치료하는 방법 중 하나는 변의를 느낄 때 변기에 앉고, 제대로 변을 볼 수 있는 자세를 잡아주는 것입니다. 위에 음식이 차면 모든 장이 함께 움직이는데, 특히 아침 식사를 하고 10~15분 후가 변을 보기 가장 적당한 시간입니다. 따라서 변비가 있는 아이라면, 식사 후 변기에 앉혀놓는 것이 좋습니다. 이때 배변을 보기에 가장 적당한 자세, 즉 쭈그리고 앉아 발바닥으로 편안하게 힘을 분산하는 자세를 취하도록 합니다.

아이의 발이 지면에 닿는 적당한 높이의 아이 변기를 이용하는 것이 좋고, 어른 변기를 이용할 때는 아이의 발 밑에 디딤판을 준비해둡니다.

아이가 변비에 앉아 있을 때 등이나 배를 가볍게 쓰다듬는 등 스킨십을 해주거나 장난감을 가지고 놀게 하는 것도 방법입니다.

tip

변비가 심한 우리 아이, 변을 잘 보게 하는 자세가 있을까요?

· 아이 변기와 아이의 발이 지면에 닿을 수 있게 디딤판을 준비해주세요.
· 아이도 변의를 느낄 때 변을 봐야 한다는 부담 때문에 스트레스를 받을 수 있습니다. 불안하거나 억지로 배변을 시키려고 하면 오히려 변비가 심해 질 수 있으니 아이의 긴장을 풀어주는 것이 좋습니다.
· 아이가 변기에 앉았을 때 무릎이 엉덩이보다 높아야 합니다.
· 변기에 앉아 있을 때 아이가 허리를 곧게 펴야 힘을 잘 줄 수 있습니다.

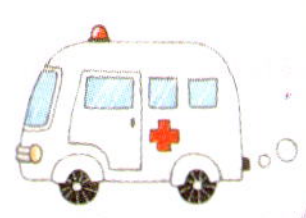

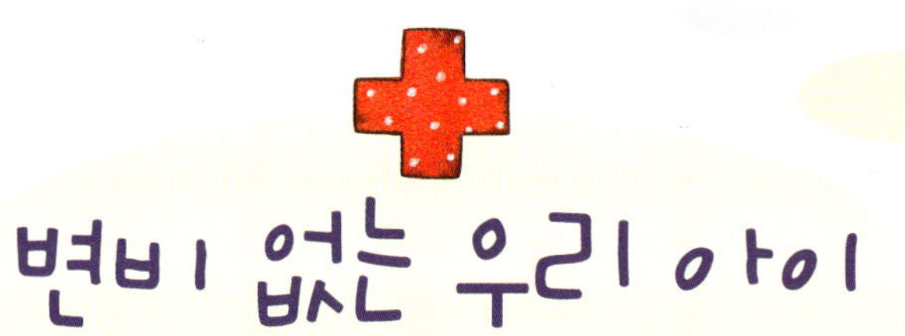

변비 없는 우리 아이

>>> 변비 예방을 위한 생활 습관

● 변비 없는 건강한 우리 아이를 위해서 엄마가 꼭 알아야 생활 수칙을 정리했습니다. 일상생활에서 쉽게 실천할 수 있으니, 아이의 변비 탈출을 위해 지켜주세요.

수분을 충분히 보충해 주세요 돌 이후의 아이라면, 밥 먹을 때와 중간 중간에 수분을 더 보충할 필요가 있고, 특히 더운 여름날이나 열이 있을 때처럼 수분 손실이 많을 때는 수분을 더 섭취하는 것이 중요합니다. 수분 보충은 물이 우선이나, 프룬 주스나 배주스도 도움이 됩니다. 하지만 우유는 필요 이상 먹으면 다른 음식의 양을 제안하므로 하루 300~400㎖ 이상은 먹이지 않습니다.

풍부한 섬유질 식단으로 변비를 예방하세요 섬유질이 풍부한 과일, 야채, 정제되지 않은 곡물(예:현미)을 많이 먹는 것이 도움이 되지만 기름기가 많은 음식이나 튀긴 음식, 탄산음료, 사탕은 음식은 피하는 것이 좋습니다.

껍질째 먹는 과일에는 변비에 좋은 성분이 많아요 대부분의 과일에 들어 있는 섬유소 성분인 팩틴은 수용성 섬유소로서 장 주변으로부터 수분을 끌어당겨 변을 크게 만들어서, 배변을 용이하게 만듭니다. 사과 껍질과 잘 익은 바나나에는 팩틴이 풍부해서 변비 치료에 도움이 됩니다. 하지만 팩틴과 달리 탄닌산이 많이 들어 있는 덜 익은 바나나와 덜 익은 홍시 등은 변비를 악화시킬 수 있으니 변비가 심한 아이는 피하는 것이 좋습니다.

운동을 하면 장도 함께 움직여요 충분한 운동은 장운동을 촉진합니다. TV 시청이나 컴퓨터 게임 시간을 줄이고 아이와 함께 가벼운 산책을 하세요.

상쾌한 아침이 깨끗한 장을 만들어요 아침에 평소보다 아이를 일찍 깨워 아침을 먹이고 화장실에 앉아 있도록 하고, 변의를 느끼면 바로 화장실로 가게 합니다.

변비약은 꼭 전문의와 상의한 후 변비약은 의사 처방 없이 먹이지 말고, 의사의 지시에 따라서 충분한 기간, 충분한 용량을 먹여야 효과적입니다.

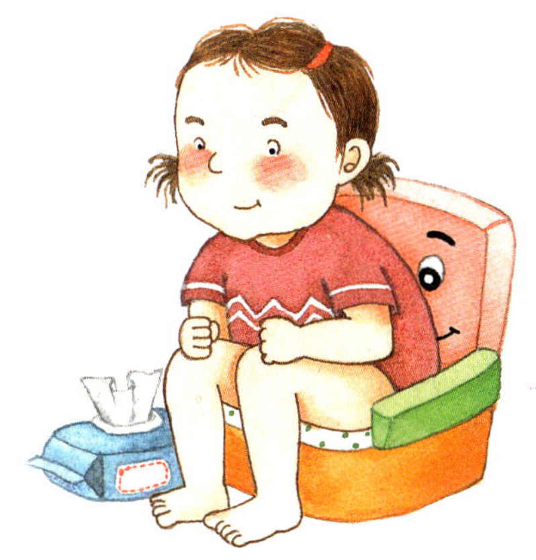

Check Point

- 설사 치료의 목적은 탈수와 영양 결핍을 막고 정상식으로 빨리 돌아가는 데 있습니다.

- 탈수를 교정하는 데는 경구수액제제가 가장 적당하지만 영양 보충을 고려할 때 모유나 분유 수유를 병행하는 것도 중요합니다.

- 설사 증세가 회복되는 초기에는 기름기나 설탕, 지방이 많은 음식은 피하고 부드러운 음식과 전분이 많은 음식을 먹여야 합니다.

- 4~6개월 이전의 모유 수유만 하는 아이의 경우, 변이 약간 묽어도 배변 횟수와 소변량이 적절하고 체중 증가도 양호하다면 정상입니다.

- 엄마가 자극적인 음식이나 약을 먹거나, 수유를 짧게 했다면 '전유후유 불균형'으로 아이의 변이 묽어질 수 있습니다.

- 지사제와 설사 분유를 먹이면 경우에 따라서 증상 완화에 도움이 됩니다. 하지만 반드시 전문의의 처방에 따라 먹여야 합니다.

- 장염 예방을 위해서는 모유 수유와 함께 철저한 손 씻기, 안전한 이유식 만들기, 로타 바이러스 백신 접종이 중요하며, 비타민A와 아연의 역할도 주목을 받고 있습니다.

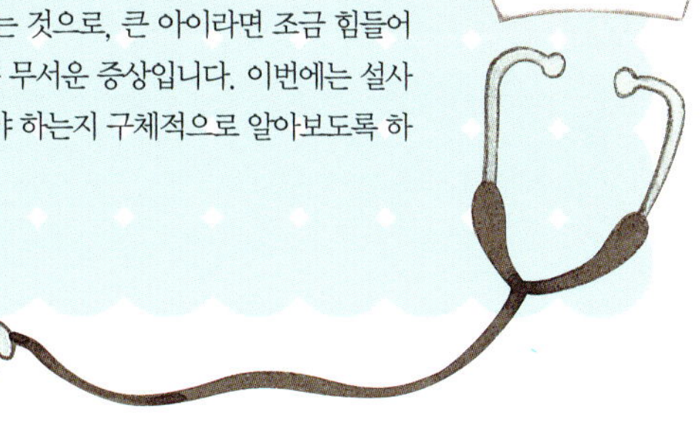

설사란 말 그대로 변에 다량의 수분이 포함되어 있는 것으로, 큰 아이라면 조금 힘들어 하는 정도지만, 신생아는 심한 탈수가 생길 수 있는 무서운 증상입니다. 이번에는 설사 증상이 있을 때 아이의 상황에 따라 어떻게 대처해야 하는지 구체적으로 알아보도록 하겠습니다.

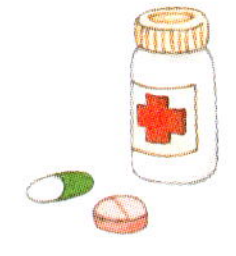

설사에 대한 모든 것

변이 물처럼 묽거나 수유보다 변을 보는 횟수가 많고 총 대변량도 많다면 의심할 여지없이 설사로 보아야 합니다. 그러나 변의 횟수와 소변량이 적절하고 체중 증가도 양호하다면, 게다가 아이가 잘 놀며 수유도 잘한다면 설사 증상으로 보기 어렵습니다. 간혹 어린아이는 수유를 시작해서 조금 지나면 항상 변을 보는데, 이는 '위장결장반사'로 위에 음식물이 차면 장이 모두 함께 움직여서 직장까지 내려온 변이 나오는 것을 말합니다. 이런 현상을 설사의 증상으로 보지 않습니다.

설사를 간단히 정의하면 아이의 배변 횟수와 양이 평소보다 늘고, 냄새가 심하고 변이 너무 묽어서 거의 물처럼 나오는 증상을 말합니다. 1세 미만의 아이라면 횟수보다 양이나 묽은 정도로 설사를 구별합니다. 따라서 1세 미만 아이의 경우 하루에 변을 볼 때 체중당 10g 이상, 어른과 배변 습관이 비슷해지는 3~4세 이상의 아이는 하루 200g 이상의 대변 또는 하루 3회 이상의 묽은 변을 자주 볼 때 설사라고 진단합니다. 참고로 소아의 평균적인 대변량은 하루 5g 정도이며, 성인은 200g 정도입니다. 영아와 소아가 하루 10g 이상, 성인이 하루 200g 이상의 설사를 15일 이상 지속하는 경우 만성 설사라고 할 수 있습니다. 이때도 성장 부진이 지속되면 정밀검사가 필요하지만, 발육이 정상이면 일단은 경과 관찰만 해도 됩니다.

설사가 있을 때 나타나는 증상

설사를 일으키는 원인은 바이러스, 세균, 기생충 등에 의한 감염, 소화할 수 없는 음식물 성분에 의한 음식 불내증, 약물에 의한 경우, 염증성 장질환, 기능성 장질환 등 매우 다양합니다. 이런 여러 가지 원인에 따라서 설사의 지속 시간이나 심한 정도가 다른데, 대개는 특별한 치료 없이 좋아지는 경우가 많습니다. 하지만 문제는 회복되기까지 설사 증세로 수분과 전해질이 손실되어 탈수나 전해질 이상을 초래할 수 있다는 것입니다. 체내의 수분과 전해질의 균형 유지는 신체의 세포나 장기가 제대로 기능을 발휘할 수 있는 기본 요건이기 때문에 매우 중요합니다. 특히 스스로 조절 능력이 미숙한 영유아나 장기적인 만성병을 가지고 있는 아이라면 심각한 문제를 야기할 수 있습니다.

설사로 아이가 위험해질 수 있는 것은 바로 탈수 때문입니다. 따라서 탈수를 예방하기 위해서는 설사 초기부터 수분과 전해질이 포함된 음료수를 충분히 섭취시키고, 탈수 증세가 심해지면 빨리 병원으로 가서 정맥으로 수액을 공급받아야 합니다. 그렇다면 설사를 하는 아이에게 탈수 증상이 있는지는 어떤 기준으로 판단할 수 있을까요? 설사를 하는 아이가 다음과 같은 증세를 보이면 탈수가 시작된 것으로 볼 수 있습니다.

- 평소보다 더 갈증을 호소한다.

- 혀와 입술이 말라 보이고 눈이 퀭해 보인다.
- 피부가 건조하고 거칠다.
- 피부를 잡아당겼을 때 정상으로 돌아가는 속도가 느리다.
- 울 때 평소보다 눈물이 적게 나온다.
- 처져 있거나 자극에 과민 반응을 보인다.
- 소변을 보기는 하지만 양이 적고 색도 진하다.

만약 설사를 하는 아이가 위의 증세를 거쳐 다음과 같은 증세를 보이면, 신체의 수분이 10% 이상 손실된 심각한 탈수 증세를 의미하므로, 지체 없이 응급실로 달려가야 합니다.

- 축 처져서 자극에도 아무런 반응이 없다.
- 몸이 차고, 땀이 많이 난다.
- 호흡과 맥박이 빠르고 불규칙하다.
- 울어도 눈물이 없다.
- 기저귀를 찬 경우 3시간 이상 소변을 보지 않는다.
- 복부, 눈, 뺨이 퀭하게 들어가 있고, 신생아의 경우 머리 앞쪽에 있는 대천문이 심하게 함몰되어 있다.

설사의 다양한 원인

바이러스 감염　바이러스성 위장관염을 일으키는 가장 흔한 바이러스는 로타바이러스입니다. 열·구토·복통을 동반하는데, 구토는 2~3일 만에 가라앉지만 설사는 1~2주 이상 지속되며 겨울이나 초봄에 4~5세의 어린이에게서 많이 발생합니다. 이 바이러스는 장난감이나 놀이터의 모래와 같은 곳에서 장기간 생존이 가능하기 때문에 어린이집이나 병원처럼 많은 아이와 접촉하는 곳에서 집단적으로 발병하기도 합니다. 따라서 예방을 위해 손 씻기를 철저히 해야 합이다. 특히 로타 바이러스로 생기는 심한 탈수 증상은 영유아에게 심각한 위협이 되므로 초기부터 적절한 치료가 필요하며, 현재 소아과에서 로타 바이러스 백신을 접종할 수 있습니다. 로타 바이러스 이외에도 여름철에 주로 유행하는 콕사키 바이러스에 의한 감염, 노로 바이러스, 칼리시 바이러스에 의한 감염으로도 설사 증세가 생깁니다.

세균성 감염　세균성 장염은 대개 점액질이 많은 변이나 혈변을 동반합니다. 살모넬라균·이질균·대장균 등이 대표적인데, 세균성 감염에 의한 설사는 음식과 연관이 많습니다. 특히 50% 이상에서 식중독과 연관이 있으며 감염된 요리나 음식 재료에 의해서 전염됩니다. 이 중 0-157 대장균은 신장과 장의 출혈을 유발하는 용혈성 요독 증후군처럼 위험한 합병증을 일으키기도 하지만 항생제 치료 없이 저절로 회복되는 경우가 더 많습니다.

기생충 감염　아이들에게 설사를 일으키는 대표적인 기생충은 램블편모충과 와포자충입니다. 램블편모충은 오염된 물을 마시거나 균을 손으로 접촉한 후 입으로 가져갔을 때 감염되며 복통, 심한 물설사, 체중 감소 등을 일으키는 만성 설사 증세를 동반합니다. 이 기생충은 일반적인 소독으로는 죽지 않기 때문에 많은 사람이 모인 수영장에서 수영 도중 물을 마시게 되면 감염이 될 수 있습니다. 또한 아쿠아리움이나 박물관에서 전시품 등을 만지기만 해도 손을 통해서 입으로 감염될 수 있기 때문에 주의해야 합니다. 와포자충도 물을 통해 감염될 수 있으며, 더 흔하게는 집에서 키우는 애완동물이나 가축을 통해서 감염될 수 있습니다. 따라서 애완동물의 위생에 힘쓰는 동시에 만지고 난 뒤에는 반드시 손을 깨끗이 씻는 습관을 길러주어야 합니다.

유당 불내성　선천적으로 유당을 분해하는 효소가 없는 것도 이유지만, 더 흔하게는 로타 바이러스 감염과 같은 장염 후에 유당을 분해하는 효소가 주로 존재하는 장 표면이 떨어져 나가서 발생하게 됩니다. 이 경우 설사와 함께 복통, 배에 가스가 찬 느낌, 체중 감소 등의 증상이 동반되는데, 원인인 유당이 없는 분유나 두유로 교체하면 증상이 호전됩니다.

만성 비특이성 설사 1~3세의 유아가 원인을 알 수 없는 설사를 하면서도 활동적이고, 성장발달이 정상적일 때 이 질환을 의심할 수 있습니다. 하루 5~10회의 설사를 하고, 변에는 소화가 안 된 음식찌꺼기가 포함되어 있으며, 설사 증세가 주기적인 양상을 보입니다. 대개는 과일주스를 비롯한 수분을 지나치게 많이 섭취한 것이 원인입니다. 하루 수분 섭취량을 몸무게(kg)당 90㎖ 정도로 줄이고, 지방이 풍부한 음식을 먹이면 증세가 완화됩니다. 설사의 원인이 될 수 있는 사과나 배 대신 오렌지나 포도로 바꾸는 것도 좋습니다.

기타 음식이나 우유 알레르기, 약물(특히 항생제) 복용, 다른 부위의 감염(요로 감염, 중이염, 호흡기 감염) 등이 원인이 되어 설사가 나타날 수 있습니다.

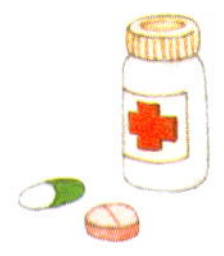 ## 설사의 치료 방법

설사로 수분과 전해질이 빠져나가면 소변량이 줄어들고 아이는 갈증을 호소합니다. 이럴 땐 빨리 수분과 전해질을 보충해주어야 합니다. 이때 탈수를 교정해주는 가장 좋은 방법은 물이나 이온음료가 아닌 경구수액제제를 먹이는 것입니다. 설사를 한다면 경구수액제를 한 시간 동안 15~20㎖/kg을 5~10분 간격으로 나누어서 먹이도록 합니다.

그러나 모유 수유를 하는 아이는 탈수 교정과 함께 영양 보충이 필요하기 때문에 수유를 조금씩 자주 할 것을 권장하고, 설사가 심할 때는 경구수액제제로 수시로 보충해주는 것이 좋습니다. 분유 수유아들도 설사가 심하지 않으면 먹던 분유를 계속 먹여도 되지만, 설사가 심해져서 탈수 소견이 보일 때는 수유를 잠시 중단하고 4~6시간 동안 경구수액제제를 이용해서 탈수를 교정한 뒤 다시 이전 수유로 돌아갈 것을 권합니다.

경구수액제제의 사용

1세 이하 아이가 설사 증세를 보인다면, 수유가 가능할지 판단해야 합니다. 수유를 해도 되는 설사 증세라면 수유를 하면서 설사나 구토 등으로 손실된 영양분을 경구수액제제로 보충해주어야 합니다. 이때 1회 설사당 10㎖/kg, 1회 구토당 5㎖/kg를 한 시간 동안 보충해줍니다. 예를 들어서 5kg의 모유 수유아가 2회의 물설사를 했다면, 모유 수유를 하면서 한 시간 동안 100㎖(=2회×50㎖/kg×5kg)를 10분 간격으로 15㎖씩 보충해주면 됩니다. 참고로 경구수액제제 1팩은 200㎖의 물에 타서 먹일 수 있습니다.

분유 수유아가 심한 설사로 탈수 증상을 보이거나 1세 이상의 아이라면, 경구수액제제만으로 4시간 정도 보충해야 합니다. 이때는 기본적으로 15~20㎖/kg에 1회 설사당 10㎖/kg, 1회 구토당 5㎖/kg의 양을 더한 것을 한 시간 동안 보충합니다. 그래서 15kg의 아이가 설사가 심할 경우 한 시간 동안 225~300㎖를 5분 정도의 간격으로 1회에 20~30㎖씩 나누어서 먹이면서, 총 네 시간 동안 먹이도록 합니다. 구토가 한다면 처음 네 시간은 5분 간격으로 15~20㎖씩 먹이면서 구토가 더 생기지 않는지 지켜보고, 이후 네 시간 동안은 두 배로 늘려서 먹입니다. 총 여덟 시간 동안 구토가 없다면 다시 원래 식사로 돌아가도록 합니다.

모유 수유아의 설사 치료법

모유 수유를 하는 영아는 배변 습관이 다양해서 6개월 미만의 아이는 하루

20~30g, 6개월~1세까지는 하루 10~20g의 정상적인 체중 증가만 있다면 2~3주에 1회부터 하루에 12회까지의 변 횟수가 모두 정상 범주에 속합니다. 특히 모유 수유아는 분유 수유아에 비해 변도 묽고 자주 보는 일이 흔한데, 이는 모유를 먹으면 유산균이 증식해 장운동을 촉진하기 때문입니다. 변이 대장에 머무르는 시간이 짧으면 수분 흡수가 충분히 이루어지지 않아서 변이 묽어지고 배변 횟수도 많아집니다. 최근에 아이가 변을 보는 횟수가 많아지고 변도 묽어졌다면 다른 원인을 찾아야 합니다.

수유 횟수보다 배변 횟수가 많거나 생후 8주 이후의 모유 수유아가 하루 4~5회 이상 변을 보는 것은 정상보다 많다고 판단해야 합니다. 이때는 수유모가 수유를 짧게 했거나 자극적인 음식이나 약을 먹고 있어서 생기기도 하며 전유후유 불균형 또한 원인일 수 있습니다.

엄마가 특정 음식을 먹을 때 아이의 피부에 발진이 나면서 변이 묽어졌다면 알레르기 반응일 수 있으므로 해당 음식은 피하는 것이 좋습니다. 이 외에도 아이의 변이 묽으면 엄마는 카페인이 들어 있는 음료수나 자극적인 맛을 내는 음식물 섭취를 피해야 합니다. 또한 수유를 짧게 하고 탄수화물이 많이 포함된 전유만 먹었거나 지방이 풍부한 후유를 먹지 못했다면 변이 더 묽어질 수 있습니다. 이는 지방 성분이 많을수록 장을 통과하는 시간이 길어져서 변이 단단하게 변하는 반면, 탄수화물과 수분이 많은 전유는 가스를 많이 일으키면서 장을 자극할 수 있고, 변의 수분 함량이 많아서 변도 묽어지기 때문입니다. 전유후유 불균형은 이 외에도 아이에게 적절한 영양을 공급하는 데도 영향을 줄 수 있기 때문에 모유 수유 시에는 한쪽 젖을 다 비울 때까지 충분히 먹여야 합니다.

변이 아예 물 같고 녹변 양상을 보이거나 변을 보는 횟수가 수유 횟수보다 많다면, 장염에 의한 설사일 수 있으니 반드시 진료를 받아야 합니다.

분유 수유아의 설사 치료법

최근의 여러 연구 결과에 따르면 분유 수유아가 급성 설사를 할 때 80~90%가 원래 농도의 분유를 먹여도 설사가 심해지지 않으니 분유를 희석하지 않고 원래 농도대로 주는 것이 좋다고 합니다.

만약 분유 수유 중에 3일 이상 점점 심한 설사 증세를 보인다면 유당 분해 효소가 있는 장 점막의 윗부분이 손상됐을 가능성이 있습니다. 이 경우 유당 성분이 있는 일반 분유를 계속 먹이면 설사를 더 유발할 수 있습니다. 이럴 땐 소아과 전문의와 상의해서 무유당 분유나 콩 분유로 바꿔 먹이기도 하지만, 분유를 바꿔 먹여도 설사 증세가 완화되는 아이는 많지 않습니다. 따라서 설사가 2주 이상 지속되고 복통과 가스가 찬 느낌이 있어서 유당 불내성이 의심되는 경우에만 분유를 바꿔 먹이기를 권장합니다.

설사 분유와 콩 분유의 활용

분유 수유아가 설사를 오래해서 일반 분유를 소화하지 못하면 설사 분유로 바꿔 먹이는 것을 권합니다. 단, 단기간 먹이려면 설사 분유가 좋고, 2주 이상 장기간 먹이려면 콩 분유가 적당합니다. 그러나 설사가 심하지 않으면 굳이 분유를 바꿀 필요가 없습니다. 그리고 분유를 바꿀 때는 의사의 판단에 따르기 바랍니다. 설사 증상을 완화하는 분유가 일반 분유에 비해 영양소가 부족하기 때문입니다. 하지만 설사 분유를 장기간 수유 시 영양 장애를 일으킬 수 있습니다. 설사 분유로는 베이비웰아이설사(매일), 호프닥터(남양), 트루맘닥터(일동후디스) 등이 있습니다.

콩 분유는 우유 알레르기를 일으키는 우유 단백질과 설사 증상을 악화시키는 유당이 함유돼 있지 않아서 설사 증상을 완화시켜 줍니다. 그러나 우유 알레르기가 있을 경우에 콩 알레르기가 동반되는 경우가 많기 때문에 우유 알레르기가 있는 아이에게는 적합하지 않습니다. 또한 유당이 없어서 설사 증상 완화에 도움은 되지만 설사 분유만큼 효과가 뚜렷하지 않고, 설사와 위장관염이 함께 있을 때는 대두 단백질의 침투가 더 쉬워져서 콩 알레르기를 유발할 가능성이 더 높아집니다.

콩분유는 장기간 사용하면 뼈의 석회화에 문제가 생길 수 있습니다. 콩 분유로는 호프알레기(남양), 베이비웰소이(매일), 트루맘쏘이(일동), 아이소밀(한국애보트) 등이 있습니다.

설사를 하는 동안 먹을 수 있는 음식

· 전분이 포함된 음식 : 쌀, 밀, 삶거나 으깬 감자, 부드러운 식빵
· 동물성 단백질 : 껍질을 벗기고 기름기를 제거한 뒤 찌거나 삶은 소고기, 돼지고기, 닭고기, 생선, 삶은 달걀
· 과일 : 바나나
· 야채 : 당근, 녹색콩, 버섯, 껍질을 벗긴 오이

설사를 하는 동안 피해야 할 음식

· 기름기 있는 튀긴 음식이나 가공 음식 : 흰 빵, 도넛, 소시지, 햄버거, 크림빵
· 가스를 많이 만드는 과일이나 야채 : 브로콜리, 고추, 콩류, 프룬
· 우유나 유제품 : 설사를 심하게 하고 가스를 차게 만듭니다.
· 모유 수유 중인 수유모 : 카페인과 술, 탄산음료

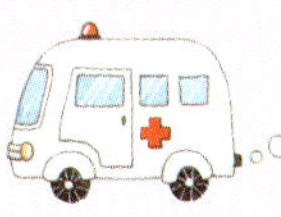

설사 처방약

설사 치료는 우선 탈수 증상을 완화하는 것이 중요한데, 설사의 경과를 줄여주는 약도 있습니다. 하지만 아이에게 의사의 진단과 처방 없이 약을 먹이면 설사가 더 심해지거나 동반된 다른 질병이 악화될 수도 있으므로 피해야 합니다. 가장 많이 처방되는 지사제로는 '스멕타'가 있으며 설사 치료 시 정장제를 함께 처방하기도 합니다.

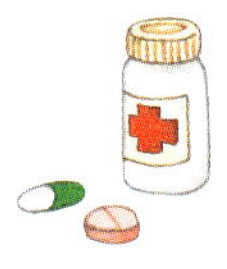 ## 장염 예방법

손 씻는 습관 아이 스스로 손을 씻게 하거나 엄마가 아이의 손을 씻어주는 것도 중요하지만, 엄마가 손을 잘 씻는 것도 아이에게 장염을 옮기지 않는 방법입니다.

모유 수유 생후 6개월간 완전 모유 수유를 하는 것은 장염 예방의 시작입니다. 모유는 무균 상태이고, 장염 예방과 치료에 도움이 되는 영양소와 면역 글로블린이 포함되어 있기 때문입니다. 엄마가 장염에 걸렸다고 해서 수유를 중단할 필요는 없습니다. 모유 자체가 장염 회복에 도움이 되는 성분을 포함하고 있고, 모유를 통해서 장염을 일으키는 바이러스나 세균이 전해지지 않기 때문입니다. 다만 엄마가 아이에게 수유하는 과정에서 접촉을 통해 장염 바이러스나 세균이 전해질 수 있기 때문에 수유 전에 손을 깨끗이 씻거나 아예 모유를 짜서 다른 사람이 먹이는 것도 안전한 방법입니다.

비타민A와 아연 복용 생후 6개월 이후에 영양 결핍이 생기면 설사가 더 심해지고 상한 음식은 설사의 직접적인 원인이 되기 때문에 적절하고 안전한 이유식을 제공하는 것이 중요합니다. 특히 장 점막에서 감염에 대한 방어 항체의 역할을 수행하는 비타민A의 결핍은 설사의 강도를 심하게 만들 수 있습니다. 비타민A가 특히 많이 들어 있는 음식으로는 멜론 · 망고 · 노란호박 · 딸기 등이 있습니다. 최근 들어 장염의 예방과 치료 효과로 주목을 받는 영양소가 있는데, 바로 '아연' 입니다. 아연을 10~14일간 복용하면 최소한 3개월간 그 농도를 유지해서 장염을 예방할 수 있습니다. 장염이 걸렸을 때 설사의 치료 기간을 25% 단축시키며, 장염으로 인한 사망 위험을 40%까지 감소시킨다는 보고도 있습니다. 따라서 아이에게 아연 성분의 영양제를 먹이는 것이 도움이 되며, 잘 먹는 아이라면 아연이 많이 들어 있는 음식(닭고기, 소고기, 돼지고기, 갑각류, 굴, 우유, 현미 등)들을 골고루 먹이는 것이 좋습니다.

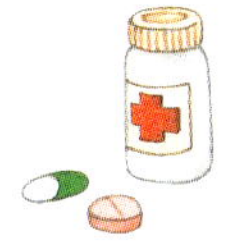

식중독의 원인

바이러스나 세균 등에 오염된 음식이나 조리 기구에 의해 생기는 급성 위장관염을 통칭하여 식중독이라고 합니다. 식중독은 음식을 통해 감염될 수 있으며 급식을 하는 경우, 물이 바이러스 등에 오염되었을 경우 집단 발병을 하기도 합니다. 식중독을 일으키는 대표적인 원인균들에 대해 살펴보도록 하겠습니다.

포도상구균 요리를 하는 사람의 손이나 피부에 있는 화농성 병변을 통해 세균이 음식물에 전해져 발생합니다. 육류, 계란, 유제품, 샐러드 등을 먹고 나서 1~6시간 경과 후에 설사, 복통, 구토 등 위장관 증세가 나타납니다. 37.8℃의 온도에서 잘 번식하며 독소를 만들어내어 증상을 일으키는데, 일반적인 요리법으로 잘 제거되지 않습니다.

0-157 대장균 익히지 않은 육류나 생우유, 야채 등을 먹고 나서 8~20시간 경

과 후에 복통과 설사 등의 증세가 나타납니다. 저온에서도 균의 번식력이 강해서 냉장 식품도 안전하지 못하며, 노약자에게는 '용혈성 요독 증후군' 같은 심각한 합병증을 초래할 수 있습니다.

살모넬라균 우유, 닭, 돼지 등의 가축을 통하거나 보균자인 요리사의 손에 의해서 전파될 수 있습니다. 오염된 음식을 먹고 나서 16~48시간 경과 후에 발열, 구토, 설사 등의 증세가 나타납니다. 대개는 저절로 회복되지만, 영유아에게는 수막염, 패혈증을 일으킬 수 있습니다. 살모넬라균은 음식을 완전히 익히면 세균이 죽습니다.

이 외에도 잘 씻지 않은 과일이나 야채를 통해 A형 간염 바이러스나 기생충에 감염될 수 있으며, 여름철에 해산물을 날것으로 먹으면 비브리오균 등 감염될 수 있기 때문에 주의가 필요합니다.

식중독 예방을 위한 원칙

식중독을 예방하기 위해서는 요리하는 사람은 물론 요리 기구의 위생 관리, 요리 재료의 위생적인 보관 등이 매우 중요합니다. 소중한 아이의 음식을 만드는 엄마가 반드시 지켜야 할 음식 관리 지침은 다음과 같습니다.

· 완전히 익히지 않거나 제대로 냉동되지 않은 닭, 돼지고기, 소고기, 생선, 계란 등으로 요리한 음식은 아이에게 주지 않습니다.

· 완전히 밀봉이 되지 않거나 손상된 부위가 있는 포장 음식은 사지 않도록 한다. 또 유통기한이 얼마 남지 않은 음식은 사지 않습니다.

· 고기, 닭고기, 생선, 계란 등 냉장 보관 음식은 다른 음식과 따로 보관합니다.

· 냉동된 음식 재료를 해동할 때는 실온에서 해동하기보다는 우선 냉장실을 거쳐서 해동하는 것이 좋습니다.

· 조리되지 않은 고기, 생선 등을 손질한 후에는 다른 재료를 만지기 전에 반드시 사용한 조리기구와 손을 씻습니다.

· 도마에 홈이 있으면 그 사이에 세균이 번식할 수 있으므로 민무늬의 플라스틱 도마를 사용하고, 음식의 종류에 따라 도마를 구분해서 사용합니다.

· 붉은색 고기를 요리할 때는 고기 안쪽이 갈색이나 회색이 되도록 익히고 닭고기 같은 가금류는 육수가 흘러나올 때까지 익힙니다.

· 음식을 보관하는 냉장고의 온도는 냉장실은 4℃ 이하로, 냉동실은 -18℃ 이하로 유지합니다.

· 집에 애완동물을 키우고 있다면, 주방에 접근을 못하게 해야 하며, 주기적으로 쥐나 바퀴벌레 등이 생기지 않도록 관리를 철저하게 합니다.

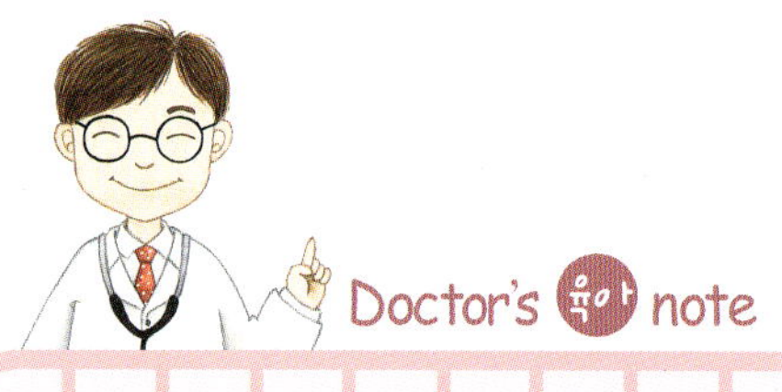

로타장염으로 얻은 소중한 경험

후두염을 앓은 이후로는 특별히 심하게 아프지 않던 한울이가 만 3~4세경에 심한 장염에 걸려서 급기야 입원을 하게 되었습니다. 제가 분당에 있는 소아과에서 근무할 때였습니다. 아침에 출근할 때 한울이가 배가 아프다고 했는데 퇴근해 돌아와 보니 이미 여러 번 구토를 한 뒤여서 아이가 많이 늘어져 있었습니다. 이후로 설사도 한두 차례 하는 등 전형적인 장염 증상을 보였습니다. 로타 바이러스에 의한 장염으로 추정되었는데, 그 당시에는 로타 바이러스 백신이 없었습니다. 그때 경험 때문인지 요즘도 제 병원을 찾는 엄마들에게 로타 바이러스 백신은 꼭 접종하라고 강조하고 있습니다.

아이가 심하게 구토와 설사를 하면서 먹지는 못하니 탈수가 될 수밖에 없었습니다. 몇 시간을 기다려보다가 아무래도 안 되겠다 싶어서 꽤 먼 거리에 있던 신촌 세브란스 병원까지 아이를 데려갔습니다. 미리 연락을 해놓은 덕분에 응급실까지는 어렵지 않게 들어갈 수 있었는데, 피검사를 하고 수액 주사를 맞히려니 괜히 망설여졌습니다. 고민 끝에 피검사를 하기로 하고 처치실로 아이를 데리고 들어갔습니다. 전공의 때는 아이가 울어도 검사하고 주사 놓기 바빠서 아이에게 거의 신경을 쓰지 못했습니다. 그런데 부모가 되어 병원을 찾으니 입장이 전혀 다른 것을 알 수 있었습니다. 검사를 하는 전공의는 한참 아래 후배였는데, 선배

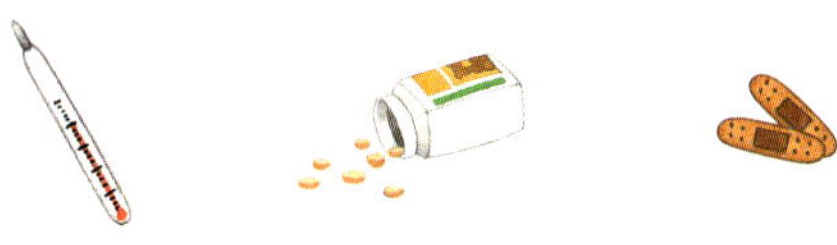

의사 아들이라고 더 신중하게 검사를 하는 듯이 보였습니다. 그런데 이게 오히려 화근이 되었습니다(아는 사람이 항상 문제를 일으킨다고 하여 병원에서는 VIP 증후군이라고도 합니다). 피검사도 한 번에 성공하지 못하고 여러 번 찌르더니, 수액 주사를 위한 시도도 결국 실패하고 말아 아이 손만 퉁퉁 붓게 만들었습니다. 이것을 지켜보는 부모 마음이 어떨지는 전공의 때는 정말로 몰랐던 것 같았습니다. 피검사에서 심하지 않다고 하면 그냥 집에 데려가려고 했다가 그 병원에서 근무하던 친구의 조언에 따라 입원을 시켰습니다. 입원을 해서는 노련한 간호사가 주사를 놓아서인지, 잠깐 울기는 했지만 한울이의 장염 증세는 차츰 나아졌습니다. 한울이는 2박 3일간 입원 했다가 집으로 돌아왔습니다.

다행히 한울이는 간단한 장염으로 입원을 했지만, 아이가 장기간 입원하게 된다면 부모의 심정이 어떠할지는 정말로 상상이 되지 않았습니다. 제발 제 아이에게는 이런 일이 없기를 간절히 바랄 뿐입니다. 제 평생 그날 응급실에서의 일은 다시는 떠올리고 싶지 않은 기억 중에 하나가 될 것 같습니다.

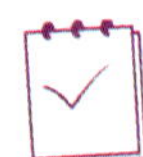

- 녹변을 본다는 것은 장운동이 정상보다 빠르다는 것을 의미하지만, 다른 동반 증상이 없다면 큰 문제가 되지 않습니다.

- 혈변이 있다면 항문 열상, 알레르기, 장염, 장중첩증, 멕켈게실 등이 원인이라 할 수 있습니다. 이때는 변의 색과 수유의 종류, 다른 동반 증상의 존재 여부, 나이 등도 함께 고려해야 합니다.

- 어느 정도의 점액 변은 정상이지만, 평소보다 많아졌다면 장에 자극을 주는 요인이 원인일 수 있습니다.

- 구토 증상이 있을 때는 일정한 시간 동안 위를 쉬게 한 뒤, 서서히 정상 식사로 돌아오는 과정을 거치는 게 좋습니다. 이때 너무 빨리 정상 식사로 돌아오거나 한꺼번에 많은 양을 먹지 않도록 주의해야 합니다.

- 시큼한 냄새의 변은 모유 수유아에게 전유후유 불균형이 있을 때 자주 나타나며 오렌지, 레몬 등과 같은 산성 과일을 많이 먹었을 때도 나타날 수 있습니다.

- 소아 복통의 가장 흔한 원인은 과식이나 알레르기처럼 음식과 연관된 것이고, 변비가 있을 때도 복통이 자주 동반됩니다.

- 영유아, 소아에게 복통은 응급질환의 증상으로, 대표적인 원인은 장중첩증과 급성 충수염입니다.

변 이상과 기타 질환

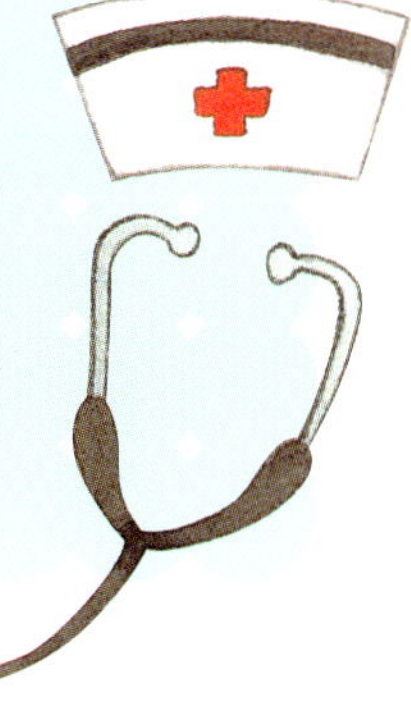

민감한 엄마는 변의 색이나 양상이 평소와 약간만 달라도 심각한 질환은 아닌지 걱정하게 됩니다. 부모들의 걱정과는 달리 문제가 없는 경우가 대부분이지만, 간혹 정확한 진단을 위해 병원에서 추가적인 검사를 하기도 합니다. 이 장의 내용을 참고하면 집에서 아이의 상태를 파악하는 데 도움이 될 것입니다.

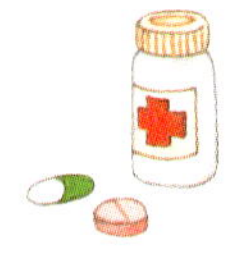

아이가 녹변을 볼 때

녹변을 본다는 것은 장운동이 정상보다 빠르다는 것을 의미합니다. 변의 색과 가장 큰 연관이 있는 것은 지방과 지용성 비타민을 흡수하는 데 필요한 효소가 들어 있는 담즙입니다. 그러면 담즙의 역할이 무엇인지 알아보면 녹변이 생기는 과정을 살펴보겠습니다.

지방을 소화하기 위해서 생성된 담즙은 십이지장에서 처음으로 음식물과 만나게 됩니다. 이후 담즙에 의해 소화된 음식물은 소장을 지나서 대장을 통과하는데, 여기서 대장 내 세균 활동으로 녹색의 담즙은 노란색에서 갈색으로 바뀝니다. 바로 이것이 정상적인 변의 색을 결정짓습니다. 그런데 이 과정에서 변이 대장을 정상보다 빨리 통과해서 담즙이 미처 갈색으로 바뀌지 못하면 그대로 녹색 변이 되는 것입니다.

장운동이 정상보다 빠른 것을 무조건 나쁘다고 보기는 어렵습니다. 장운동이 좀 빠르더라도 몸에 필요한 영양분을 흡수하는 데 지장이 없다면, 즉 아이가 잘 자라고 건강하다면 녹변 자체를 문제로 볼 수는 없습니다. 그러나 녹변과 함께 다른 증상이 동반된다면 그 원인을 찾아봐야 합니다.

녹변의 다양한 원인

음식이나 약이 원인이 되어 장을 자극하면 장운동이 빨라지고 이로 인해 녹변을 보게 되는데, 이는 비교적 흔한 일입니다. 이유식 등 새로운 음식을 먹을 때, 분유 단계를 바꿀 때, 감기 증상으로 약을 먹거나 항생제나 철분제를 먹으면 이런 증상이 나타납니다. 이러한 원인으로 아이가 녹변을 보더라도 잘 놀고, 체중 증가에 문제가 없고, 식욕도 좋다면 문제가 되지 않습니다.

간혹 아이가 깜짝 놀랐거나 예방접종을 한 뒤 스트레스를 받아 녹변을 볼 수도 있는데, 이는 소화 기관이 감정 상태에 예민하게 반응한 것으로 시간이 지나면 원래대로 회복됩니다.

이 외에도 녹색을 띠는 음식을 먹은 경우 녹변을 볼 수 있습니다. 특히 몸에서 흡수가 잘 되지 않는 녹색 잎 야채나 철분약을 먹을 때 녹변을 볼 수 있습니다.

모유 수유아의 녹변

모유 수유아가 녹변과 함께 배에 가스가 차거나 변이 묽거나 시큼한 냄새가 심하게 나고 체중도 잘 늘지 않는다면 전유후유 불균형을 의심해야 합니다.

수유를 짧게 해서 아이가 탄수화물(유당)이 많은 전유를 주로 먹었다면 장운동이 빨라지는 것이 원인입니다. 반면 칼로리가 풍부하고, 두뇌 발달에 필수적인 지방이 많이 들어 있는 후유가 부족하면 체중 증가와 두뇌 발달에 좋지 않은 영향을 줄 수 있습니다. 따라서 전유후유 불균형이 의심된다면 수유를 충분히 하고, 젖 양이 많은 엄마라면 전유의 일부를 짜낸 뒤 후유를 충분히 먹이는 게 좋습니다.

분유 수유아 녹변

분유 수유아가 녹변과 함께 가스가 차거나 변이 묽거나 체중이 늘지 않는다면, 장염 이후 나타난 유당 불내성이 있는지 확인해야 합니다. 변에 피가 섞여 나오는 혈변이 동반된다면, 우유 알레르기 증상을 의심해야 합니다. 이런 경우 의사와 상의한 후에 콩 분유나 알레르기 분유(단백가수분해 분유)로 바꾸는 방법을 적용할 수 있습니다. 이 외에도 녹변과 함께 혈변이 동반되거나, 설사의 소견을 보일 때는 장염 증상도 의심해봐야 합니다.

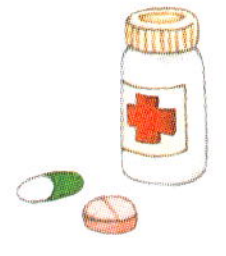

아이가 혈변을 볼 때

변에 피가 섞여 나오는 것을 '혈변'이라고 하는데, 혈변이란 곧 소화 기관의 출혈을 의미합니다. 피는 소화 기관을 지나면서 붉은색에서 검은색으로 변합니다. 따라서 검은색 변을 본다면 위나 식도의 출혈을, 붉은색을 띤다면 대장이나 항문 등의 출혈을 의미한다고 볼 수 있습니다. 변에 피가 섞여 나오는 것은 정상적인 상황이 아니기 때문에 원인을 추정하기 위해서는 다른 동반 증상(설사, 변비, 복통, 습진, 열 등)의 존재 여부, 혈변의 색(붉은색 혹은 검은색), 수유의 종류(모유 혹은 분유), 개월 수, 엄마나 아이가 최근 먹은 음식 등을 함께 고려해야 합니다.

간혹 붉은색 음식이나 약을 먹은 뒤에 충분히 소화되지 않고 변으로 나온 것을 혈변이라고 착각할 수 있습니다. 대표적인 음식으로는 적색 캔디, 주스, 토마토 케첩, 시금치, 블루베리, 감초 등이 있으며, 약 중에서는 철분제와 분홍색을 띠는 시럽이 대표적입니다. 또한 코피가 났을 때나 치과 치료나 편도선 수술 등으로 출혈이 있었을 때도 변에 피가 섞여 나올 수 있습니다. 이런 경우에는 소화

기관을 통과하는 시간이 길기 때문에 변이 검붉은빛을 띠게 됩니다.

혈변의 원인과 대처법

항문 열상 아이가 변비가 있으면 단단한 변을 누다가 항문 주변의 피부가 찢어져서 혈변이 나오게 됩니다. 이런 경우에는 변이 항문을 부드럽게 통과할 수 있도록 항문 주변에 바셀린이나 연고를 바르거나, 변비 치료를 하는 것이 도움이 됩니다.

알레르기 혈변을 보면서 구토나 설사가 동반되고, 아토피 피부염이나 두드러기 증상까지 있다면, 알레르기 증상으로 추정할 수 있습니다. 분유 수유아에서 나타날 수 있는 '우유 알레르기'가 가장 흔한 증상인데 모유 수유아도 엄마의 식사 종류에 따라서 알레르기 증상으로 혈변이 나올 수 있습니다. 혈변의 원인이 알레르기 증상 때문이라면, 분유 수유아는 알레르기 분유를 먹이고, 모유 수유아는 엄마가 알레르기 유발 음식을 먹지 않아야 합니다.

장중첩증 반복되는 심한 복통과 함께 건포도색의 혈변을 볼 때는 장이 겹쳐지는 장중첩증을 의심할 수 있습니다. 특히 1~2세의 아이가 1~2분간 자지러지게 울다가 10~20분간은 조용해지고, 그러다가 다시 자지러지게 우는 상황이 반복되면서 혈변을 본다면 빨리 응급실로 가야 합니다.

멕켈게실 건강해 보이는 2세 이하의 아이가 복통 증세 없이 다량의 선홍색의 혈변을 볼 때는 '멕켈게실'이라는 질환을 의심할 수 있습니다. 이는 비교적 드문 경우인데, 장에 비정상적인 위점막 조직이 남아 있어서 생기는 출혈로, 수술적인 치료가 필요하기 때문에 종합병원에서 진료를 받아야 합니다.

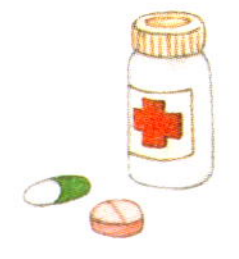

이외의 다양한 변 상태의 변화

수유 중인 아이의 변에서 하얀 몽우리가 보이는 경우

하얀색 변을 본다는 것은 정말로 주목해야 할 증상입니다. 이는 담즙이 분비되지 않는 증상으로, 담즙을 만드는 곳인 간이나 담즙이 지나가는 통로인 담도의 이상을 의미합니다. 담즙의 분비 이상으로 하얀색 변을 볼 정도라면 대개는 황달 증상도 동반하는 경우가 많습니다. 따라서 건강하게 보이고 잘 노는 아이가 한두 번 하얀색 몽우리가 있는 변을 본다면, 소화되지 않은 모유나 분유가 아닌지 의심해봐야 합니다.

변에서 거품이 보이는 경우

모유를 먹는 아이라면 유당이 많은 전유를 더 먹어서 생기는 전유후유 불균형이 나타날 수 있습니다. 더욱이 아이가 녹변을 보면서 수유 시간이 짧으면 전유를 먹은 것이 원인일 가능성이 높습니다. 이런 경우가 아니더라도 다른 동반 증상이 있거나, 거품이 보이는 변이 2~3일 이상 오래 지속되는 것이 아니라면 굳이 병원 진찰을 받지 않아도 됩니다.

변에서 점액이 보이는 경우

장 점막에는 수분을 공급하고 변이 장 내를 원활하게 움직이게 하는 부드러운 점액질이 존재하는데, 이 점액질이 변에 묻어나올 수 있습니다. 따라서 어느 정도의 점액이 변에 섞여 나오는 것은 정상이지만, 평소와 달리 많은 점액질이 보이고 설사변도 있고 열·구토·혈변 등의 증상도 동반한다면 세균성 혹은 바이러스성 장염 증상을 의심할 수 있습니다. 또한 영유아의 경우 치아가 날 때 침이 과다 분비되는데, 이 침이 장 점막을 자극해서 점액변·녹변·산성변을 볼 수도 있습니다. 엄마가 먹은 음식의 종류에 따라 점액변이 나올 수도 있고, 항문 주변 피부의 균열이나 우유 알레르기 등도 원인일 수 있습니다. 그러나 다른 동반 증상 없이 점액변만 본다면 일시적인 현상일 수 있으므로 기다리는 것이 좋습니다.

먹은 음식의 일부가 소화되지 않고 그대로 나오는 경우

이유식 초기에 섬유질이 풍부한 야채를 먹이면 소화가 되지 않고 그대로 변으로 나올 수 있습니다. 영유아는 아직 장의 기능이 발달하지 않았기 때문에 이유식 초기에 이런 음식이 그대로 장을 통과해서 나오는 것은 당연합니다. 이러한 변 역시 다른 동반 증상이 없다면 이상 증상으로 판단하지는 않습니다.

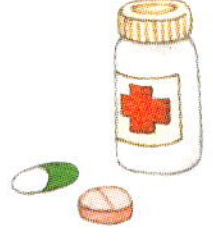

아이의 변에서 시큼한 냄새가 날 때

모유 수유아의 변에서는 냄새가 거의 나지 않습니다. 변에서 냄새가 나는 것은 아이가 성장해가면서 정상적으로 대장 내 세균이 자라나기 때문입니다. 따라서 수유를 하는 아이의 변에서 조금 시큼한 냄새가 나거나, 이유식을 시작한 아이의 변에서 큰 아이나 어른의 변 냄새와 같이 고약한 냄새가 나더라도 병적인 문제로 볼 수 없습니다.

모유 수유아의 변 냄새

수유를 하는 아이의 변에서 시큼한 냄새가 나는 것은 미처 소화되지 않은 탄수화물 성분(특히 유당)이 대장까지 내려오면, 대장 내 세균에 의해서 산이 만들어지기 때문입니다. 특히 수유 시간이 짧은 모유 수유아라면 지나치게 많은 양의 유당(모유 내의 탄수화물)을 먹게 되는데, 이것이 미처 소화되지 못하고 대장까지 가면 대장 내 세균에 의해서 산성으로 분해되어 시큼한 냄새가 나는 것입니다. 따라서 아이의 변에서 시큼한 냄새가 많이 나거나 변이 묽고 녹변도 보며 수유 시간도 짧다면, 전유후유 불균형을 의심하고 수유 시간을 좀 더 길게 할 필요가 있습니다.

산성 과일을 많이 먹었을 때의 변

산성 성분을 지닌 과일을 많이 먹었을 때도 변의 냄새가 시큼할 수 있습니다. 오렌지, 포도, 레몬, 라임, 사과, 망고 등이 그 대표적인 과일입니다.

산성 성분의 과일을 많이 먹으면 변이 묽어지고 산성 변이 항문을 자극하여 기저귀 발진이 심해질 수 있습니다. 이런 경우에는 과일을 줄이거나 당분간 중단해야 합니다.

이유식을 먹었을 때의 변

본격적으로 이유식을 먹어서 동물성 음식의 섭취가 많아지면 냄새가 시큼한 것을 넘어 더 지독해질 수 있습니다. 장내 세균에 의해서 동물성 단백질이 소화될 때 나오는 인돌, 스카톨, 황화수소, 메탄가스, 암모니아 등이 바로 이 지독한 냄새의 주범입니다. 만약 최근 들어서 변 냄새가 더 지독해지면서 설사나 혈변, 복통 등의 증상이 동반한다면 장염 증상에 의한 것으로 추정할 수 있습니다.

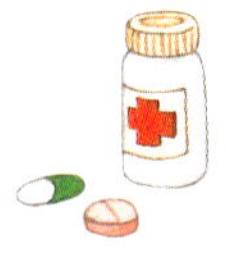

구토를 심하게 할 때

단순히 게워내는 정도로 구토를 한다면 수유량을 조절하거나 일시적으로 수유 방법을 바꾸는 것이 좋습니다. 수유를 한 후 아이를 쉬게 해 서서히 정상 식사로 돌아오는 과정을 거쳐야 합니다. 이때 너무 빨리 먹이거나 약을 먹이는 것은 주의해야 합니다. 특히 구토 후 여덟 시간 이내에 약을 복용하면 위의 점막을 자극하여 구토를 지속시킬 수 있으므로, 의사의 처방이나 지시에 따라 약을 먹이는 것이 좋습니다. 이와 더불어 아이의 자세도 중요한데, 배를 바닥에 대고 누워 있게 하거나 옆으로 누워 있게 하면, 구토를 하더라도 호흡기로 들어갈 가능성을 줄일 수 있습니다.

구토 이후 한동안 아무것도 먹이지 않는다

구토를 한 후에 최소한 한두 시간은 위를 쉬게 합니다. 아이의 나이에 따라 조금씩 차이는 있지만 처음 여덟 시간은 깨끗한 액체만 주고, 더 이상 구토를 하지 않으면 부드러운 음식을 먹이기 시작해서 24시간의 여유를 두고 정상 식사로 들어가야 합니다. 1세 이하의 아이나 설사가 동반되어서 탈수의 위험이 있을 때에는 반드시 맹물이 아닌 경구수액제제를 먹이는 것이 안전합니다. 아이가 경구수액제제의 맛을 싫어한다면 사과주스를 섞어 먹이면 도움이 됩니다. 이와는 달리 1세 이후의 아이가 구토만 할 때는 탈수가 일어나는 일은 드물기 때문에 위 점막에서 흡수가 빠른 물이 더 좋습니다.

단계적으로 먹는 양을 늘려나간다

구토 후 처음 물이나 경구수액제제를 마시게 할 때는 적은 양을 여러 번 나누어서 먹이는 것이 중요합니다. 처음 네 시간 동안은, 구토가 심하거나 1세 미만의 아이의 경우는 5cc를 5분 간격으로, 1~6세의 아이는 10~15cc를 10~15분 간격으로, 6세 이상의 아이는 30cc를 20~30분 간격으로 마시게 합니다. 처음 네 시간 동안 마실 때 구토를 하지 않았다면 다음 네 시간 동안은 양을 두 배로 늘려서 같은 간격으로 마시게 합니다. 이 과정에서 또 구토를 한다면 최소 두 시간은 위를 쉬게 하고, 이전보다 적은 양으로 다시 시도해야 합니다. 그리고 이런 과정이 24시간 이상 지속된다면 집에서 기다리지 말고 병원으로 가야 합니다.

여덟 시간 동안 구토를 하지 않는다면 이제 정상적인 식사로 들어가기 전 단계인 '부드러운 식사'를 해도 좋습니다. 분유 수유아라면 평소보다 양을 30~60cc 줄여서 천천히 먹이도록 하고, 정상 식사를 하는 아이라면 부드러운 수프 같은 소화가 잘되는 음식을 평소보다 적게 먹이기 시작해서 24시간 동안 구토가 없다면 평소 식사로 돌아가도 좋습니다.

모유 수유아의 구토 증상

모유 수유아가 구토를 할 때는 수유를 중단하지 말고 수유 시간을 줄이고 수유 간격을 늘려야 합니다. 구토를 한 번만 하면 그대로 먹이고, 2번 연속 구토를 하면 한쪽 젖으로만 10분 정도 먹이고, 수유 간격은 한두 시간을 유지하도록 합니다. 즉, 평소 먹는 양의 절반 정도를 한 번에 먹이면서 수유 간격은 반으로 줄이는 것입니다. 3회 연속 구토를 할 때는 4~5분간만 먹이고, 수유 간격을 30~60분을 유지해야 합니다.

이 과정에서 여덟 시간 동안 구토를 하지 않았다면 정상 수유 시간로 돌아가도 좋습니다. 만약 설사 등 탈수 증세가 의심되면 처음 24시간 동안은 수유 중간에 경구수액제제를 조금씩 먹이는 것이 좋습니다. 만약 이렇게 해도 구토를 계속하면 경구수액제제를 5cc씩 5분 간격으로 먹이기 시작해야 합니다.

선천성 비후성 유문협착증

선천성 비후성 유문협착증은 생후 2~6주의 아이에게 드물게 나타나며, 발작적인 구토 증상이 지속되는 것이 특징입니다. 수유를 한 후 15~30분부터 심하게 구토를 하고 분유의 교체나 경구수액제제 처방에도 탈수가 심해지고 몸무게도 늘지 않을 경우 이 질환을 의심할 수 있습니다. 이 병은 위와 십이지장을 잇는 유문 부위가 두꺼워져 음식물이 통과하지 못해서 생기게 됩니다. 진단은 병원에서 초음파로 가능하고, 두꺼워져서 좁아진 유문 부위를 넓혀주는 수술을 해야만 치료할 수 있습니다. 만약 제때에 발견하지 못하면 심각한 위험을 초래할 수 있으므로 생후 2~6주의 아이가 반복적으로 심하게 구토를 할 때는 빨리 병원을 찾는 것이 중요합니다.

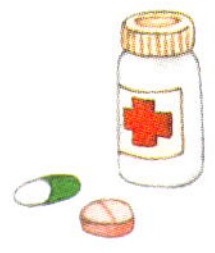

배가 아픈 우리 아이

복통이 있을 때는 복통의 위치에 따라서 원인을 추정하기도 합니다. 배꼽 주변의 통증은 스트레스에 의한 복통이거나 장염 증상에 의한 경우가 많고, 요로감염 시 방광에 염증이 있을 경우에는 아랫배가, 신장의 염증이 있을 때는 옆구리가 아프다고 호소합니다.

복통은 대부분 저절로 회복되는 경우가 많고, 음식이나 스트레스에 의한 경우는 쉬거나 안정을 취하면 한두 시간 이내로 사라집니다. 하지만 다음과 같은 증상을 보일 때는 빨리 조치를 취해야 하는 질환이 원인일 수 있기 때문에 반드시 진찰을 받아야 합니다.

- 심한 복통이 한 시간 이상 지속될 때
- 지속적인 복통이 두 시간 이상 이어질 때
- 복통이 24시간 이상 사라졌다가 나타났다가를 반복할 때
- 남자아이의 경우 고환 주변에 통증이 동반될 때
- 아이가 축 처져 보이는 등 심하게 아파 보일 때

복통을 호소하는 영유아와 소아에게서 나타날 수 있는 대표적인 응급 질환은 '장중첩증'과 '급성 충수염'입니다. 한 살 무렵의 아이에게서 주로 발생하는 '장중첩증'은 장이 망원경처럼 한쪽으로 말려 들어가서 결국에는 괴사하는 질병입니다. 이 질환은 반복적인 극심한 복통과 함께 건포도색의 변을 보이는데 이러한 증상이 나타날 때는 빨리 응급실을 찾아가 확인해야 합니다. 증상이 나타난 지 48시간이 지나면 수술을 해야 되며, 합병증과 재발의 위험이 높습니다.

6세 이상의 아이에게 비교적 흔한 '급성 충수염'은 미열과 함께 복통이 배꼽 주변에서 오른쪽 아랫부분으로 옮겨가면 의심할 수 있습니다. 증상이 나타난 지 48~72시간이 지나면 감염된 충수가 터질 수 있고 복막염으로 진행되어 위험할 수 있습니다. 아이가 급성충수염에 걸리면 어른과는 달리 증상이 애매하기 때문에 숙련된 외과 전문의도 100% 진단하기 어렵습니다.

복통이 있을 때 집에서 할 수 있는 조치

아이가 복통이 심할 때 가장 중요한 원칙은 의사 처방 없이 진통제를 먹여서는 안 된다는 것입니다. 응급조치가 시급할 상황인데 엄마가 아이에게 임의로 배의 통증을 가라앉히는 약을 먹이면 병이 진행되는 것을 알아차리지 못할 수도 있으니 주의해야 합니다.

아이가 배가 아프다고 하면 누워서 쉬게 하는 것이 가장 좋습니다. 이때 따뜻한 수건이나 팩을 20분가량 배에 얹어두거나 따뜻한 손으로 배를 문질러주는 것도 회복에 도움이 됩니다. 아이의 복통은 변비가 원인인 경우가 많기 때문에 변기에 앉혀서 변을 보도록 유도하는 것도 좋습니다.

예민한 아이가 스트레스를 받으면 실제로 배가 아픈 경우가 많습니다. 이런 아이일수록 부모가 아이와 차분하고 진솔한 대화를 통해서 마음을 안정시키려는 노력을 해야 합니다.

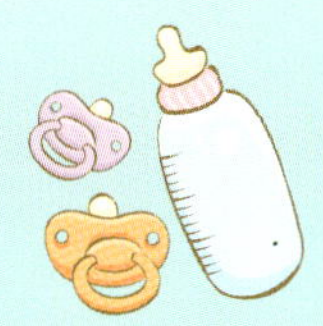

피부
질환

Check Point

- 아토피 피부염은 가려움증이 주요 증상인 만성 반복 습진성 질환으로, 주로 생후 6주부터 5세 사이에 시작됩니다.
- 아토피 피부염은 영유아에게는 얼굴과 관절이 펴지는 부위에 주로 나타나고, 소아에게는 주로 관절의 굴곡 부위인 팔꿈치 안쪽, 무릎 뒤쪽, 손목과 발목의 등 부위에 나타납니다.
- 스테로이드는 항염증, 항소양증(가려움증), 혈관 수축의 효과를 가지고 있기 때문에 아토피 피부염 치료에 가장 효과적이지만, 지나치게 강도가 센 것을 사용하거나 오래 사용할 때는 국소적인 부작용이 나타날 수 있습니다.
- 스테로이드 연고는 목욕 후 3분 이내 보습제를 바르기 전에 피부 병변에 바르고, 하루 2회 이상 바르지 않습니다.
- 아토피 피부염이 있는 경우 모유 수유를 하거나 알레르기 특수 분유(단백 가수분해 분유)를 먹이는 것이 도움이 되고, 유산균제 복용도 일부 도움이 될 수 있습니다.
- 아토피 피부염을 일으키는 원인은 매우 다양하기 때문에 엄마가 먹은 음식 때문에 아이가 아토피가 생긴다는 가정은 다소 무리가 있습니다.
- 보습제는 수분이 증발되기 전에 목욕 후 3분 이내에 바르는 것이 가장 효과적이고 하루 4회, 최소한 2회는 바를 것을 권장합니다.

아토피 피부염

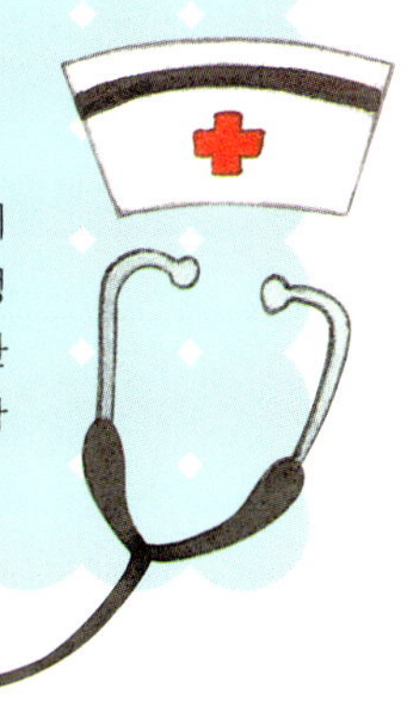

안타깝게도 아토피 피부염은 현대의학에서도 뚜렷한 완치법이 없고, 치료 효과도 아이들마다 차이가 있으며, 자주 재발되는 질환입니다. 그렇다 보니 지푸라기라도 잡는 심정으로 검증되지 않은 민간요법에 의존하는 경우가 많습니다. 하지만 그럴 경우 자칫 질환을 더욱 악화시킬 수도 있다는 사실을 명심해야 합니다. 오늘날 알려져 있는 가장 과학적인 자료를 바탕으로 아토피에 대한 궁금증을 덜어보도록 하겠습니다.

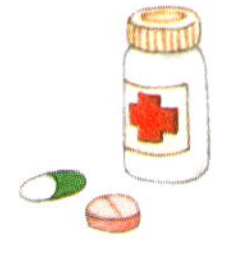

아토피 피부염 진단 어떻게 할까요?

아토피 피부염을 진단하는 데 특별한 검사나 도구가 필요하지는 않습니다. 아토피 피부염은 피부 장벽의 기능이 떨어져 피부에 수분을 보관하지 못해서 쉽게 건조해지고, 이 때문에 피부가 더 손상되어 피부에 지속적인 염증이 반복되는 상태를 의미합니다. 아토피 피부염의 진단 기준은 다섯 가지가 있는데, 이 중 최소 네 개 이상의 항목에 해당되면 아토피 피부염이라고 봐야 합니다.

가려움증 가려움증은 아토피 피부염의 대표적인 증상으로, 증상을 악화시키는 중요한 원인이 됩니다. 아토피 피부염과 유사한 피부 병을 보이더라도 아이가 가려움증을 호소하지 않거나, 긁는 행동을 보이지 않으면 아토피라고 할 수 없습니다.

생후 6주부터 5세 사이에 시작되는 증상 아토피 피부염 환자의 90% 정도가 이 시기에 증상이 시작됩니다. 생후 6주 이전의 증상으로는 아토피 피부염을 진단하기 어렵고, 간혹 소아기나 청소년기에 증상이 시작될 수도 있습니다.

특징적인 분포　2~6개월에 시작되어 2~3세에 상당부분 사라지는 영아 아토피 피부염은 얼굴, 특히 뺨, 이마, 두피와 관절의 신전 부위(펴지는 부분)에 발진과 인설(가루가 떨어져 나가는 양상의 병변)이 가려움증과 함께 나타납니다. 또한 일부 아이는 귀 뒤에 열상(갈라진 상처)이 동반되거나 눈 밑에 주름이 보이기도 합니다. 반면 4~10세에 나타나는 아토피 피부염은 주로 관절의 굴곡 부위인 팔꿈치 안쪽, 무릎 뒤쪽, 손목과 발목의 등 부위에 발진과 인설이 보이고 피부가 잘 벗겨지고 두꺼워지는 특징이 있습니다. 12세 이후의 사춘기나 성인에게는 얼굴, 목, 가슴 등 상반신에 더 심하게 나타납니다.

만성적으로 반복　아토피 피부염은 한 번 생기면 지속적으로 반복되고, 만성적으로 진행되기 때문에 기존의 병변과 새로 생긴 병변이 동시에 보이기도 합니다. 만성의 기준은 유아는 2개월, 그 이상에서는 6개월로 그 이전에 사라지는 병변에 대해서는 아토피 피부염으로 진단을 내리기가 조심스럽습니다. 따라서 생후 2개월 이전의 아이에게 아토피 피부염으로 진단내리는 것은 신중해야 합니다.

알레르기 질환의 가족력　부모나 형제, 자매 중에 천식이나 알레르기 비염, 알레르기성 결막염, 아토피 피부염, 음식 알레르기와 같은 알레르기 질환을 앓고 있는 사람이 있다면 아토피 피부염에 걸릴 가능성이 더 높습니다.

태열과 아토피 피부염의 차이

아토피 피부염은 영유아와 소아에게서 비교적 흔히 나타나고 오래 지속되는 질환이기 때문에 관심의 대상입니다. 흔히 '태열'을 아토피 피부염으로 여겨 과잉 치료를 하는 경우도 있는데, 영유아에게서 나타나는 피부 질환을 모두 아토피 피부염이라고 할 수는 없습니다. 따라서 아이들의 피부 상태는 소아청소년과 전문의나 피부과 전문의의 진료 후 적절한 처방에 따라야 합니다.

간혹 엄마들로부터 "우리 아이의 태열이 아토피로 이어질까요?"라는 난감한 질문을 받을 때가 있습니다. 왜냐하면 '태열'이라는 말은 의학 용어가 아니기 때문입니다. 태열은 한의학적으로 아이들의 피부 질환을 의미하며, 아토피 피부염이란 서양의학(현대의학)에서 아이들에게서 주로 나타나는 알레르기와 연관한 피부 질환을 의미합니다.

따라서 태열이 아토피로 발전하는지에 대한 질문은, 엄마가 태열이라고 생각하는 증상이 실제로 어떤 피부 질환을 의미하는지에 따라 대답이 달라질 수밖에 없습니다. 다만 아토피 피부염이 있는 아이들은 기본적으로 피부가 건조하고, 피부의 면역 기능과 방어 능력이 떨어지기 때문에 아토피 피부염 이외의 다른 피부 증상이 더 쉽게 동반될 수 있습니다.

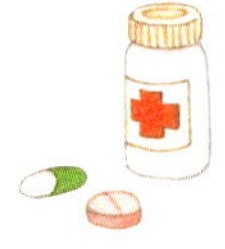

아토피 피부염 치료

스테로이드 연고 사용

아토피 피부염의 치료는 스테로이드 연고를 얼마나 적절히 사용하느냐에 달려 있습니다. 스테로이드는 항염증, 항소양증(가려움증), 혈관 수축의 효과를 가지고 있기 때문에 아토피 피부염의 증상 완화에 가장 효과적이지만, 지나치게 강한 것을 사용하거나 오랜 기간 사용할 때는 국소적인 부작용이 나타날 수 있습니다.

대표적인 부작용으로는 피부가 위축되어 주름이 잡히고, 실핏줄이 생기고, 탈색, 여드름 등의 피부 증상이 생기며, 눈 주변에 발랐을 때는 백내장이 생길 수 있습니다. 드물지만 일주일에 100g 이상을 한 달 이상 사용했을 경우 전신으로 흡수되어 면역 기능 저하와 같은 전신성 부작용이 나타날 수 있습니다.

그러나 스테로이드 부작용이 두렵다는 이유로 증상에 비해 너무 약한 스테로이드를 장기간 사용하면 치료 효과를 떨어뜨리고 부작용을 유발할 수 있습니다. 그렇다면 스테로이드는 어떻게 사용하는 것이 가장 효과적일까요?

- 흡수율을 증가시키기 위해서는 목욕 후 3분 이내, 보습제를 바르기 전에 피부 병변에 바릅니다.
- 하루 2회 이상 바르지 않습니다.
- 크림형 제제를 우선적으로 사용하고, 연고형 제제는 만성적인 피부 변화로 두껍게 변하거나 갈라진 병변의 치료를 위해 남겨둡니다. 연고형 제제는 밀폐 효과가 커서 수분 손실을 막는 장점은 있지만, 가려움증을 더 심하게 하고, 모낭염이 생길 위험이 있습니다.
- 가능한 한 저강도의 스테로이드 연고를 우선적으로 선택합니다. 심하지 않은 병변에는 가장 약한 Group 5의 연고를 사용하고, 심한 병변도 아이들의 경우에는 Group 4 정도가 적당합니다. 단 얼굴(특히 눈꺼풀), 목, 겨드랑이, 사타구니와 같이 피부가 얇은 부위는 Group 5의 연고만 사용합니다(연구기관에 따라서 3단계 혹은 7단계로 구분하기도 한다).
- 스테로이드 연고의 사용 기간은 3~7일 이내가 가장 이상적이고, 최대한 2주를 넘기지 않는 것이 바람직합니다.

항생제와 항히스타민제 사용

아토피 피부염 치료에는 스테로이드 연고를 사용하지만, 항생제, 항히스타민제를 복용해도 증상을 완화할 수 있습니다. 증상이 특히 심하면 항생제 복용이 필요할 수도 있습니다. 아토피 피부염 환자는 피부가 손상되어 있기 때문에 세균이 쉽게 침투해 감염을 일으킬 수 있으며, 특히 포도상구균에 의한 피부 감염 등이 가장 흔하게 나타납니다. 이 균은 지방을 싫어하는 특성이 있어서 지질층이 보존되어 있는 정상인은 감염이 잘 되지 않지만, 지질층이 손상된 아토피 환자는 감염이 잘됩니다. 또한 이 균은 알레르기 반응을 유도하는 항원 역할도 하기 때문에 아토피 피부염의 증상을 더 심하게 만듭니다. 따라서 아토피 피부염이 있는 환자가 세균성 감염이 있다면, 전문의의 판단에 따라서 경구용 항생제나 박트로반과 같은 항생제 연고를 처방받을 수 있습니다. 아토피 피부염이 있을 때는 이러한 세균 감염 이외에도 헤르페스 바이러스 감염, 곰팡이 감염, 사마귀, 전염성 피부염이 더 잘 생길 수 있기 때문에 이에 대한 치료도 병행해야 합니다.

아이가 가려워서 긁고, 그래서 피부의 상태가 악화되는 악순환을 막아주는 것은 아토피 피부염 치료의 중요한 부분입니다. 가려움증을 가라앉히는 데 가장 많이 사용하는 약이 항히스타민제입니다. 하지만 항히스타민제가 가려움증의 모든 원인을 치료할 수는 없습니다. 그 이유는 가려움을 유발하는 원인은 여러 가지가 있고, 다른 요인에 의해서도 가려움증이 심해질 수 있기 때문입니다. 아토피 피부염의 가려움증에 항히스타민제가 큰 효과를 발휘하지 못하는 경우도 있습니다. 그럼에도 이 약을 먹이는 이유는 항히스타민제에는 잠이 오게 하는 성분이 들어 있어서 아이를 푹 자게 만들어 자는 도중 긁는 행위를 줄이기 때문입니다. 그래서 최근에 개발된 졸리지 않는 2세대 항히스타민제는 어린아이에게는 추천하지 않습니다.

학교생활을 해야 하는 아이라면 2세대 항히스타민제와 같은 종류이지만, 졸리게 하는 성분이 약간 포함된 '씨잘' 같은 약을 처방합니다. '씨잘'과 '쟈디텐'과 같은 약은 항히스타민제의 역할과 함께 염증을 예방하는 효과가 있어서 장기적으로 복용하면 아토피 증상의 발현과 다른 알레르기 질환으로 이행하는 이른

바 '알레르기 행진'을 예방할 수 있습니다.

스테로이드 연고 대용인 비스테로이드 항염증 연고 사용

스테로이드 연고가 가장 우수한 아토피 피부염 치료제라는 데 이의를 제기하는 전문의는 없을 것입니다. 그러나 스테로이드 연고가 효과가 없거나 피부 위축 등의 부작용이 우려될 때는 이를 대신할 만한 치료제가 필요합니다. 그래서 등장한 약이 '엘리델 크림'과 '프로토픽 연고'입니다.

이들 약은 2001년, 미국식품의약품안전청(FDA)의 승인을 받아 사용되기 시작했습니다. 원래 신장이나 간 이식 후 부작용을 막기 위해 사용하는 '면역억제제'를 피부 연고 형태로 만든 것입니다. 4~5단계(5단계 중)의 스테로이드 연고(참고 : 더마톱은 4단계, 락티케어나 리도맥스는 5단계) 정도의 효과를 나타내지만, 스테로이드 사용 후에 나타나는 부작용이 없습니다. 주로 장기간 스테로이드 연고를 사용하여 부작용의 우려가 있거나 얼굴 부위에 사용하고 있습니다.

단, 면역 기능이 미숙한 2세 미만 아이에게는 사용하지 않으며, 그 이상의 연령에서도 스테로이드에 반응을 보이지 않을 때만 단기간 사용할 것을 권하고 있습니다.

▶ 시판되고 있는 스테로이드제의 강도에 따른 분류

스테로이드 강도	상품명(제약회사)
Group 1 (가장 강한 것)	더모베이트 연고, 용액(한국그락소), 도모호른 크림(동구약품), 베타베이트 연고, 용액(고려제약), 스테이벤 액(합동약품), 크로베손 크림(동국제약), 네리소나 0.3% 연고(한국쉐링), 할로그 크림(동아제약)
Group 2 (강한 것)	암시노나이드 연고(건풍제약), 비스덤 크림(유한사이나미드), 디프로린 크림(건일약품), 스테로신지 크림(청계약품), 세레스톤지 크림(유한약품), 에스파손 연고, 로션(한독약품), 후루모트 크림(한일약품), 라이덱스 크림(종근당), 부루나 크림(구주제약), 엑스엘-완 겔(종근당), 아디다스 크림(태극약품), 토필라 크림(동국제약), 울트란란 연고(한국쉐링)

Group 3 (중간 정도 강한 것)	나리코트 크림(동광제약), 에스파손 젤(한독약품), 제미코트 연고(덕산센트랄), 트리코트 크림(동광제약), 큐티베이트 크림(한국그락소), 아드반탄 크림, 연고(한국쉐링)
Group 4 (다소 강한 것)	아미솔 크림(동일신약), 유모베이트 연고, 크림(한국그락소), 로카살렌(한국썰시바가이기), 더마톱(한독약품)
Group 5 (약한 것)	바스피드 연고, 크림(한국쉐링), 푸란콜 크림, 로션(중외제약), 하이드 로션(태평양제약), 웨스트코트 크림(보령제약), 하이드코트 크림(상아제약), 락티케어HC 로션(한국스티펠), 사르나 로션(현대약품), 히드로코티손 연고(진로제약), 반델 연고, 크림(유유산업), 리도멕스 크림, 로션(삼아약품)

* 참고 : 세브란스 소아과 진료 지침서 p 819

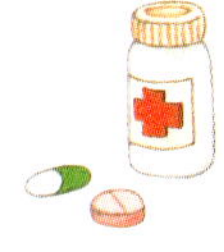

아토피 피부염 예방법

아토피로 고통받는 아이를 위해 엄마가 아무것도 해줄 것이 없을 때처럼 고통스러운 일이 있을까요? 따라서 미리 예방하는 것이 매우 중요합니다.

모유 수유와 엄마의 식습관

모유에는 아이의 면역 기능 발달에 도움을 주는 면역 조절 물질이 포함되어 있어서 아토피 피부염이나 알레르기 질환 발생을 줄여줍니다. 또한 감염을 예방하는 효과도 있고, 장 점막의 방어 역할을 하는 유산균이 다수 포함되어 있어서 음식으로 인한 아토피 유발을 줄여줍니다.

아토피 피부염 환자의 35~40%는 음식과 연관해 증상이 나타나거나 악화될 수 있고, 아이가 어릴수록 그리고 증상이 심할수록 음식과 관련이 많습니다. 아이가 아토피 피부염의 증상이 심하거나 가족력이 있다면 알레르기 유발 음식에 대해서 엄마도 주의를 기울여야 합니다.

그러나 엄마가 먹은 음식에 포함된 성분이 모유를 통해서 아이에게 전해지는 것은 가능 하지만 아이가 직접 해당 음식을 먹은 것만큼의 효과가 나타나지는 않습니다. 또한 아토피 피부염은 여러 요인이 복합적으로 작용하여 나타나기 때문에 한 가지 식품만을 원인으로 삼을 수 없습니다. 그러니 엄마가 먹은 음식 때문에 아이에게 아토피가 생긴다는 극단적인 가정은 다소 무리가 있습니다.

알레르기 특수 분유

아토피 피부염을 예방하기 위해 알레르기 특수 분유를 먹이는 이유는 단백질 성분을 알레르기 반응이 일어나지 않도록 아주 잘게 분해해 놓았기 때문입니다. 콩분유는 분유와는 다른 단백질이기 때문에 일부 효과를 기대할 수도 있으나, 아이에게 분유 알레르기가 있다면 대부분 콩 알레르기도 있기 때문에 이 역시 예방할 목적으로 먹이기에는 부적합합니다.

알레르기 유발 음식 제한

엄마가 심한 알레르기가 있고 아이의 피검사 결과 IgE와 같은 알레르기 항체가 높다면, 아이가 알레르기 질환을 앓을 위험이 높습니다. 이 경우 아이에게 알레르기를 일으킬 위험이 높은 식품(우유, 달걀, 땅콩, 생선, 밀가루 등)을 먹이는 것을 최소한 돌 이후로 미루어야 합니다. 아이의 미숙한 위장관으로 알레르기 유발 물질이 침투하면, 아이가 알레르기 질환에 걸릴 위험이 높아지기 때문입니다. 또한 특정 음식으로 인해서 아토피 증상이 심해진 것이 확인된다면, 해당 음식을 피해야 합니다.

올바른 보습제 사용법

아토피 피부염에 걸린 아이는 인위적으로 피부에 장벽을 만들어서 수분이 빠져나가지 못하게 하고, 이물질의 침입을 막아주어야 합니다. 이러한 역할을 하는 것이 바로 보습제입니다. 보습제는 전신에 다 바르고, 충분한 효과를 위해 최소한 하루 2회(하루 4회 권장)는 발라주어야 평상시에도 피부를 촉촉하게 유지할 수 있습니다. 특히 건조한 겨울철에는 더욱 자주 발라주어야 합니다.

주의할 점은 보습제는 현재 아이의 피부 상태에 따라 전문의가 처방한 치료제와 함께 발라야 한다는 것입니다. 일반적으로 스테로이드 연고를 먼저 바른 뒤에 보습제를 바를 것을 권장합니다.

최근 세라마이드 성분이 포함된 보습제를 하루 2회씩 꾸준히 바르면 3주째부터 증상이 호전되고, 12주 이후에는 하루 1회만으로도 효과가 유지된다고 합니다. 또한 적절한 보습제를 사용하면 스테로이드 연고의 사용을 줄일 수 있다고 합니다. 따라서 급성기에는 스테로이드 연고와 병용이 필요하지만, 급성 증상이 가라앉은 뒤에는 보습제만 적당히 사용해도 증상을 완화할 수 있습니다.

어떤 보습제를 선택해야 할까요?

시중에는 다양한 종류의 보습제가 나와 있습니다. 보습제를 선택할 때는 무엇보다도 아이에게 맞는 보습제를 찾는 것이 중요하고, 전문의의 추천을 받는 것이 좋습니다.

보습제는 제품별로 각각 특징이 있지만, 크게는 만들어진 형태에 따라서 오일, 로션, 크림의 종류로 나눌 수 있습니다. 오일은 대개 식물성 오일을 사용하는데, 발라도 끈적임이 덜하고 땀도 적당히 나기 때문에 일시적으로 보습 효과가 좋은 반면 지속 효과가 떨어져서 자주 발라야 하는 단점이 있습니다. 또한 염증이 있을 때는 염증을 악화시킬 수 있기 때문에 피하는 것이 좋습니다.

로션이나 크림은 기존의 오일 성분에 천연 보습인자 요소, 세라마이드, 비타민 등 피부에 유용한 성분을 혼합한 형태입니다. 이 중 로션은 수분의 함량이 많

보습제를 처음 사용할 때 이런 증
상이 나타날 수 있습니다. 아토피
증상이 심한 경우 보습제에 있는
산성 성분 때문에 따가울 수 있습
니다.

아 전신에 바르기 쉽지만 쉽게 증발하기 때문에 덜 효과
적입니다. 반면 크림은 오일의 함량이 좀 더 많고 다른
성분의 함량도 많기 때문에 증상이 악화된 피부에 집중
해서 바르는 데 유용하며, 전문가들이 가장 많이 권하는
형태입니다.

시중에 나와 있는 아토피 전용 보습제가 비싸시 부담
스러우면 식물성 오일이나 바셀린(백색 바셀린)을 전용 보습제와 번갈아 바르는
것도 하나의 방법입니다. 식물성 오일은 정상 피부 소견을 보이는 전신에 바르
고, 바셀린은 목, 겨드랑이, 사타구니와 같은 피부가 얇은 부위나 딱지가 붙어
있는 피부에 바르는 것이 좋습니다.

단, 반드시 순수한 제품을 써야 하며, 향이 나거나 화장품으로 나오는 보습제
는 아토피 환자의 피부에 심한 자극을 줄 수 있기 때문에 절대 사용해서는 안 됩
니다.

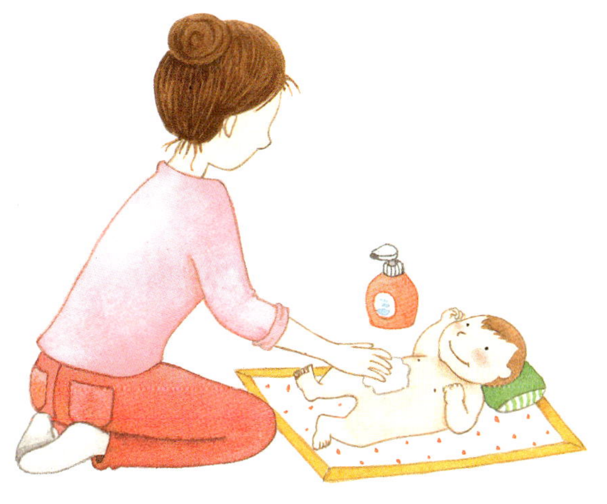

아토피 피부염을 위한 피부 관리

- 전문의의 처방대로 보습제와 치료용 스테로이드 연고를 꾸준히 사용합니다. 특히 목욕 후 3분 이내에 바르는 것을 잊지 마세요.
- 아이 피부에 자극을 줄 수 있는 비누, 세제, 섬유 유연제, 향수 등은 사용하지 마세요. 저자극성이면서도 탈지 효과가 적은 제품을 사용하거나, 비누가 아닌 세정제를 사용하세요.
- 가려워서 긁는 행위는 증상을 악화시키기 때문에 피부가 손상되지 않게 손톱을 자주 확인해서 깎아주세요.
- 합성섬유나 몸에 꽉끼는 옷은 입히지 말고, 면으로 된 부드러운 옷을 입히세요. 낮 동안은 소매가 짧은 면 옷을 입혀 통풍이 잘되도록 하는 것이 좋고, 잘 때는 피부의 접촉을 최소화하기 위해서 소매가 긴 옷을 입히세요.
- 목욕을 하거나 손을 씻을 때 물은 체온과 같은 온도가 적당해요.
- 찬 공기는 특히 피부를 건조하게 만들기 때문에 겨울에 외출할 때는 보습제를 충분히 발라준 뒤 장갑을 끼어주세요.
- 땀을 많이 흘리는 운동이나 장소는 피하세요. 더운 여름철에는 통풍이 잘 되는 옷을 입히고, 선풍기나 에어컨을 틀어주세요.
- 수시로 수분을 충분히 공급해주세요.
- 아토피 증상을 악화시키는 원인이 특정 음식이나 먼지, 동물의 털로 확인되면 즉시 이를 피하도록 하세요.
- 병원에서 처방한 연고 이외에 다른 건 바르지 않도록 하세요.
- 아토피 증상이 있는 아이에게 성인용 화장품은 쓰지 마세요.

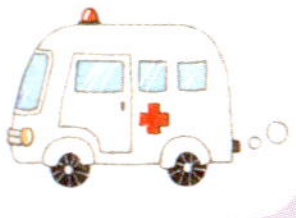

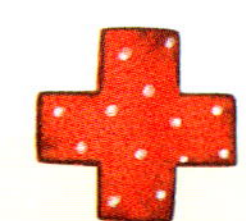

우리 아이 아토피로부터 탈출!

>>> 아토피염 목욕법

● 　　목욕을 하는 것이 아토피 피부염 치료에 좋은지에 대해서는 최근까지도 찬반 논란이 있습니다. 왜냐하면 다음과 같은 상반되는 두 가지 이유가 있기 때문입니다.

우선 목욕을 하고 나면 수분이 증발되어서 피부 상피가 수축되고 균열을 일으키기 때문에 피부 손상을 더욱 악화시킨다는 의견과 반면 피부에 수분을 공급할 수 있는 가장 좋은 방법이 목욕이라는 의견도 있습니다.

이 모두를 충족하기 위해서는 적절한 목욕법을 활용해야 합니다. 목욕으로 피부에 수분을 공급하되, 수분이 증발되기 전에 보습제를 발라서 수분 증발을 막는 것입니다. 현재까지 전문가들의 의견은 적절한 방법으로 목욕을 하면 아토피 피부염을 치료하는 데 효과적이라는 것입니다. 심지어 '목욕 요법' 이라는 표현을 쓸 정도니까요.

목욕을 하면 아토피 환자의 피부에 부족한 수분을 공급하고, 지저분한 피부를 깨끗이 청소해서 세균성 피부 감염을 예방할 수 있습니다. 뿐만 아니라 아토피 피부염의 가장 중요한 치료제인 스테로이드 연고의 흡수도 촉진하지요. 이 외에도 목욕을 하면 만성적인 피부 질환으로 예민해진 아이들의 마음을 부드럽게 하고 피곤한 몸을 편안하게 하는 효과도 있습니다. 이러한 효과를 극대화하기 위해서는 다음과 같은 적절한 목욕 요법 수칙을 따라야 합니다.

목욕은 샤워를 하는 것이 아니라 욕조에 몸을 담그는 것입니다 욕조에 몸을 담그고 수분이 피부에 스며들도록 기다립니다. 목욕을 할 때 피부 통증을 느끼거나 밤중에 가려움증이 심하다면 가제나 부드러운 수건에 물을 적셔서 덮어줍니다.

물은 미지근한 것이 좋습니다 수분 증발로 인한 피부 손상을 최소화하기 위해서는 체온 정도의 약간 따뜻한 물이 적당합니다.

가능한 한 비누를 사용하지 않습니다 아이의 피부가 너무 지저분하다면 저자극성이면서 탈지 효과가 적은 비누나 세정제를 사용하는 것이 좋습니다.

목욕은 되도록 짧은 시간에 끝내세요 목욕 시간은 10~15분으로 하루 1~2회가 적당합니다.

목욕 후 물기는 살짝 닦아 주세요 수건으로 문지르면서 닦는 것은 피부에 자극을 줄 수 있고 피부에 수분을 증발 시켜 증상을 악화 시킬 수 있습니다.

목욕 후 3분 이내에 보습제를 바릅니다 목욕 후 피부에 수분이 증발하기 전에 바로 보습제를 발라주어 피부에 수분이 남아 있도록 합니다. 이때 사용하는 보습제는 크림이나 연고 형태의 보습제가 적당합니다.

아토피 피부염

첫째인 한울이는 어려서부터 피부가 좋아서 아토피 피부염에 대한 걱정을 하지 않았는데 둘째 한결이는 태어난 지 얼마 되지 않아서 아토피 피부염 증상을 보이기 시작했습니다. 피부가 전반적으로 건조하고, 볼 주변과 접히는 부위의 습진이 반복적으로 나타났습니다.

아토피 피부염의 증상이 어느 날 갑자기 나타나는 것은 아니기 때문에, 한결이가 아토피 피부염의 조짐이 보이기 시작한 시점부터 차근차근 피부 관리를 시작했습니다. 피부 관리라고 해서 특별한 것은 아니고 여러모로 알아보고 가장 신뢰할 만한 보습제를 수시로 잘 발라주는 정도였습니다. 보습제도 유명하거나 특별한 제품을 사용하지 않았습니다. 병원에서 판매할 때 엄마들에게 가장 호응이 좋았던 유명 보습제는 한결이에게 그다지 효과가 없었습니다. 오히려 그다지 인기 없었던 제품이 한결이에게 잘 맞았습니다. 보습제가 치료제는 아니기에 바른다고 증상이 확 좋아지는 것은 아니지만, 치료제인 스테로이드 연고와 적절히 병행하면서 바르니 피부 증상이 심하게 악화되는 것을 막을 수 있었습니다.

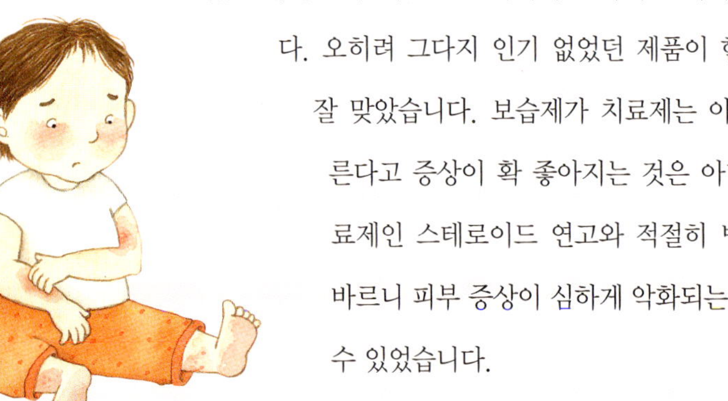

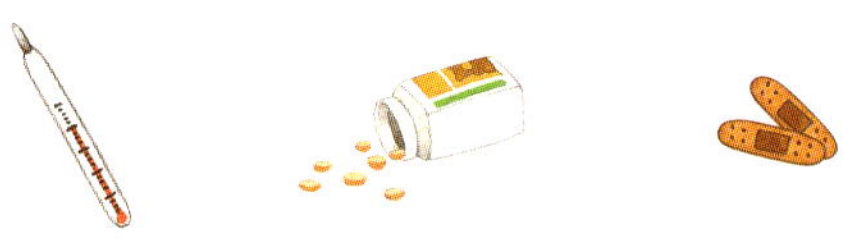

또한 이와 함께 의학서에 나오는 대로 모유 수유를 돌까지 열심히 했고, 최근 아토피 피부염에 효과를 인정받고 있는 유산균제도 함께 먹였습니다. 그 결과 만 3세가 지나면서 피부 상태는 여전히 건조하지만 습진으로 발전하지 않고, 얼굴은 뽀얀 상태를 유지하고 있습니다.

물론 가끔 자극적인 것과 접촉하거나 풀장에 다녀오면 피부가 심하게 손상되기는 합니다. 하지만 지금처럼만 잘 관리한다면 늦어도 사춘기를 지나면 좋은 결과를 얻지 않을까 기대하고 있습니다. 현재 아토피 피부염으로 고민하는 엄마라면, 너무 이것저것 찾아 다니기보다는 보습제를 잘 사용하고 올바른 피부 관리부터 실천할 것을 권하고 싶습니다.

- 6개월 이전 영유아가 두피의 각질이 벗겨지고 심하면 노란 딱지가 생기는 것은 대개 유아 지루성 피부염 때문입니다. 3~4주 이내에 합병증이 생기지만 않는다면 저절로 좋아집니다.

- 신생아 얼굴에 생긴 뾰루지가 주변에 발진이 없이 하얀색의 좁쌀 모양을 하고 있다면 비립종일 가능성이 높고, 뾰루지 주변으로 염증성 발진이 있고 노란색의 염증성 농포 증상이 보인다면 신생아 여드름일 가능성이 높습니다.

- 비립종이나 신생아 여드름처럼 얼굴에만 나타나는 피부 증상이라면 큰 문제가 되지 않지만, 같은 병변이 신체 다른 부위로 번지거나, 수유 곤란, 보챔, 열 등의 감염을 의심할 만한 소견이 보인다면 빨리 전문의의 진찰을 받아야 합니다.

- 기저귀 발진이 있다면 기저귀를 자주 갈아주어 자극성 물질과의 접촉을 줄이고, 피부를 건조하게 유지하는 것이 좋습니다.

신생아 피부 질환

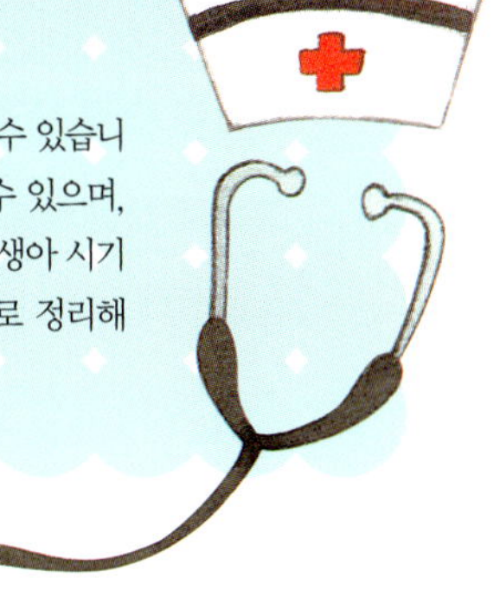

신생아의 피부는 매우 예민하기 때문에 사소한 자극에도 이상 반응이 나타날 수 있습니다. 또한 피지선 분비가 왕성해서 지루성 피부염이나 땀띠가 흔하게 나타날 수 있으며, 기저귀로 인한 발진도 흔하게 나타납니다. 이번에 언급할 질환들은 대부분 신생아 시기를 지나면서 발생되는 것이니 만큼 부모가 꼭 알아야 하는 사항들을 중심으로 정리해 보았습니다.

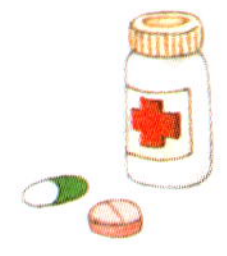

유아 지루성 피부염

6개월 이전 영유아가 두피의 각질이 벗겨지고 심하면 노란 딱지가 생기는 것은 대개 '유아 지루성 피부염' 때문입니다. 이는 생후 2주에서 6개월 사이에(가장 흔하게는 3~8주 사이) 나타나며 합병증이 생기지 않는다면 3~4주 이내 깨끗해지지만, 드물게는 2개월 이상 지속될 수도 있습니다.

유아 지루성 피부염은 피지선 분비가 많은 부위인 두피, 얼굴(이마, 눈썹, 안검 등), 피부가 접히는 부위에 잘 나타납니다. 이 질환은 곰팡이 균의 영향으로 피부 세포가 과잉 생산되어 각질이 생기고, 더 심해지면 노란 딱지를 만듭니다. 신생아는 태아 때 받은 산모 호르몬의 영향으로 피지가 많이 분비되어 더 흔하게 나타난다고 알려져 있습니다.

유아 지루성 피부염의 처치

각질만 있는 경우라면 아이가 느끼는 특별한 증상도 없고 대개는 저절로 없어지기 때문에 특별한 조치 없이 지켜보아도 좋습니다. 그러나 노란 딱지가 생길 정도라면 가려움증도 생길 수 있고, 2차 감염도 동반될 수 있으므로 적절한 조치를 취해야 합니다. 노란 딱지는 과잉 분비된 피부 세포가 엉겨 붙은 것으로, 흐물흐물하게 한 다음 부드러운 브러시로 제거해주는 것이 가장 좋습니다. 아이용 샴푸나 베이비오일 등으로 노란 딱지가 있는 부위를 마사지한 뒤, 머리를 감기면서 딱지를 제거하거나 부드러운 브러시로 빗겨주면 잘 떨어져나갑니다. 이때 오일만 발라놓고 딱지를 제거하지 않고 내버려두면, 딱지가 더 쌓일 수 있으니 주의해야 합니다.

만약 이렇게 해도 노란 딱지가 제거되지 않거나 진물이 나는 등의 2차 감염 증상이 나타나면 즉시 병원에서 진찰을 받아야 합니다. 이때 병원에서는 약용 샴푸를 처방하거나, 항진균제나 약한 스테로이드 크림을 처방합니다. 약용 샴푸는 초기에는 2일에 1회 정도 사용하다가 증상이 호전되면 일주일에 2회로 줄이는 게 좋습니다.

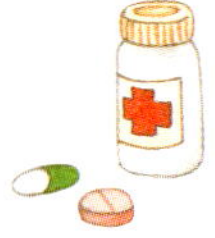

아이 얼굴에 좁쌀 같은 뾰루지가 났어요

신생아의 얼굴에 나는 좁쌀만 한 뾰루지는 대개 비립종이나 신생아 여드름입니다. 비립종과 신생아 여드름은 치료 없이 저절로 좋아집니다.

비립종

뾰루지 주변에 발진이 없고 하얀색의 좁쌀 모양을 하고 있다면 비립종일 가능성이 많습니다. 신생아의 40~50%에서 발견될 정도로 비교적 흔한 증상으로 코 주변, 눈 주변, 뺨, 턱, 이마 등에 잘 생깁니다. 드물게는 2~3개월 지속될 수도 있으나 대개 수주 이내에 회복됩니다. 비립종은 표피에 있지만 제거하기 어렵기 때문에 집에서 짜주는 것은 피해야 합니다. 자칫하면 흉터가 생길 수 있습니다.

신생아 여드름

뾰루지 주변에 염증성 발진이 있고, 노란색의 염증성 농포 증상이 보인다면 신생아 여드름일 가능성이 많습니다. 신생아 여드름은 한 달 무렵의 정상 신생아에게 나타나는 것을 말합니다. 엄마의 호르몬(안드로젠)의 영향으로 피지가 과잉 분비되어 나타날 수 있는데, 정상 신생아의 20% 정도에서 발생합니다. 생후 2~4주에 최고조로 나타났다가 수개월 이내에 저절로 좋아집니다.

신생아 여드름은 빨간색이나 노란색의 낭종이 다수가 몰려 있고 주변에 발진이 생깁니다. 대개 뺨에서 시작되어 얼굴 다른 부위로 퍼지지만, 얼굴 밖으로 번지는 경우는 드뭅니다. 신생아 여드름은 사춘기의 여드름과 달리 저절로 좋아지기 때문에 2차 감염이 생기지 않도록 세수를 부드럽게 자주 해주는 것이 개선 방법입니다.

이러한 병변이 3~4개월 이후, 특히 돌 이후에 나타나는 것을 '유아기 여드름'이라고 하는데, 심각한 형태로 진행될 수도 있고 10~15% 정도는 흉터를 남길 수 있기 때문에 적극적인 치료가 필요합니다.

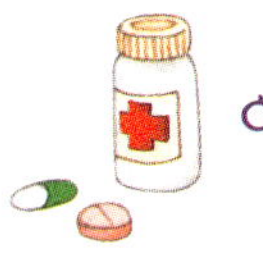# 아이 엉덩이가 빨개요

기저귀를 착용하는 아이에게 가장 흔하게 나타나는 접촉성 피부염은 기저귀 발진입니다. 기저귀 발진은 소변이나 대변에 피부가 오랫동안 접촉할 때 암모니아에 의해 피부의 pH와 습도가 올라가서 피부의 가장 바깥층인 각질층이 손상되면서 생깁니다. 손상된 피부로 세균이 침투하면 피부가 부풀어 오르고, 여드름 모양의 병변도 생깁니다. 여기에 곰팡이 균이 침입하면 발진의 부위가 더 넓어지면서 주변 피부가 하얗게 벗겨지기까지 합니다.

기저귀 발진은 8~10개월 사이에 가장 흔하게 나타납니다. 이유식이나 새로운 음식을 먹이기 시작하거나 항생제를 복용할 때, 변이 묽을 때 더 쉽게 나타나며 기저귀를 자주 갈아주지 않을 때도 나타날 수 있습니다.

기저귀 발진의 예방과 관리

기저귀 발진이 있다면 기저귀를 자주 갈아주고, 피부를 건조하게 유지해 주어야 합니다. 가능한 한 매 시간 기저귀를 확인하고, 대변인 경우 더더욱 피부에 손상을 주기 때문에 재빨리 갈아주어야 합니다. 기저귀를 갈 때는 발진 부위를 부드러운 비누로 닦은 후 따뜻한 물로 씻어주고 가볍게 톡톡 두드리며 말리는 것이 좋습니다.

발진 부위가 넓고 심하면 하루 세 번, 15분 동안 따뜻한 물속에 발진 부위를 담그는 것도 좋습니다. 기저귀를 갈고 난 후 산화아연이 포함된 연고나 크림 혹은 바셀린, 비판텐 연고 등을 발진 부위에 바르면 수분이 유지되고 소변이나 대변의 유해 균의 침투를 막을 수 있습니다. 연고는 반드시 병원에서 진찰을 받은 다음 사용해야 합니다.

기저귀 발진이 있을 때는 기저귀를 풀어주는 것이 좋고, 밤에는 평소보다 약간 큰 기저귀를 이용해서 통풍이 잘되도록 해주는 것이 좋습니다. 만약 천 기저귀를 사용하고 있다면 끓는 물에 15분 이상 삶아야 하고, 아이 피부에 자극을 줄 수 있는 섬유 유연제는 사용하지 않고 깨끗이 헹구는 것이 중요합니다.

기저귀 발진을 예방하기 위해 파우더를 사용하는 엄마가 많은데, 파우더를 바를 때는 가루가 심하게 날릴 정도로 사용하지 않도록 합니다. 파우더에 포함된 타르(talc) 성분이 호흡기를 통해 흡입되면 호흡기 질환을 유발하기 때문입니다. 또한 피부가 짓물러서 습진이 있는 상태에서 바르면 공기가 통하지 않아 증상이 악화될 수 있습니다.

- 생후 6주 이내에 기저귀 발진이 발생했을 때
- 여드름 모양의 발진이나 작은 궤양이 나타날 때
- 열이 동반될 때
- 아이의 체중이 줄고 먹는 양이 평소보다 줄었을 때
- 기저귀 착용 부위 너머까지 발진이 나타날 때
- 일반적인 기저귀 발진 관리로도 3일 내에 증상이 호전되지 않을 때

Check Point

- 아이가 자면서 땀을 많이 흘리는 것은 지극히 정상이라 큰 문제가 없지만 그래도 염려스럽다면 너무 옷을 많이 입고 있지는 않은지, 주변 온도가 높지는 않은지 확인해보는 것이 우선입니다.

- 땀띠가 날 때 가장 중요한 것은 피부를 시원하게 해주는 것이고, 증상이 심할 때는 스테로이드 연고를 처방받아 사용합니다.

- 파우더는 예방의 목적으로만 사용하고, 땀띠가 심한 곳에는 사용하지 않습니다.

- 더운 여름에는 에어컨으로 실내 온도를 22~25℃ 정도로 유지할 것을 추천하지만, 선풍기나 에어컨 바람이 아이에게 직접 향하지 않도록 주의해야 합니다.

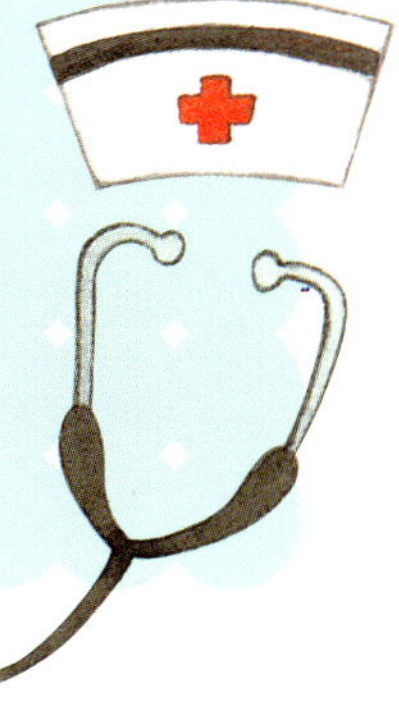

CASE 3 걱정스러운 땀과 땀띠

신생아는 땀을 흘리는 것으로 체온 조절을 하기 때문에 주변의 온도가 높으면 쉽게 땀을 흘립니다. 특히 수유처럼 힘든 일을 할 때 아이는 더 많은 땀을 흘립니다. 대부분 별 문제 없는 증상이지만 관리를 잘 해주지 못하면 쉽게 감기에 걸리거나 땀띠로 고생할 수도 있습니다. 이번에는 신생아에게 흔히 나타나는 땀띠와 땀에 대해 알아보도록 하겠습니다.

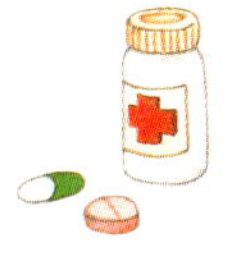

땀이 많이 나는 아이

태어난 지 얼마 되지 않은 아이는 주변 온도 변화에 더 민감하고, 땀을 발산할 곳이 신체 부위 중 머리밖에 없기 때문에 베개를 적실 정도로 땀을 흘리는 일이 흔합니다.

아이가 자면서 땀을 많이 흘리더라도 깨어 있을 때 잘 먹고 잘 논다면 큰 문제가 없습니다. 우선 아이가 옷을 너무 많이 입은 것은 아닌지, 이불이 너무 두꺼운 것은 아닌지, 주변 온도가 너무 높은 것은 아닌지 확인하고 충분히 수유를 하거나 추가로 수분을 보충해주세요.

하지만 만약 아이가 지나치게 땀을 흘리며 수유를 하거나, 호흡이 거칠고 빠르며, 체중도 감소했다면 선천성 심장병이나 갑상선 기능 저하증을 의심할 수 있습니다. 이 때는 전문의의 진찰이 필요합니다.

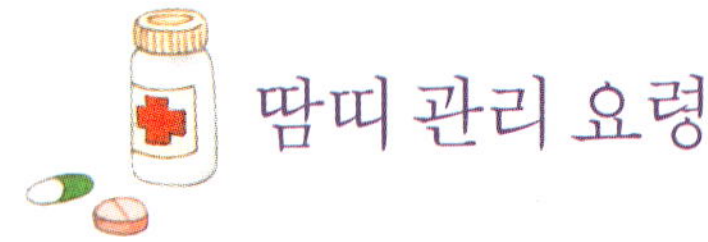

땀띠 관리 요령

땀띠는 땀구멍이 막혀서 생기며 머리와 목, 윗가슴 등 피부가 접히는 부위에 잘 생깁니다. 땀띠는 약간의 액체를 포함한 수정땀띠와 땀띠 주변에 반점이 있는 적색땀띠가 가장 흔하고, 심한 경우에는 고름이 담긴 농포땀띠와 깊은 땀띠의 형태를 보이기도 합니다. 이 중 수정땀띠는 특별한 치료 없이도 호전되지만, 그 외의 땀띠는 가려운 증상과 함께 치료나 관리가 없으면 오래 지속될 수 있으니 주의가 필요합니다.

특히 신생아는 땀샘 주변의 피부 부속기가 불완전하게 분화되어 있어 땀띠가 더 잘 생깁니다. 땀띠는 대부분 덥고 습한 날씨에 흔하게 나타나지만, 열이 있거나 과도하게 연고를 사용했을 때에는 겨울철에도 나타날 수 있습니다.

대개의 땀띠는 치료를 하지 않더라도 위험한 합병증을 동반하지 않지만, 전신에 땀띠가 심한 아이가 더위에 장시간 노출될 경우 열탈진이 생길 수 있으니 주의해야 합니다. 열탈진은 땀 분비를 통한 체온의 발산이 원활하지 않아서 열이 두뇌에 영향을 줄 정도로 높이 올라가는 위험한 상황입니다.

피부를 시원하게 해준다 땀띠가 신체 일부에만 났다면 시원한 물에 적신 수건을 땀띠가 난 부위에 대고 두드려줍니다. 이때 절대로 문지르지 말고 두드려주기를 5~10분간 합니다. 샤워 후나 마사지 후에는 드라이기보다 공기에 자연스럽게 말리는 것이 좋습니다. 그리고 가능한 한 땀띠를 일으키는 덥고 습한 환경에 아이가 노출되지 않도록 합니다.

피부 외용제 사용 땀띠 증상이 심하면 병원에서 진찰을 한 후 약을 처방받도록 합니다. 연고나 기름제제로 만든 약은 땀구멍을 막을 수 있으므로 피하고, 로션이나 크림 타입으로 만든 약을 이용해야 합니다. 가장 많이 사용되는 것은 스테로이드 크림 타입인데, 스테로이드 성분 중 가장 낮은 단계인 1% 하이드로코티존이 포함된 크림이나 로션을 가려운 곳에 하루 세 번 정도 얇게 발라주면 됩니다.

에어컨과 선풍기의 올바른 사용 아이가 체온 조절에 민감하다고 해서 무조건 에어컨이나 선풍기 사용을 자제하기보다는 적절하게 사용해 아이를 편하게 해주는 것이 더 좋습니다. 특히 땀띠가 잘 생기고, 아토피 피부염으로 가려움증이 있는 아이라면 실내 온도를 적절하게 조절하는 것이 중요합니다. 이때 주의할 점은 에어컨이나 선풍기 바람을 아이에게 직접 향하게 해서는 안된다는 것입니다. 에어컨이나 선풍기 바람이 숨을 쉴 공기마저 날려버려 호흡이 빠른 아이에게는 치명적인 호흡 곤란의 위험을 불러올 수 있기 때문입니다. 많은 전문가가 추천하는 여름철 실내 적정 온도는 22~25℃입니다.

tip

신생아를 위한 더위 대처법

· 실내 온도가 높이 올라가지 않도록 냉방기기 사용을 권합니다.
· 집안 환기는 낮에 하기보다는 해질녘 서늘한 저녁에 합니다.
· 더운 여름이라고 아이를 무조건 다 벗긴 상태에서 재우지 않습니다.
· 냉방기기를 사용할 때는 아이에게 직접 바람이 가지 않도록 합니다.
· 더운 여름날 햇볕이 강한 오후 시간은 아이를 데리고 되도록
  외출을 하지 않습니다.

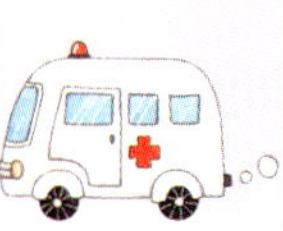

Check Point

- 아이의 손톱과 발톱에는 심각한 병보다는 외상이나 사소한 감염, 건조한 피부로 생기는 증상이 대부분입니다.
- 아이의 손톱이나 발톱은 너무 짧게 자르지 말고 수평으로 잘라주는 것이 좋습니다.
- 심하지 않은 멍은 2주 이내에 사라지고, 가벼운 흉터는 다친 지 6개월 후부터 희미해져 12~18개월이면 사라집니다.
- 발진이 전신으로 번져 있다면 몸에 침투한 세균이나 바이러스에 의한 증상, 특이한 물질에 의한 알레르기 반응이 원인일 가능성이 높습니다.
- 신생아의 머리카락이 빠지는 것을 '신생아 휴지기 탈모'라고 하는데, 빠지기 시작하고 6개월 이내에 정상으로 회복됩니다.
- 침을 많이 흘리는 아이는 부드러운 가제로 자주 닦아주고, 입술 주변에는 수시로 보습제를 발라주는 게 좋습니다.
- 연어반은 늦어도 3세경에, 몽고반점은 늦어도 10~12세 이전에 사라지며, 딸기혈관종은 늦어도 9세에는 사라지므로 특이한 상황이 발생하지 않는다면 치료 없이 기다려도 괜찮습니다.
- 얼굴(특히 눈 주변)에 딸기혈관종과 포도주색 모반이 있고 다른 신경학적 이상 증상이 있다면 자세한 진료가 필요합니다.
- 물사마귀는 6~9개월 이내에 흉터를 남기지 않고 저절로 사라집니다.
- 두드러기는 거의 48시간 이내에 특별한 치료 없이 사라지는데, 주로 우유나 조개 같은 음식물과 항생제, 벌 등으로 발생합니다.

아이 피부에 나타나는 다른 증상

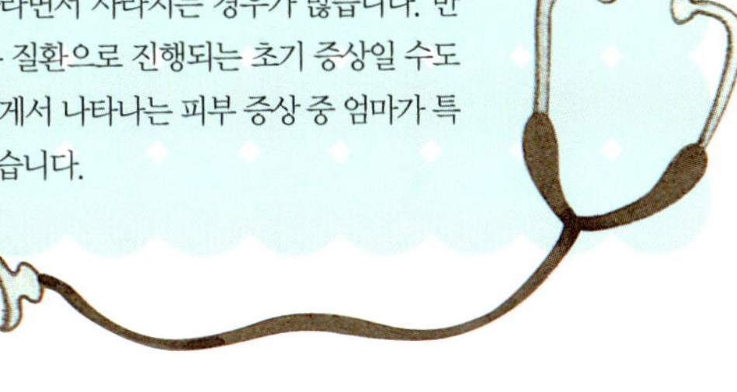

눈에 잘 띄는 피부 질환이나 손톱, 발톱, 머리카락의 이상 증상이 아이에게 나타나면 엄마는 놀랄 수밖에 없지요. 하지만 이런 증상은 자라면서 사라지는 경우가 많습니다. 반면에 드물게는 다른 병의 증상이거나 심각한 피부 질환으로 진행되는 초기 증상일 수도 있기 때문에 자세한 관찰이 필요합니다. 신생아에게서 나타나는 피부 증상 중 엄마가 특히 궁금해하는 여러 증상에 대해 알아보도록 하겠습니다.

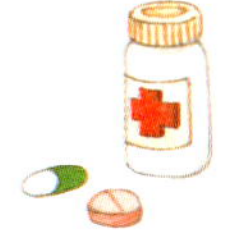

손톱과 발톱의 문제

손톱과 발톱의 색이 변하거나 부서지며, 손톱 주변의 피부가 일어나는 등의 변화가 보이면 건강상의 위험 신호라고 생각하는 사람이 흔합니다. 하지만 손톱과 발톱에 나타난 증상들은 대부분 외상, 사소한 감염, 피부가 건조해서 나타납니다.

부서지거나 갈라지는 손톱과 발톱

이런 증상은 손톱이 물과 접촉한 뒤 건조해지거나 아이가 손톱을 자주 빠는 행동이 원인일 수 있습니다. 또한 피부가 건조한 아이라면 습도가 낮고 날씨가 추울 때 이러한 증상이 악화되기도 합니다. 따라서 손톱이 갈라지는 아이는 보습제를 손톱 주변까지 잘 발라주어야 합니다. 드물게는 갑상선 질환 같은 전신 질환이나 철결핍성 빈혈과 같은 질환이 있을 때도 손톱이 벗겨지거나 갈라질 수 있지만, 이런 경우는 대개 다른 증상을 동반합니다. 그렇지 않고 손톱만 벗겨지는 증상은 심각한 질병의 원인일 가능성은 거의 없습니다.

손톱의 색과 염증성 변화

손톱 안에 나타나는 하얀 반점이나 선은 외상과 진균 감염이 원인일 수 있으나, 대부분 손톱 일부분이 자라는 속도의 차이로 나타나는 현상입니다. 손톱 안이 까맣거나 갈색으로 보이는 것은 외상 후에 피멍이 들었거나 염증성 피부 반응의 결과입니다. 또한 멜라닌이 일시적으로 과생성된 것으로 다른 2차적 변화가 없으면 그냥 지켜보아도 됩니다.

또 주변의 외상으로 손톱과 발톱이 벌어지거나 손톱과 피부면 사이의 균열로 염증이 생겼다면, 감염일 수 있으므로 진찰을 받아야 합니다. 외상 때문에 손톱과 발톱이 빠지는 경우도 있는데, 이때는 벌어진 피부 사이로 2차 감염이 생길 수 있으니 밴드로 잘 고정하고, 감염이 의심되면 즉시 치료를 받아야 합니다. 새 손톱과 발톱으로 교체되는 데는 3~6개월이 걸립니다.

내향성 발톱

발톱(특히 엄지발가락)이 피부 안쪽으로 파고들어가는 증상은 아이들에게 더 흔히 나타나는 증상입니다. 선천적으로 발가락에 비해 발톱이 크거나 외상이 원인이기도 하지만, 가장 흔한 원인은 발에 꽉 끼는 양말과 신발을 신거나 발톱을 잘못 깎았기 때문입니다.

따라서 아이의 손톱과 발톱은 너무 짧게 깎지 말고 수평으로 깎아주는 것이 좋습니다. 또한 아이의 신발을 고를 때는 길이 못지않게 폭도 세심하게 고려해야 하는데, 발의 가장 넓은 부위를 기준으로 골라야 합니다. 발톱의 양쪽 끝 주변이 발갛게 부어오르거나 통증이 있으면 감염을 의심할 수 있으므로 진료 후 적절한 치료가 필요합니다.

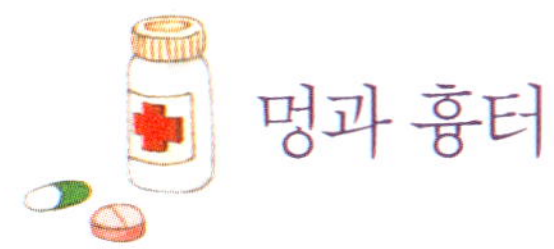

멍과 흉터

멍의 변화와 조치

멍은 피부 연조직이 충격을 받아 작은 정맥이나 모세혈관이 손상되어서 혈관 내의 적혈구가 피부 조직으로 흘러 들어가 모여 있는 증상입니다. 단순히 피부 안의 혈관이 손상되어 생긴 멍은 2주 안에 특징적인 색 변화를 보이면서 점차 사라집니다. 색 변화는 적혈구가 주변 세포들에 의해 분해되는 과정과 함께 나타납니다. 멍은 생기는 당시에는 빨간색이나 자줏빛을 띠고, 2~3일 후에는 파란색, 심한 경우 검은색을 보이다가, 5~10일 후에는 갈색이나 노란색을 보이며, 10~14일 후에는 옅은 갈색을 보이다가 사라집니다.

멍이 생겼을 때 가장 적절한 의학적 조치는 처음 2~3일간 냉찜질을 해주는 것인데, 냉찜질을 하면 손상된 혈관을 수축시켜서 더 이상 적혈구가 혈관 밖으로 새어 나오는 것을 막는 데 도움이 됩니다. 다친 지 2~3일 이내에 1회 10~15분간의 냉찜질을 하루 수차례 집중적으로 하는 것이 좋습니다(얼음에 의한 피부 손상을 막기 위해서 1시간에 1회 미만이 적당). 냉찜질 시에는 얼음을 수건이나 가제로 싸서 상처 부위에 대도록 하고, 아이가 좋아하는 야채나 과일을 얼려놓았다가 천 주머니에 넣어서 상처 부위에 대주는 것도 좋은 방법입니다. 냉찜질은 멍이 생긴 지 2~3일이 지나면 크게 효과가 없습니다. 이 외에도 다친 부위를 심장보다 높게 두면 혈관에서 적혈구가 빠져나오는 것을 줄일 수 있습니다.

흉터의 변화와 예방

흉터는 피부 조직의 손상 이후 우리 몸에서 스스로 재생하는 과정에서 생깁니다. 상처로 출혈이 생기면 혈관 내의 혈소판들이 모여서 접착제와 같이 엉겨붙어 더 이상의 출혈을 막고, 상처 위에 딱지가 생기게 됩니다. 이 딱지 밑에서 피부 재생이 진행되면 1~2주 이내에 딱지가 떨어지고, 손상된 피부 조직은 일단 융합하게 됩니다. 이후 3개월간은 정상 피부 조직으로의 재생을 위해서 혈관이 모이기 때문에 피부가 융합된 곳 주변이 빨개지면서 튀어나오다가 7~8개월 정도 되면 희미해집니다. 피부에 생긴 흉터는 길게는 12~18개월 지나면서 사라지지만, 흉터가 잘 생기는 특이 체질이거나 상처가 난 후 관리 미숙으로 염증이나 감염이 있어서 피부가 제대로 융합하지 못했다면 영구적으로 남을 수도 있습니다.

우선 아이가 다치지 않도록 주의해야 합니다. 날카롭거나 뾰족한 물건을 아이 주변에 놓아두지 않도록 하고, 자전거나 인라인스케이트 등을 탈 때는 반드시 보호 장비를 착용하도록 해야 합니다.

하지만 아이가 다친 후 상처가 나면 처음 10일 혹은 2주 이내에 상처가 제대로 치유되어야 하는데, 벤 상처라면 봉합을 해야 하고, 찰과상이라면 피부에 붙어 있는 이물질을 신속하고 확실하게 제거해야 합니다.

이후에는 병원에서 지시하는 대로 상처를 잘 관리하는 것이 무엇보다도 중요합니다. 특히 상처 치유를 도와주는 딱지가 생겼다면 아이들이 긁어서 떼어내는 일이 없도록 하고, 더러운 손으로 상처 주변을 만지는 일이 없도록 잘 지켜보아야 합니다. 이 외에도 오렌지주스나 포도주스에 포함된 비타민C가 재생을 촉진하여 도움을 줄 수 있으며, 딱지가 형성된 이후 상처에 비타민E를 바르는 것도 회복에 도움을 줄 수 있습니다.

마지막으로 피부 손상이 있은 지 3~4개월간은 외출 시 피부에 자외선 차단제을 바를 것을 권장하는데, 손상된 피부는 자외선에 더 민감해 영구적인 색소침착을 유발할 수 있기 때문입니다.

흉터를 완화하는 방법

상처 후 3~6개월까지는 상처 부위의 피부가 표면적으로 복구된 후 결합 조직이 증가해 흉터를 만들기 때문에 흉터가 더 진해 보이지만, 이후로 점점 옅어지게 됩니다. 이때 절개된 상처나 벤 상처의 경우 스테리-스트립 같은 반창고를 붙여두는 것이 도움이 될 수 있고, 콘투라 투백스 연고나 실겔 연고를 바르면 흉터 생성을 억제하거나 이미 만들어진 흉터를 옅게 하는 효과가 있습니다.

일반적인 경우 상처가 난 지 6개월 정도 지나면 흉터가 옅어지고 줄어들지만, 일부 아이는 흉터가 볼록하게 솟아오르는 자국(비후성 반흔)을 형성하기도 합니다. 이때는 스테로이드 성분이 포함된 케날로그 주사나 트리시놀 연고가 도움이 되고, 시카-케어나 스카 클리닉 같은 실리콘 겔을 흉터에 붙이는 것도 효과적입니다. 흉터가 쉽게 없어지지 않을 때 근본적인 처치 방법은 수술이지만, 상처가 난 지 6개월 후부터는 대개 흉터도 옅어지기 때문에 성형 수술은 6개월에서 일 년 후부터 전문의와 상담하는 것이 좋습니다. 수술을 너무 빨리 하면 상처가 악화될 수도 있고, 나중에 조직이 더 필요한 수술을 못하게 될 수도 있습니다. 또한 일반적인 흉터 교정수술은 성장이 멈춘 사춘기 이후에 하는 것이 원칙입니다.

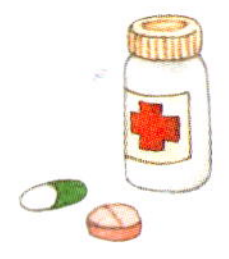

전신에 생긴 피부 발진

감염과 두드러기

발진이 전신으로 번졌다면 피부 자체의 문제이기보다는 우리 몸에 침투한 세균이나 바이러스에 의한 증상이거나 특이한 물질에 의한 알레르기 반응(두드러기)이 원인일 가능성이 높습니다. 따라서 아이에게 나타난 피부 증상과 다른 동반 증상이 있는지, 발진이 나타나기 전 원인 물질과 접촉한 적이 있는지 확인하는 것이 더 중요합니다. 이러한 전신 발진을 일으키는 대표적인 질환들은 다음과 같습니다.

감염성 질환 중 바이러스 질환으로는 홍역, 풍진, 돌발진, 전염성 홍반, 장관 바이러스 감염, 수두, 수족구병 등이 있고, 세균성 질환으로는 성홍열이 대표적입니다. 이 중 수두와 수족구병은 발진과 함께 수포가 동반되는 반면, 나머지 질환들은 붉은색 반점의 양상을 주로 보입니다.

감염성 질환 이외에 전신 발진을 일으키는 원인으로는 약물이나 음식물에 의한 알레르기 반응이 있으며, 드물게는 류마티스열, 류마티스 관절염, 홍반성 낭창이나 헤노흐–쉐라인 자반증 등과 같은 질환의 증상으로 발진이 나타날 수 있습니다. 이 외에도 만약 전신에 고춧가루를 뿌린 것 같은 작은 발진이 있다면 혈소판 기능 이상을 의미하는 혈소판 감소증을, 멍이 든 것 같은 발진이 보인다면 혈우병 같은 혈액 응고인자의 부족을 떠올릴 수 있습니다.

전신 발진은 무엇보다 원인을 찾는 것이 중요하며 특별한 동반 증상이 없으면 저절로 호전됩니다.

특징적인 발진 양상을 보이는 감염성 질환

홍역　귀 뒤에서 시작된 발진이 얼굴, 목, 몸통, 팔다리의 순서로 번지는 데

2~3일이 소요되고, 주변의 발진들이 융합해 더 큰 발진으로 보이는 것이 특징입니다. 이러한 발진 증상이 진행될 때는 흔히 열, 콧물, 기침, 결막염 등의 증상이 동반됩니다.

수두 발열, 무력감, 식욕 부진의 증세 이후에 약 3일간에 걸쳐서 발진이 가슴에서 바깥쪽 전신으로 퍼져 나가며 특히 머리, 몸통, 팔다리에 집중됩니다. 발진의 모양도 처음에는 수포가 보이다가 구진, 반점으로 이행하면서 딱지가 생기는 등의 병변이 동시에 나타나고 구강 점막에서도 이런 수포성 발진을 확인할 수 있습니다. 이때 심한 가려움증을 동반하는데 긁으면 2차 감염으로 더 어려움을 겪게 됩니다. 또한 수두는 전염성이 상당히 강하기 때문에 딱지가 완전히 만들어지기까지는 격리가 필요합니다.

돌발진 2~3일간 고열이 있다가 사라지면서 발진이 나타나는 것이 특징으로, 몸체에서 시작된 발진이 24시간 내에 목, 얼굴, 팔다리 순서로 번지다가 1~2일 후에 자연스럽게 사라지는 것이 특징입니다. 흔히 돌 무렵의 아이에게 나타납니다. 발진이 전신으로 번지더라도, 아이의 감기 증상이 회복되고 몸 상태가 양호하면 1~2일 기다려보는 게 좋습니다.

두드러기의 원인과 증상

두드러기는 몸의 한 부위에서 발진과 함께 피부가 부풀어 오르면서 시작되어 순식간에 다른 부위로 번지며 심한 가려움증을 동반하는 것이 특징입니다. 특히 두드러기가 눈 주변, 입술, 성기 주변에서 시작되면 더 크게 부어오릅니다. 하지만 대개는 겉보기와 달리 특별한 치료 없이도 수시간에서 48시간 이내에 사라지는 싱거운 질환입니다.

두드러기의 원인은 대부분이 음식으로, 음식물을 먹고 나서 곧 바로 혹은 30분 이내에 나타나는 속발형 반응과 10~15 시간 후에 나타나는 지발형 반응이 있습니다. 이 중에서 속발형 음식 알레르기와 연관이 있는 알레르기 질환은 알레르기성 비염, 천식, 두드러기, 알레르기성 결막염 등이고, 아토피 피부염과 관련이 있는 것은 지발형 음식 알레르기입니다. 속발형 반응은 기존에 가지고 있던 알레르기 질환의 악화와 함께 두드러기나 소화기 증상(구토, 복통, 설사) 등이 주로 나타나고, 드물게는 위험한 반응인 혈관부종(얼굴과 혀가 부어올라서 호흡곤란을 일으키는 것)이 나타날 수 있습니다.

정확한 진단은 의심되는 성분이 포함된 음식과 포함되지 않은 음식을 아이에게 먹이는 '이중맹검실험'을 통해서 내리게 됩니다. 속발형 음식 알레르기를 일으키는 음식으로는 메밀, 달걀, 게, 우유, 새우 등이 있는데, 메밀이나 땅콩과 같은 콩 종류를 제외한 대부분은 나이가 들면서 좋아지기 때문에 6개월 뒤에 다시 검사가 필요합니다. 다만 혈관부종과 같은 심한 증상이 있다면 반드시 전문의의 검진이 필요합니다.

두드러기의 치료

두드러기의 진행에는 히스타민이라는 물질이 관여하기 때문에 이 기능을 억제하는 항히스타민제를 치료제로 씁니다. 가려울 때는 참기 어렵지만 가능하면 긁지 않아야 악화되는 것을 막을 수 있습니다. 아이가 가려워할 때는 찬물을 적신 수건으로 10분 정도 부드럽게 마사지를 해주는 게 좋습니다. 간혹 피부 증상이라고 여겨 스테로이드 연고를 바르는 엄마도 있는데, 알레르기 원인 물질로 생기는 전신 질환이므로 피부 연고는 크게 도움이 되지 않습니다.

분유를 먹고 있는 아이가 우유 알레르기로 확인된다면 콩분유로 교체할 수는 있지만 큰 효과는 없습니다. 가장 확실한 방법은 알레르기를 일으키는 원인인 우유 단백질을 가수분해한 분유를 먹이는 것입니다.

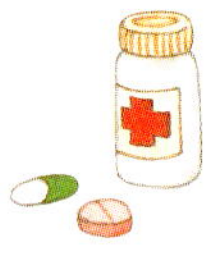# 아이 머리카락이 빠졌어요

사람의 머리카락은 10만 개 정도이며, 머리를 감거나 빗을 때 또는 자연적으로도 매일 50~100개의 머리카락이 빠집니다. 머리카락은 3단계의 주기적인 변화를 겪는데 매달 2㎝의 속도로 머리카락이 활발하게 자라는 2~6년간을 성장기, 10~14일간을 퇴행기, 머리카락이 본격적으로 빠지는 3~4개월간을 휴지기로 구분합니다. 정상적인 두피에서는 89%의 머리카락이 성장기이고, 1%는 퇴행기, 10%는 휴지기에 해당됩니다.

신생아의 휴지기 탈모

신생아의 머리카락이 일부 혹은 거의 전부 빠지는 것은 정상입니다. 특히 생후 6개월 이전에 머리카락이 빠지는 것은 문제가 안 되며, 또 머리를 자주 비비거나 머리를 흔드는 버릇이 있으면 더 잘 빠집니다.

신생아의 머리카락이 빠지는 것을 '신생아 휴지기 탈모'라고 합니다. 생후 수일 이내에 모든 성장기 모발이 퇴행기, 휴지기로 전환되어서 생후 3~4개월경에 머리카락이 빠졌다가 점차 새로운 머리카락이 자라는 증상입니다. 거의 대부분의 신생아는 머리카락이 빠지기 시작한 지 6개월 이내에는 정상적으로 회복됩니다. 하지만 6개월 이후에도 탈모가 진행된다면 전문의의 진료가 필요합니다.

아이에게 원형 탈모증이 발견되었을 때

휴지기 탈모와는 달리 원형 혹은 타원형으로 일부분만 머리카락이 빠지는 것을 원형 탈모증이라고 합니다. 이는 자신의 머리카락에 대해 일종의 알레르기 반응을 일으키는 자가면역 질환으로 소아에서 자주 발생되며, 60%의 환자가 20세 이전에 발병합니다. 특별한 치료 없이도 일 년 이내에 머리카락이 다시 자라지만, 7~10%에서는 만성적으로 탈모가 나타날 수 있습니다. 소아에서는 두부백선과 같은 곰팡이 감염이 원인이 되기도 하므로 원형 탈모증이 나타난 아이는 다른 질환의 감별을 위해서 피부과나 소아과 전문의의 진료가 필요합니다.

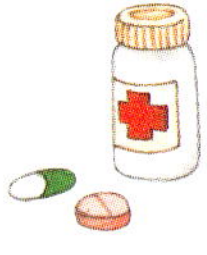

아이에게 흔한 접촉성 피부염

아이는 여러 가지 이유로 침을 많이 흘리지요. 침은 입안을 청소해주고 1차 소화 기능을 담당하는 등 유익한 면도 있지만, 침이 주변 피부와 장시간 접촉할 경우 습진을 일으킬 수 있습니다. 침의 특별한 성분 때문에 아이가 습진을 일으킨다기보다는 침이 증발하면서 해당 피부를 더욱 건조하기 만드는 것이 주원인입니다.

침에 의한 습진 대처법

침을 많이 흘리는 아이라면 부드러운 가제로 침을 자주 닦아주고, 침이 묻는 입술 주변에 수시로 보습제를 발라주는 것이 도움이 됩니다. 이미 습진이 생겨서 피부가 갈라지고 짓물렀다면 전문의의 진찰 후에 스테로이드 연고를 사용할 수 있으며, 2차 세균 감염이 원인이라면 항생제를, 헤르페스 바이러스에 의한 것으로 추정된다면 항바이러스 연고를 사용할 수 있습니다.

특정 음식에 따른 입술 주변의 발진

이런 경우 대개는 알레르기 반응으로, 해당 음식을 당분간 먹이지 않는 것이 좋습니다. 하지만 음식물에 의한 알레르기 반응은 대부분 길어야 2~3년 이내에 호전되고, 단순히 이유식의 강한 산성 성분이 피부를 자극해서 나타나는 경우가 흔하기 때문에 2~3주나 한 두달 이후에 해당 음식을 다시 먹여서 확인해보는 게 좋습니다.

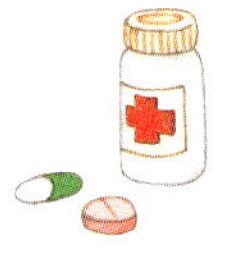 ## 아이에게 나타나는 다양한 반점

출생 시나 신생아에게 나타나는 점은 그냥 내버려두어도 없어지는 것이 있는가 하면, 커서도 사라지지 않는 점도 있습니다. 드물지만 일부 점은 악성 피부암으로 발전할 수 있으므로 조기에 치료를 시작해야 합니다. 또 정신지체, 간질, 녹내장 등 다른 신체 부위의 이상이 동반되는 경우 정밀 검사가 필요합니다.

색소성 반점과 혈관성 반점

아이들의 점은 크게 색소성 반점과 혈관성 반점으로 구분할 수 있습니다. 색소성 반점은 갈색이나 커피색 혹은 푸른빛을 띠는데, 이는 피부색을 나타내는 멜라닌 세포가 비정상적으로 모여 있는 경우로 몽고반점, 색소성 모반, 오타모반, 밀크 커피색 반점 등이 있습니다. 흔히 흰색 반점이라고 표현하는 '백반증'은 피부의 한 부위에 멜라닌 세포가 파괴되어서 피부색을 나타내지 못하는 증상입니다.

혈관성 반점은 피부의 모세혈관이 확장되어 나타나는 경우(연어반, 포도주색 모반)와 혈관내피세포의 증식으로 나타나는 양성 종양인 혈관종(딸기혈관종, 해면상 혈관종)이 대표적입니다. 이 중 연어반은 정상 체중 출생아의 30~40%, 몽고반점은 동양인에게는 70~80%가 나타나는 흔한 점입니다.

몽고반점, 오타모반, 이토모반

몽고반점은 전신(특히 엉덩이, 허리부위, 배, 견갑부위)에 나타날 수 있는데, 몽고반점 자체가 위험한 병의 증거도 아니고 악성화되지도 않을뿐더러, 2세 이후부터 사라지기 시작해서 늦어도 10~12세까지는 95% 이상 사라집니다. 그렇기 때문에 의사가 몽고반점이라고 확진을 했다면 그냥 지켜보면 됩니다. 3~4%의 아이는 성인기까지 남아 있기도 하지만, 이런 경우는 미용적인 목적으로 레이저 치료를 할 수도 있습니다.

눈 주변에 나타나는 청회색 반점인 오타모반과 목이나 어깨에 나타나는 이토모반은 평생 지속되는 반점입니다. 이 반점이 문제가 되는 경우는 드물지만 눈 주변에 있는 오타모반은 9%에서 개방성 녹내장이 동반된다는 보고가 있으므로 안과 검진이 필요합니다. 이 밖에 청회색 반점은 간혹 출혈성 반점, 즉 멍이 든 것과 구분이 필요할 수 있는데, 손으로 눌러보아서 아이가 통증이 없다면 출혈성 반점으로 보기는 어렵습니다.

갈색 모양의 점

출생 시에는 없었으나 자라면서 생기는 1~2㎜ 정도의 작은 점이라면 멜라닌 세포가 모여서 만들어진 것인데, 크기가 커진다면 주의 깊게 살펴보아야 합니다. 특히 밀크 커피색의 반점으로, 5세 이하에서는 5㎜ 이상의 반점이 6개 이상, 5세 이상에서 1.5㎝ 이상의 반점이 6개 이상 발견된다면 신경계 이상을 동반할 수 있는 신경섬유종증일 수 있으므로 전문의의 진찰이 필요합니다. 또한 20㎝ 이상의 큰 반점으로 점 안에 털이 있고 허리 부위에서 발견된다면 나중에 피부

암으로 진행될 가능성(5%)이 있어서 수술로 제거하는 경우도 있습니다.

3세 이전에 없어지는 연어반

연어반은 미간, 눈꺼풀, 윗입술, 목덜미 부위에 정상아의 30~40%에서 나타나며, 울거나 온도 변화에 따라서 더 뚜렷하게 보이기도 합니다. 연어반은 대부분 수개월 이내, 늦어도 3세 이전에는 희미해지면서 사라지지만 뒷목 부위의 연어반은 평생 지속될 수 있습니다. 그러나 뒷목 부분은 머리카락으로 대개 가려지므로 미용상 문제될 것은 없습니다.

평생 지속될 수 있는 포도주색 모반

포도주색 모반은 연어반과 유사하지만 사라지지 않고 평생 지속되며, 다른 질환과 연관되기도 하므로 주의 깊은 관찰과 치료가 필요합니다. 포도주색 모반은 연어반에 비해서 색깔이 진하고, 크기도 크며, 얼굴 이외에도 목이나 두피, 팔, 다리 등에 나타나기도 합니다. 아이가 성장할수록 크기도 커지고, 두꺼워지면서 자갈처럼 거칠어지는 것이 특징이기 때문에 미용적으로 문제가 될 수 있습니다. 또한 눈 주변에 있으면 녹내장일 가능성이 있고, 뇌나 발달상의 문제도 동반될 수 있기 때문에 아이가 포도주색 모반이라는 진단을 받는다면 더 자세한 진료가 필요할 수 있습니다. 피부 손상을 최소화하는 레이저 치료를 점의 크기가 작은 1세 이전에 하는 것이 가장 효과적입니다.

저절로 줄어드는 혈관종

점이라기보다는 혈관의 양성 종양인 혈관종은 출생 시에는 잘 보이지 않고, 생후 2주경에 점의 형태를 보이다가 생후 6주경부터 피부 위로 솟아나오면서 커지기 시작합니다. 생후 6개월에서 돌 사이에는 급격히 자라지만 돌 이후부터는 크기가 작아지며 희미해지는데, 50%에서 5세경에, 90%에서 9세경에 희미한 점과 같은 흔적으로 남습니다.

눈에 잘 띄어서 당장 뭔가 조치를 취해야 될 것 같은 딸기혈관종의 경우에는 섣불리 치료를 하면 흉터가 심해질 수도 있기 때문에 저절로 작아지기를 기다리는 것이 가장 좋습니다. 그러나 혈관종의 위치가 시력, 청력, 호흡, 음식 섭취에 문제를 야기할 수 있다고 판단되거나 항문이나 입술 주변에 있어서 잦은 피부 손상으로 출혈의 위험이 있을 때는 조기 치료를 해야 합니다. 출혈이 시작되거나 감염의 징후가 보일 때도 치료가 필요합니다.

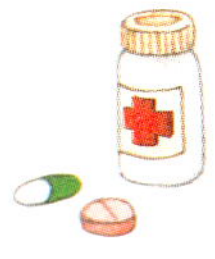 ## 우리 아이에게 다크서클이?

다크서클은 아이들에게도 나타날 수 있는데, 가장 흔한 원인은 코막힘 때문입니다. 눈으로부터 시작된 정맥이 코로 이어지는데, 코가 막히면 눈 주변의 정맥이 짙어지고 커지게 되어서 다크서클이 나타나는 것입니다. 특히 눈 주변은 피부 두께가 0.5㎜ 정도로 다른 부위 피부의 평균 두께인 2㎜보다 얇기 때문에 다크서클이 더 잘 보입니다. 또한 아이에게 알레르기 증상이 있으면 코막힘이 더 심해지기 때문에 다크서클이 자주 나타납니다. 알레르기 유발 물질, 즉 집안의 먼지, 곰팡이 혹은 담배 연기 등으로 인해 다크서클이 나타나기도 합니다.

물사마귀

크기는 2~5㎜ 정도의 살색이며, 중심 부위가 함몰된 돔 모양의 뾰루지 같은 형태를 띠는 것을 물사마귀라고 합니다. 면역력이 떨어지거나 아토피 피부염이 있을 때 잘 생기고, 피부의 어느 부위에서든 생길 수 있으나 얼굴, 눈꺼풀, 목, 겨드랑이, 허벅지 등에 더 잘 생깁니다. 접촉을 통해 타인에게 전염되거나, 긁으면 다른 부위의 피부로 전염되는 것이 특징입니다. 따라서 다른 식구들과 베개, 침구류, 수건 등을 함께 사용하지 말고, 긁지 못하도록 밴드로 붙여놓아야 합니다.

우리 몸이 바이러스와 싸우기 시작하면 물사마귀가 부풀어 오르게 되는데, 이때는 가려워집니다. 그러나 이 시기가 오면 사라질 때가 온 것이라고 볼 수 있습니다. 물사마귀는 드물게 2~3년 이상 지속되기도 하지만 대개는 6~9개월 이내에 저절로 사라지고 피부의 가장 위층인 표피에만 존재하므로 흉터를 남기지 않습니다.

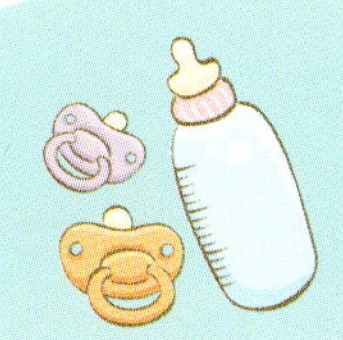

정형외과와
비뇨 생식기 등의
질환

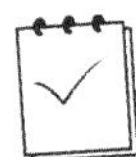

Check Point

- 관절에서 소리가 나더라도 아이가 아파하지 않고 열 등의 다른 증상이 없으며, 움직임에도 문제가 없다면 정상입니다.
- 1세 미만 아이가 O자형 다리인 경우, 양 발목을 붙인 상태에서 무릎이 벌어진 정도가 5cm 이상이면 비정상이고, 2~3세 아이가 X자형 다리인 경우, 양 무릎을 붙인 상태에서 발목이 벌어진 정도가 5cm 이상이면 비정상입니다.
- 고관절 탈구는 6개월 이전에 치료를 시작해야 예후가 좋기 때문에 의심되는 소견이 보인다면 즉시 병원에서 진료를 받는 것이 중요합니다.
- 아이가 까치발처럼 걷더라도 다른 발달 지표가 양호하다면 '뇌성마비'를 걱정할 필요는 없습니다. 보행기를 자주 타는 아이라면 더더욱 까치발 모양을 하고 걸을 수 있습니다.
- 성장통은 근육 피로가 주원인으로 3~5세, 8~12세에 흔하며, 아침이면 증상이 사라집니다.
- 안짱 걸음의 원인은 나이가 들면서 저절로 좋아지지만, 정도가 심하면 미리 교정을 해주어야 합니다.
- '유연성 편평족'은 4~5세가 지나면 호전되지만, '병적 편평족'이라면 치료가 필요할 수도 있습니다.

정형외과적인 문제들

누워만 있던 아이가 어느새 자라 아장아장 걷거나 뒤뚱뒤뚱 뛰어가는 모습을 보는 순간 엄마의 기쁨은 무엇에도 비할 수 없지요. 특히 이 시기에 아이의 다리 모양이나 걷는 모습에 신경을 쓰게 됩니다. 그래서 이번에는 많은 엄마가 궁금해하는 아이들의 정형외과적인 문제에 대해 알아보겠습니다.

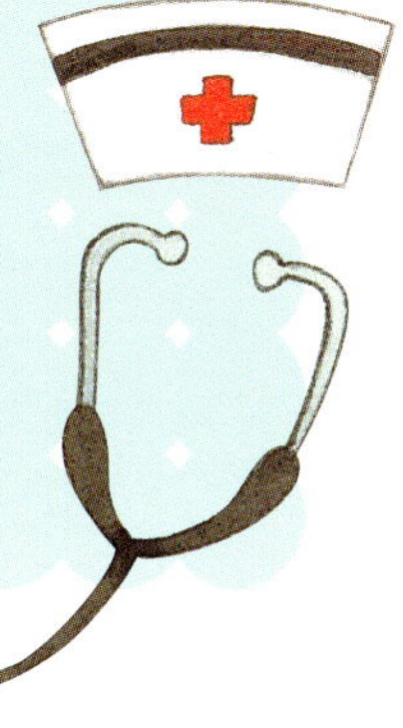

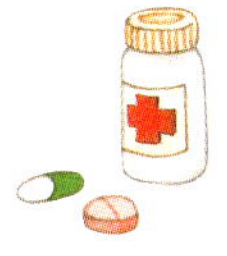 아이 관절에 문제가 있는 것일까요?

아이가 움직일 때 관절에서 소리가 나면 신경이 쓰이기 마련입니다. 하지만 이는 건강한 아이들에게서 흔히 볼 수 있는 정상적인 현상입니다. 이것이 문제가 있는 증상인지를 판단하는 중요한 기준은 통증의 유무와 해당 관절의 움직임에 제한이 있는지의 여부입니다. 관절에서 소리가 나더라도 아이가 아파하지 않고 열 등의 다른 증상이 없으며, 해당 부위를 만져보았을 때 열감도 없고 관절을 움직이는 데도 제한이 없다면 정상으로 보아도 좋습니다.

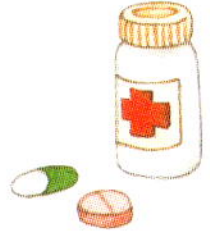 성장하면서 변하는 아이들의 다리 모양

정상적인 다리 모양

아이의 다리 모양이 정상인지 알려면, 우선 나이에 따른 다리 모양의 변화에 대해 잘 알고 있어야 합니다. 출생부터 1세 미만의 유아는 O자형 다리(내반슬)를 하고 있고, 1~2세는 무릎이 곧게 펴지며, 2~3세는 바깥으로 휘는 X자형 다리(외반슬) 모양이 정상적입니다. 이후 바깥으로 휜 다리는 6~7세가 되면 다시 곧게 펴지는 과정을 거칩니다.

문제 있는 다리 모양

위에서 언급한 정상적인 다리 모양의 변화에 부합하지 않는다면 다리에 문제가 있을 수 있습니다. 즉, 1세 미만의 아이가 바깥으로 다리가 휘어 있거나, 6~7세의 아이가 O자형 다리를 하고 있다면 문제가 될 수 있습니다. 또한 1세 미만 아이의 다리가 약간 O자형이거나 2~3세 아이가 약간 X자형 다리이면 정상적이지만, 지나치게 휘었다면 문제가 될 수 있습니다. 여기에 대한 정확한 판단은 소

tip

이럴 땐 병원으로!

· 정상보다 다리 휜 정도가 심할 때

· 한쪽 다리만 휘어 있을 때

· O자형 다리가 2세 이후에 더 심해질 때

· X자형 다리가 7세 이후에도 지속될 때

· 다리가 휘어 있고 키가 나이에 비해 현저하게 작을 때

· 다리가 지나치게 가늘고 허약할 때

· 비만 정도가 심할 때

· 전신 질환이 있을 때

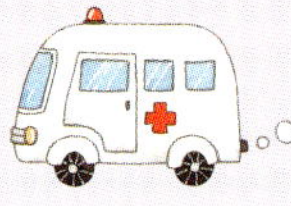

아과나 정형외과 전문의의 진찰을 받아야 알 수 있기 때문에 일반적인 기준에 대해 살펴보겠습니다.

1세 미만의 아이가 O자형 다리인 경우 양 발목을 붙인 상태에서 무릎이 벌어진 정도로 판단하는데, 5㎝ 이상 벌어져 있으면 비정상이라고 판단합니다. 이는 성인 손바닥을 넣어보면 어느 정도 확인이 가능합니다. 또 2~3세 아이가 X자형 다리인 경우 양 무릎을 붙인 상태에서 양 발목이 벌어진 정도가 5㎝ 이상이면 비정상이라고 판단합니다. 역시 성인 손바닥을 넣어보면 확인이 가능합니다.

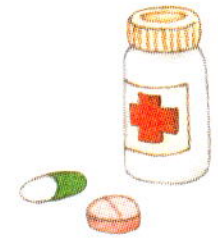

조기 치료가 필요한 고관절 탈구

아이의 건강에 관심이 많은 엄마라면 아이의 허벅지 주름 개수가 여느 아이와 다른 것을 보고 고관절 탈구가 아닌지 걱정하는 경우가 많습니다. 그러나 비만 아일 때는 주름이 비대칭으로 많기 때문에 이 증상만으로 고관절 탈구라고 판단하기는 어렵습니다. 고관절 탈구는 조기 진단이 중요하고 6개월 이전에 치료를 시작하는 것이 예후가 좋다는 점을 감안할 때, 의심되는 증상이 보인다면 병원에서 진료를 받는 것이 좋습니다.

고관절 탈구가 의심스러울 때

고관절은 어깨 관절과 같이 구상관절(전구와 전구 덮개 형태) 모양을 하고 있습니다. 고관절이 탈구되면 둥그런 대퇴골의 머리 부분이 고관절의 관절낭에서 빠져 보행에 장애를 주게 됩니다. 고관절 탈구가 있더라도 아직 걷지 못하는 돌 이전의 아이는 특별히 불편함을 느끼지 못하기 때문에 증상을 발견하기가 쉽지 않습니다. 그래서 부모의 세심한 관찰이 필요하고, 의심스러울 때는 즉시 진찰을 받아야 합니다. 만약 아이의 다리 모양이 비대칭이거나, 한쪽 다리의 움직임이 불편해 보일 때, 한쪽 다리가 짧아 보이거나, 허벅지 주름의 개수가 다를 때는 의심을 해야 합니다. 또한 아이를 눕히고 무릎을 세웠을 때 무릎의 높이가 다르다면 의심해봐야 합니다. 특히 출산 시 둔위분만(아이가 엉덩이부터 나온 경우)을 했거나, 사경이나 만곡족(발바닥이 안쪽을 향하며 발이 전체적으로 골프채 모양으로 변형되는 질환)이 있는 경우라면 병원에서 확인하는 것이 필요합니다.

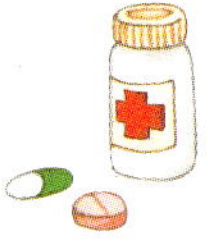

까치발로 서려고 하면 뇌성마비인가요?

까치발로 걷는 것과 연관 지을 수 있는 대표적인 병적 상태로는 '뇌성마비'가 있습니다. 그러나 아이가 까치발로 걷더라도 다른 발달 지표가 양호하다면 무조건 '뇌성마비'를 걱정할 필요는 없습니다.

아이가 잘 걸으려면 허벅지와 종아리 주변의 근육이 제대로 발달해야 하고, 신경계와의 유연한 조화가 따라야 합니다. 이렇게 되려면 아이가 돌 가까이는 되어야 하기 때문에 돌 이전의 아이가 까치발 흉내를 낸다고 해서 걱정할 필요는 없습니다. 특히 9~10개월 아이가 까치발로 걷는다든지, 심지어 2~3개월 아이를 잠깐 세워보았더니 까치발로 걷는 흉내를 낸다고 해서 걱정할 필요는 더더욱 없습니다.

더군다나 보행기를 자주 타는 아이라면 더더욱 까치발 모양을 하고 걸을 수 있습니다. 보행기의 높이가 아이의 다리 길이보다 길면 이런 현상이 더 잘 나타나는데, 이럴 땐 보행기의 높이를 조절하거나 보행기 타기를 중단하기만 해도 증상이 좋아집니다.

이럴 땐 병원으로!

· 돌 이후에도 까치발로 걸을 때 : 아이가 조산이고(특히 신생아 집중치료
　실에서 치료한 적이 있다면), 걸음마도 느리고, 다른 발달 지표도 느리다
　면 뇌성마비의 가능성이 있습니다.
· 두 돌 이후에도 까치발로 걷는 행동이 남아 있을 때
· 다른 발달 지표는 정상이지만 걷는 행동의 대부분이 까치발
　일 때

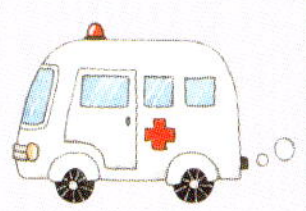

아이가 밤에만 아프다면 성장통인 걸까요?

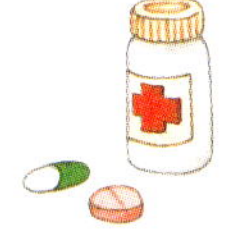

아이가 성장하는 과정에서 다리의 통증을 호소하면 대부분은 성장통이 원인
이라고 볼 수 있습니다. 이러한 증상으로 병원에서 성장통 진단을 받았으면 일
단은 안심할 수 있지요. 문제는 이후에 아이가 다리가 아프다고 해도 성장통이
려니 하다가 다른 병적인 원인을 진단하는 시기를 놓칠 수 있다는 것입니다. 그
렇기 때문에 성장통에 대해서 자세히 알아두어야 합니다.

성장통은 언제 잘 생길까요?

성장통은 25~40%의 아이들이 자라는 과정에서 생길 수 있으며, 3~5세와
8~12세에 걸쳐 두 번의 호발 시기가 있습니다. 성장통은 주로 허벅지 앞쪽 근육
과 종아리 근육, 무릎 뒤 근육에서 발생합니다. 낮에 왕성한 활동을 한 뒤 저녁

무렵에 심하고, 밤에 통증 때문에 깨기도 하지만 아침이 되면 멀쩡해지고 아픈 부위를 만졌을 때 아이가 편안해하는 것이 특징입니다.

성장통은 왜 생길까요?

성장통은 아이가 왕성한 활동을 하고 난 뒤 생기는 근육 피로감이 가장 큰 원인이며, 때로는 다리의 모양이나 평발 등과 같은 구조적인 문제가 원인이 되기도 합니다(구조적인 문제일 경우 더 빨리 피로감을 호소할 수도 있습니다). 따라서 아이가 성장통을 자주 호소한다면 아이의 걷는 모습과 다리 모양을 세심하게 살펴봐야 합니다.

성장통은 아픈 부위를 마사지해주고, 스트레칭을 시켜주거나 따뜻한 찜질을 해주면 완화되며, 심한 통증을 호소한다면 타이레놀이나 부루펜과 같은 진통제를 먹일 수도 있습니다. 그러나 성장통으로 판단되는 증상이더라도 3~4개월 이상 지속되면 다른 원인이 있는지 즉시 진료를 받아야 합니다.

tip

이럴 땐 병원으로!

· 3~4개월 이상 성장통이 지속될 때
· 아침에도 통증이 남아 있을 때
· 통증 부위나 주변 관절이 붓거나 열감이 있을 때
· 다친 부위에 통증이 있을 때
· 절뚝거리면서 걸을 때
· 열, 피부발진, 식욕감퇴, 피곤함 등의 다른 증상이 있을 때

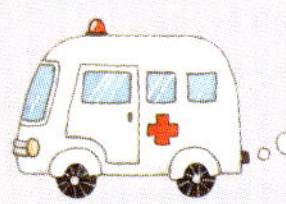

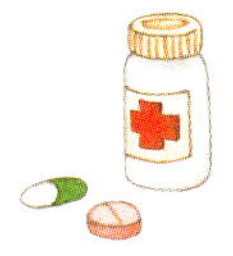

왜 아이들의 발은 평발처럼 보일까요?

발바닥에 오목 들어간 데가 없이 평평한 '평발(편평족)'은 아이들에게서 흔히 발견됩니다. 아이는 발에 지방이 많아서 발바닥이 오목하게 들어가는 데 시간이 걸리기도 하는데, 대부분은 만 4세 이전에 자연스럽게 나아집니다. 이를 '유연성 편평족'이라고 합니다. 그러나 드물게는 치료가 필요한 '병적 편평족'도 있기 때문에 아이가 평발이라면 한 번쯤 의사의 진료를 받는 것이 좋습니다.

유연성 편평족과 병적 편평족

유연성 편평족이란 아이가 다리를 들거나 까치발처럼 발 앞쪽으로만 설 때 발의 모양이 아치가 되는 것을 말합니다. 이때 아이가 심한 통증과 피로해 보이지 않는다면 치료가 필요하지 않습니다. 이 증상은 대부분 4~5세가 지나면서 호전되고 성인기까지 남아 있더라도, 일상생활을 하는 데 크게 문제가 되지 않습니다.

까치발로 걷게 했을 때도 발바닥이 오목하게 들어가지지 않거나, 5세 이후에도 여전히 평발이라면 치료가 필요한 병적 편평족일 수 있습니다. 단단한 아킬레스건이 원인인 경우가 많은데, 누운 상태에서 발바닥을 안쪽으로 밀었을 때 발이 안쪽으로 더 기울어지지 않는다면 의심할 수 있습니다. 이때는 보조기를 사용하거나 아킬레스건을 풀어주는 물리치료가 도움이 되며, 정도에 따라 수술이 필요하기도 합니다.

Check Point

- 아이가 소변을 자주 보는 병적 원인으로는 요로 감염, 변비, 당뇨병, 요붕증 등이 있는데, 대부분 수분 섭취가 지나치게 많거나 스트레스가 원인인 경우입니다.

- 소변량이 줄었다면 수유량이나 수분 섭취가 부족한지 체크하고, 구토와 설사 같은 동반 증상이 있으면서 8시간 이상 소변을 보지 않는다면 병원 진료를 받고 수액 주사를 맞아야 합니다.

- 신생아의 기저귀에 핑크색이나 오렌지색의 소변이 보이는 것은 대부분 요산에 의한 것으로 지속적이지 않으면 추가 검사가 필요하지 않지만, 수유량이 부족한지 확인할 필요는 있습니다.

- 대소변을 보고 난 뒤 회음부를 청결하게 유지하지 않거나 아이가 성기를 만지는 습관이 있으면 귀두포피염이 생길 수 있습니다.

- 소변에서 냄새가 나는 원인은 탈수가 있거나 요로 감염이 있을 때입니다.

- 요로 감염이 확인되면 충분한 기간 항생제를 복용해야 하며 추가 검사가 필요합니다.

- 소변을 볼 때 아이가 우는 원인은 요도 주변 피부의 염증 때문일 가능성이 큽니다.

- 포경 수술은 귀두포피염, 요로 감염, 성병을 예방하는 효과가 있으며 한국에서는 12~14세에 하는 것이 보통입니다.

비뇨 생식기의 문제들

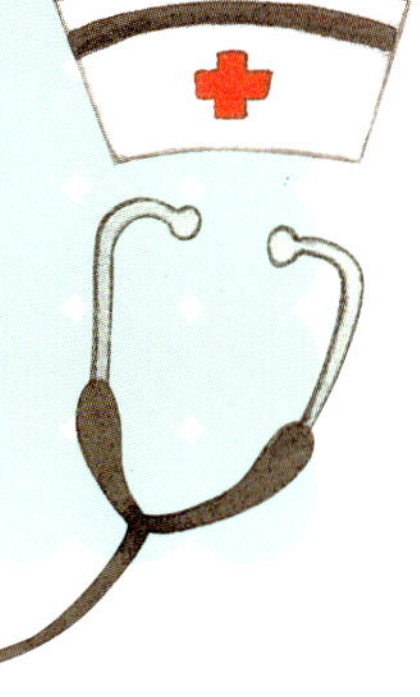

소변량이나 횟수, 색 등은 아이의 몸이 제대로 기능하고 있는지 알려주는 중요 지표입니다. 열이나 구토, 설사 등으로 탈수 증상이 있다면 소변량이 줄고 진해지면서 위험 신호를 보냅니다. 또 비교적 간단한 소변 검사만으로도 요로 감염, 신장 기능 이상 등을 확인할 수 있습니다. 아이 건강에 유용한 정보를 제공하는 소변과 관련한 질환에 대해 알아보도록 하겠습니다.

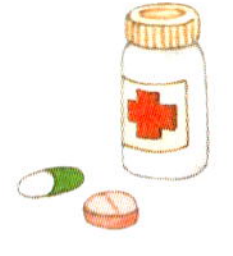 아이가 소변을 자주 보는데 왜 그럴까요?

수유만 하는 아이가 아니라면 하루 평균 4~7회 정도 소변을 보고, 7~8회 이상 소변을 본다면 자주 본다고 할 수 있습니다.

아이가 갑자기 소변을 자주 본다면 우선 소변 검사를 해야 합니다. 소변을 자주 보는 병적 원인으로 가장 흔한 것이 '요로 감염'입니다. 그리고 변비가 심할 때에도 늘어난 직장 부위가 요도를 자극하기 때문에 소변을 자주 볼 수 있습니다. 따라서 변비가 원인이라면 변비 치료부터 하는 것이 도움이 됩니다. 소변을 자주 볼 뿐만 아니라, 소변량도 많다면 당뇨병이나 요붕증(항이뇨 호르몬 분비 이상으로 지나치게 소변량이 많아지는 병)을 의심할 수 있으니 병원에서 추가 검사를 받아야 합니다.

여자 아이라면 요도 주변 피부에 염증이나 질염 등이 있는지 확인해보아야 합니다. 요도 주변의 염증이나 질염, 드물게는 요충증이 있을 때도 소변을 자주 볼 수 있습니다.

지나친 수분 섭취와 과민성 방광

아직 소변을 가리지 못하는 1~2세 이전의 아이가 소변을 자주 보는데도 병원에서 진찰 결과 특이한 점이 발견되지 않았다면 수분을 많이 섭취 하는 건 아닌지 확인해봐야 합니다. 특히 카페인이 함유된 음료수를 마시면 소변량이 늘어나서 자주 소변을 보게 됩니다.

2~3세 이후의 아이가 병적인 이유 없이 소변을 자주 본다면 스트레스 때문인 경우가 많습니다. 특히 대소변을 잘 가리는 아이가 밤에는 그렇지 않은데 낮 동안에 자주 소변을 본다면 스트레스 때문일 가능성이 더욱 높습니다. 이를 '과민성 방광'이라고도 합니다. 병원 진찰 결과 아무 이상이 없다면 2~3주 이내, 길어도 2~3개월 이내에 저절로 낫습니다. 따라서 아이가 과민성 방광이라면 소변량을 늘리는 음료 섭취를 줄이고, 스트레스를 주지 않도록 신경을 씁니다. 이와 함께 소변을 참지 않도록 하는 것이 중요합니다. 소변을 시원하게 보지 못하고 방광에 남아 있으면 더 예민해지기 때문입니다.

소변을 보는 자세

아이가 소변을 볼 때는 자세가 올바른지 점검할 필요가 있습니다. 남자 아이의 경우 변기의 높이가 음경의 위치보다 높으면 까치발을 하고 소변을 보기 때문에 배뇨 중에 요도 조임근이 충분히 이완되지 않아서 시원하게 소변을 보지 못할 수 있습니다.

여자아이의 경우 좌변기에 걸터앉아서 소변을 보면 골반바닥근의 이완이 충분하지 않아 시원하게 소변을 보지 못할 수 있습니다. 따라서 아이가 소변을 볼 때는 발판을 마련해주는 것이 좋습니다.

소변 횟수가 줄었어요

수유만 하는 3~4개월 이전의 신생아는 하루 10회 이상 소변을 보기도 합니다. 그러나 고형식을 섭취하는 아이라면 하루 6회 정도 소변을 보는 것이 평균입니다. 정상적인 수분 섭취를 하는 아이들은 아침에 일어나 소변을 보는 것을 시작으로 2~4시간마다 한 번씩, 하루 평균 4~6회의 소변을 봅니다.

수분 섭취량이 적거나 손실이 많을 때

평균보다 소변 횟수가 적거나 최근 들어서 줄었다면 원인을 찾아야 합니다. 소변량과 횟수는 아이의 수분 섭취량과 전반적인 건강 상태를 알아보는 지표이기 때문입니다. 특히 수유만 하는 아이의 소변량과 횟수가 줄었다면 우선 수유량이 줄었는지 확인합니다.

수분 섭취량이 줄지 않았더라도 피부(땀)나 폐(호흡 시의 공기), 대장(대변) 등으로 배출되는 수분이 많아지면 소변량과 횟수가 줄 수 있습니다. 따라서 여름철 야외 활동이 많을 때나 열이 날 때, 호흡 곤란을 유발하는 질병이 있거나 설사, 구토 등 장염 증상이 있을 때는 소변량과 횟수가 줄 수 있습니다. 이럴 땐 수분 섭취를 늘려야 합니다. 수분 섭취 부족과 손실로 소변량이 현저하게 준 것은 신장으로의 혈류가 감소했다는 뜻이며, 장시간 지속될 경우 신장 손상으로 이어질 수 있습니다. 따라서 수유아라면 수유를 좀 더 자주 하고, 이유식이나 정상식을 하는 아이라면 물을 자주 마시게 해야 합니다.

그러나 수분 섭취를 많이 시켜도 소변량이 늘지 않거나, 구토 등의 증상으로 수분 섭취량을 늘리기 어려울 때는 병원에서 수액 주사를 통해서라도 수분량을 늘리는 것이 필요합니다. 특히 여덟 시간 이상 소변을 보지 않는다면 응급 상황으로 생각하고 병원을 찾아야 합니다.

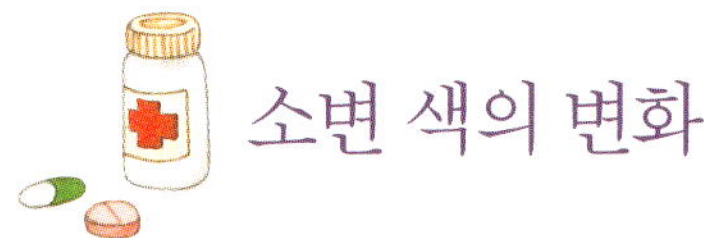# 소변 색의 변화

정상 소변의 색은 옅은 노란색에서 짙은 담황색 사이인데, 이는 유로크롬(헤모글로빈이 분해되어서 소변으로 배출되는 것)이라는 색소 때문입니다. 소변을 만드는 신장 기능이 정상일 때는 수분 섭취량에 따라서 농축되거나 묽어지기도 하는데, 수분 섭취량이 많으면 소변 내의 노란 색소를 희석시켜서 투명하게 옅은 노란색으로 보이고, 수분 섭취의 감소로 탈수 소견을 보일 때는 농축되어서 짙은 담황색으로 보입니다.

간혹 아이의 소변은 정상적인 소변 색의 범위에서 벗어나기도 하지만, 대부분은 음식이나 약물에 의한 것으로 일시적이며 무해합니다. 그러나 소변 색의 변화가 지속적이고 음식이나 약물 복용과 연관이 없으면 감염이나 심각한 질환의 증상일 수도 있으니 진료를 받아야 합니다. 특히 요로 감염을 의심할 만한 증상(잦은 소변, 배뇨 시 통증, 하복부 통증, 소변에서 냄새가 남)을 보이면, 즉시 소변 검사를 포함한 정밀 검사를 받아야 합니다.

오렌지색 소변의 원인

기저귀를 차는 아이들에게 가장 흔하게 나타나는 비정상적인 소변은 '요산뇨'입니다. 아이의 기저귀에서 핑크색이나 오렌지색에 가까운 소변을 발견하면 놀라서 기저귀를 들고 병원을 방문하는 엄마도 종종 있지만 이런 증상은 대부분의 어린아이에게서 간혹 나타나는 요산뇨로, 정상이므로 걱정하지 않아도 됩니다.

요산은 우리 몸에서 핵산의 대사 과정에서 나오는 것으로, 소변을 통한 요산의 배출은 출생 시에 가장 높고 소아기, 청소년기를 거치면서 감소합니다. 어릴 때 요산의 배출이 증가하는 것은 요산 용해도와 관련이 있습니다. 요산 결정은 소변이 산성일 때 잘 만들어지는데, 모유나 분유의 고단백질 함량이 소변을 산성으로 만들기 때문입니다. 또한 탈수 증상이 있으면 소변의 농도가 진해져 산성이 되어 요산 결정이 더 만들어지기 때문에, 요산뇨를 보이는 아이가 소변량도 감소했다면 수유량이 충분한지 확인해야 합니다.

신생아의 소변에서 보이는 요산 결정은 대부분 정상이지만, 드물게 대사 질환이 있다면 요산 결정이 지속적으로 나타날 수 있습니다. 따라서 요산뇨는 대부분 검사할 필요가 없지만 지속이 된다면 병원 진찰이 필요합니다.

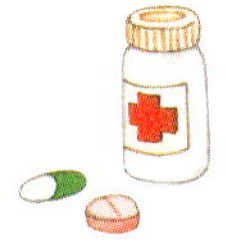

아이의 소변에서 왜 냄새가 날까요?

소변은 특유의 냄새가 나게 마련이지만 아이의 소변에서 매우 지독한 냄새가 난다면 질병이 있는 것은 아닌지 확인해야 합니다. 소변의 냄새는 소변량과 신장에서 배출되는 다양한 화학 물질에 의해 영향을 받는데, 대부분은 암모니아(단백질에 포함된 질소가 분해되면서 생기는 노폐물)가 신장을 통해서 배출되기 때문에 냄새가 나는 것입니다. 수유만 하는 아이들은 단백질 섭취가 높기 때문에 암모니아가 소변으로 더 많이 배출됩니다.

소변 냄새가 심해지는 다양한 원인

소변 냄새가 심해지는 가장 흔한 원인은 탈수 증상 때문입니다. 수분 섭취가 충분하지 않으면 암모니아의 농도가 높아지기 때문에 소변 색과 냄새가 강해집니다. 반면, 수분 섭취가 충분하면 소변도 묽어지고 색도 희미해지며, 냄새도 약하거나 거의 없어집니다. 소변 냄새가 심해지는 또 다른 원인은 요로 감염이 있을 때입니다. 요로 감염이나 기타 여러 원인에 의해서 소변이 방광에 오래 머물면 암모니아 냄새가 심해지는데, 요로 감염을 의심할 만한 증상(소변 시 통증, 자주 소변을 본다, 열, 하복부 통증 등)이 동반된다면, 병원에서 소변 검사를 해야 합니다. 이 외에도 아스파라거스나 일부 비타민에 의해서 소변의 냄새가 영향을 받을 수 있고, 여자 아이에게 질염이 동반되면 생선 비린내와 같은 냄새가 날 수도 있습니다. 또한 드물게는 간질환(썩은 달걀 냄새), 유전 질환(단풍뇨증), 당뇨병(과일 냄새), 결핵(맥주 냄새)이 원인이 되어 소변 냄새가 심해질 수 있습니다.

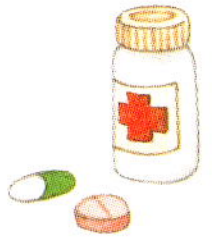

소변 볼 때 자지러지게 우는 아이

신생아가 소변을 볼 때 자지러지게 우는 것은 소변을 보는 과정에서 뭔가 불편하기 때문입니다. 가장 흔하게는 소변이 나오는 요도 주변 피부에 자극적인 것이 있기 때문입니다. 장시간 기저귀를 갈아주지 않아서 성기 끝이 소변이나 대변에 의해 자극을 받았거나, 주변 피부에 기저귀 발진과 같은 접촉성 피부염 증상이 있을 때입니다. 따라서 아이가 소변을 볼 때마다 운다면 기저귀를 풀어 성기 주변의 피부 상태를 확인해야 합니다.

피부가 자극을 받아 부었다면 물로 씻은 뒤 보습제 등을 발라 줍니다. 또한 기저귀를 수시로 갈아주고 방 안이 춥지 않다면 기저귀를 풀어놓는 것이 좋습니다. 염증이 심하면 병원 진찰 후 연고를 처방받아야 합니다. 또한 기저귀 발진이나 설사 등의 증상이 있다면 요도 주변의 피부도 쉽게 손상되므로, 이에 대한 치료도 병행해야 합니다.

아이가 이유 없이 열이 나거나 소변 볼 때 보채며 지나치게 자주 소변을 보고 냄새도 심하면 병원에서 소변 검사를 통해 요로 감염인지 확인해야 합니다. 요로 감염은 거의 대부분 세균에 의한 감염이기 때문에 반드시 항생제를 사용해야 하고, 어린아이일수록 합병증 위험이 높기 때문에 일단 요로 감염이 확인되면 병원에서 처방하는 대로 충분한 기간 동안 항생제 치료를 하면서, 필요한 추가 검사를 진행해야 합니다.

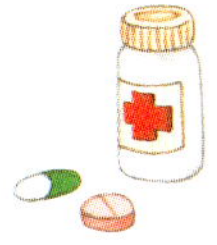

고추가 아프고 염증이 있는 귀두포피염

남자 아이의 음경을 싸고 있는 피부를 포피라고 하는데, 신생아는 포피와 귀두(음경의 윗부분) 부위의 피부가 유착되어 있다가 서서히 분리됩니다. 그런데 소변이나 대변을 보고 난 뒤 회음부를 청결하게 관리하지 않았거나, 성기를 자주 만지는 아이의 경우 포피와 귀두 사이의 공간에 이물질이 쌓여 염증이 생길 수 있습니다. 이를 '귀두포피염' 이라고 합니다. 귀두포피염이 생기면 주변 피부가 가렵거나 염증으로 인해 화끈거리며 부어오르기도 하고 소변을 볼 때 통증을 느껴 소변 보기를 꺼리게 됩니다.

귀두포피염의 처치와 관리

귀두포피염의 증상이 나타났다면 동반되는 다른 증상은 없는지 병원에서 진료를 받아야 합니다. 귀두포피염으로 진단을 받으면, 항생제나 항진균제 혹은 스테로이드 연고를 처방받게 되고, 심한 경우 경구용 항생제를 복용할 수도 있습니다. 대개는 이러한 처치로 2~3일 이내에 증상이 호전됩니다.

귀두포피염 증상이 있을 때는 공기가 잘 통하고 자극을 줄일 수 있는 사각팬티를 입히거나, 기저귀를 풀어놓거나, 수시로 기저귀를 확인해서 갈아주어야 합니다. 또한 성기 주변을 씻을 때는 물이나 자극이 적은 비누를 사용하고, 비눗기가 남지 않도록 깨끗이 씻어주어야 합니다. 부기가 심하면 성기 주변에 차가운 것을 대주거나, 시원한 물에 통목욕을 시키는 것도 도움이 됩니다. 포경 수술을 미리 해주는 것도 도움이 될 수 있습니다.

그리고 성기를 깨끗이 씻어준다고 해서 포피를 과도하게 뒤로 젖히는 일은 삼가야 합니다. 과도하게 젖혀진 포피가 귀두를 압박하면, 귀두에 피가 통하지 않아 응급 상황(감돈포경)을 초래할 수 있습니다. 이런 경우에는 바로 응급실이나 비뇨기과에 가서 응급 처치를 받아야 합니다.

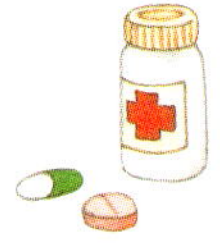

포경 수술에 대한 궁금증

남자 아이의 성기를 싸고 있는 포피를 제거하는 것을 '포경 수술'이라고 합니다. 우리나라에서는 초등학교 고학년 때 주로 수술을 합니다. 하지만 여전히 포경 수술이 필요한 수술인지에 대해서는 논란이 있습니다.

포경 수술 꼭 해야 하나요?

포경 수술은 병의 치료를 위한 수술이라기보다 예방적인 처치라고 보는 것이 적절합니다. 포경이란 성기를 감싸는 피부인 포피가 성기의 윗부분인 귀두를 덮고 있는 상태를 말하는 것인데, 포경 수술은 포경으로 인해서 생길 수 있는 귀두포피염, 요로 감염, 성병을 예방해주는 효과가 있으나, 반드시 필요한 것은 아닙니다. 신생아 때는 포경이라 하더라도, 3세경이면 90%의 아이가 귀두와 음경 포피가 저절로 분리되기 시작하고, 늦어도 17세가 되면 완전히 분리되기 때문에 특별한 문제(반복적인 요로감염이나 귀두포피염 등)가 없다면 반드시 포경 수술을 할 필요는 없습니다.

포경 수술의 장점과 시기

신생아 때 포경 수술을 하면 생후 첫해에 요로 감염이 발생할 확률이 열 배가량 줄어듭니다. 또한 귀두포피염이나 성병에 걸릴 확률이 줄어들고, 드문 질환인 음경암의 발생도 줄어듭니다. 이것이 모든 남자 아이에게 포경 수술을 시켜야 할 이유는 아니지만, 합병증의 발생 확률이 0.2~0.3% 정도로 적고, 여러 가지 이득이 있어서 대부분의 남자 아이들이 포경 수술을 하고 있습니다.

우리나라에서는 대개 국소마취가 용이하고 협조가 가능한 12~14세경에 포경 수술을 시행합니다. 만약 신생아가 수술을 할 경우, 과거에는 아이가 통증을 느끼지 못한다고 여겼으나, 최근 들어서는 신생아도 당연히 통증을 느끼기 때문에 연고나 주사 등을 이용한 국소마취를 할 것을 권장합니다.

일반적으로 미숙아에게는 여러 가지 이유로 시행하지 않고 있으며, 선천성 음경 기형(요도하열, 요도상열, 매복음경, 삭대 등)이나 혈액 이상의 가족력이나 병력이 있는 경우도 신생아 때의 포경 수술은 피합니다.

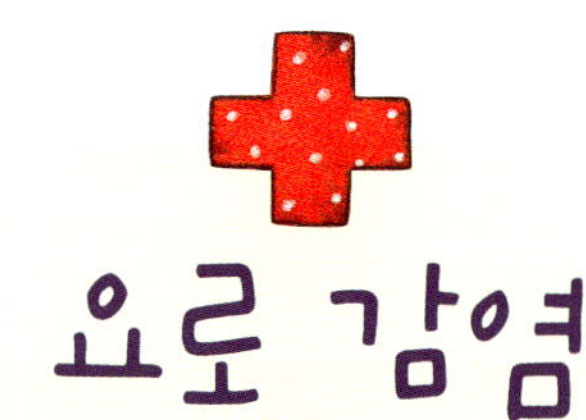

요로 감염

>>> 요로 감염을 줄일 수 있는 생활 습관들

가능하면 모유 수유를 합니다   다른 감염과 마찬가지로 모유 수유를 하면 요로 감염의 확률이 낮아집니다.

생식기 주변을 청결하게 해주세요   요로 감염은 생식기를 통해 세균이 들어오기 때문에 생식기 주변을 청결하게 유지해야 합니다. 기저귀를 자주 갈아주고 아직 포경 수술을 하지 않은 남자 아이라면 포피 안쪽을 잘 씻겨야 합니다. 그리고 여자 아이들은 변을 보고 나서 반드시 앞에서 뒤로 닦도록 해서 대변에 포함된 세균이 요도로 옮겨 가는 일이 없도록 주의해야 합니다.

목욕은 되도록 빠른 시간에 끝냅니다   지나치게 목욕을 오래하는 것은 생식기로 세균이 들어갈 기회를 높여주기 때문에 가능하면 15분 이내로 끝내는 것이 좋고, 목욕 후에는 소변을 보게 하는 것이 좋습니다.

생식기 주변은 건조해야 합니다   습기가 많은 찬 환경에서는 세균이 더 쉽게 번식하기 때문에 씻고 난 후 잘 말려야 하며, 속옷은 순면으로 된 것을 입히세요.

변비나 배뇨 장애가 있다면 치료가 우선입니다 변비가 있는 아이들은 무의식적으로 변을 지리기도 해서 역시 생식기로 세균이 들어갈 기회가 많아집니다. 또한 '불안정성 방광' 과 같은 배뇨 장애나 야뇨증이 있다면 자신도 모르게 팬티에 소변을 지리는 경우가 많아 감염 위험이 높습니다.

충분한 수분 섭취가 필요합니다 요로 감염 증세가 있으면 평소보다 많은 양의 수분을 섭취하는 것이 좋습니다. 수분을 충분히 섭취하는 것은 자주 소변을 보기 위함인데, 이는 마치 찌꺼기가 낀 관을 물로 씻어주는 것과 같은 이치입니다.

소변은 절대 참게 하지 말아야 합니다 소변을 참는 것은 방광에 지나치게 오랫동안 소변을 저장하는 것이기 때문에 그만큼 감염의 위험성이 증가합니다. 따라서 충분한 수분을 섭취하고, 3~4시간마다 규칙적으로 소변을 보게 하는 것이 좋습니다.

크랜베리 주스나 비타민C가 도움이 됩니다

크랜베리 주스는 대장균이 방광 벽에 접촉하지 못하게 방광 벽을 미끄럽게 만드는 효과가 있고, 비타민C는 소변을 세균이 싫어하는 산성으로 만들기 때문에 효과가 있다고 알려져 있습니다.

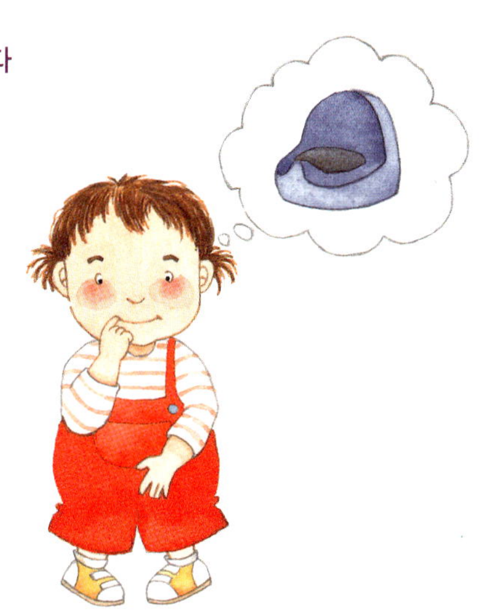

Check Point

- 아이들은 대부분 코 앞쪽 혈관이 터져서 코피가 나며 10분 정도 지혈하면 멈춥니다. 코피가 난다고 건강상에 문제를 일으키는 일은 거의 없습니다.

- 지혈을 하려면 코 앞쪽 단단하게 만져지는 뼈 부위 바로 아래를 약 10분간 눌러줍니다.

- 신생아의 맥박 수는 평균 120~140/분이며, 열이 나거나 울 때, 활동을 많이 할 때는 170/분 이상 올라가며, 심잡음이 들린다면 다른 이상은 없는지 소아 심장 전문의의 진료를 받는 것이 안전합니다.

- 어릴 때 애완동물에게 자주 노출될수록 알레르기 증상이 나타날 확률이 높습니다.

- 구충제란 기생충 감염이 확인되었을 때 사용하는 치료제일 뿐, 예방 효과는 없기 때문에 일 년에 한두 번 일괄적으로 복용할 필요는 없습니다.

- 요충 치료는 2주 간격으로 2회 시행합니다.

이럴 땐 어떡하죠?

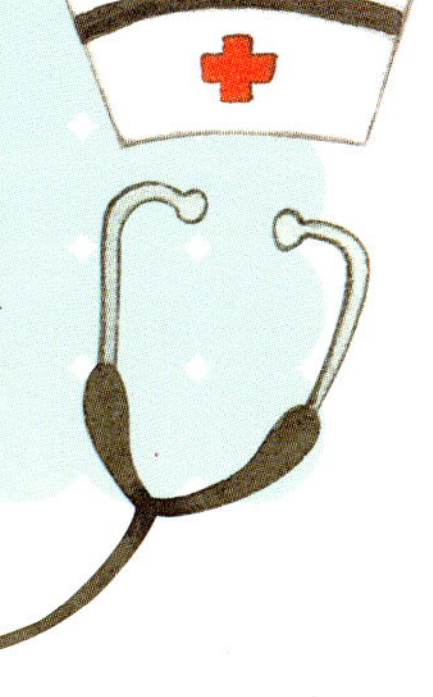

이번 장에서는 코피가 날 때, 심잡음이 들리거나 선천성 심장 질환을 진단받은 경우, 애완견과 알레르기, 구충제 복용 등 엄마들이 궁금해하는 여러 가지 문제점에 대해 알아보도록 하겠습니다.

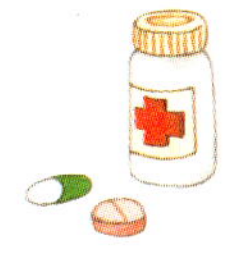

그냥 두고 보기 안쓰러운 아이의 코피

아이의 코피는 대부분 손으로 코를 자주 후벼서 혈관이 손상되어 나는 경우가 많습니다.

아이가 자고 있을 때 코피가 나면 제대로 지혈하지 못해 출혈량이 많을 수 있지만, 위험한 병의 증상으로 코피가 나는 경우는 매우 드물기 때문에 너무 놀라지 않아도 됩니다. 때로는 코 뒤쪽 혈관이 손상되어서 쉽게 지혈이 되지 않을 수도 있습니다. 그러나 아이들의 코피는 대부분 10분 정도의 적절한 지혈로 멈추고, 건강상으로 문제를 일으키는 일은 거의 없습니다. 따라서 혈우병처럼 혈액 응고 기능에 문제가 있는 아이가 아니라면 굳이 병원까지 갈 필요는 없습니다.

코피가 날 때 제대로 지혈하는 법

코피를 멈추게 하는 기본 자세는 몸을 세우고 고개를 앞쪽으로 약간 숙이는 것입니다. 이는 머리를 심장보다 높이 두어 코의 모세혈관으로 피가 흐르는 것을 중력의 힘으로 막기 위한 것입니다.

코피를 멈추려면 단단한 코뼈 바로 아래에 있는 연골 부위를 엄지와 검지로 약 10분간 꼭 잡아주면 됩니다. 이때 숨은 입으로 쉬게 하고 입을 크게 벌리는 것이 좋습니다. 코피가 멈춘 것 같아서 금방 손을 때면 다시 피가 날 수 있는데, 이런 경우 처음부터 다시 10분을 잡고 있어야 합니다. 만약 지혈을 했는데도 멈추지 않으면 병원으로 이동하면서 계속 코를 잡고 있어야 합니다.

찬 물수건을 콧잔등에 얹어두어 혈관을 수축시켜서 코피가 나지 않게 만드는 방법으로 약간의 효과를 기대할 수 있습니다.

코피를 예방하는 방법들

코 점막의 혈관은 다른 신체 부위에 비해 쉽게 손상되기 때문에 더욱 관리와 예방이 중요합니다. 예방법은 다음과 같습니다.

코 점막이 건조해지면 손상에 더 민감하기 때문에 코 점막에 수분을 충분히 공급해어야 합니다. 생리식염수 성분의 스프레이제를 코에 수시로 뿌려서 점막을 촉촉하게 만들어주는 것이 매우 도움이 되고, 코피가 난 뒤에는 면봉 끝에 바셀린이나 항생제 연고를 묻혀 코 앞쪽에만 살짝 발라주어서 일종의 보호막을 만들어주는 것도 좋습니다.

감기나 알레르기 비염 증상이 있을 때는 코 점막의 혈관이 확장되어 분비물도 많아지고, 코 점막이 커져서 코도 잘 막히고 코피가 더 쉽게 납니다. 이때 복용하는 항히스타민제는 코 점막을 건조하게 만들어서 코피가 나기 쉬운 조건을 만듭니다. 따라서 코피가 자주 나는 아이가 감기나 알레르기 비염 증상이 나타난다면 해당 증상에 대한 적절한 치료를 받고, 코를 후비는 일이 없도록 주의시킵니다.

이럴 땐 병원으로!

· 제대로 지혈을 했음에도 불구하고 15분 이상 피가 계속 날 때

· 외부의 강한 충격으로 피가 났을 때

· 코피가 자주 나거나, 많은 양이 나올 때

· 혈우병 같은 혈액 질환이나 만성 질환이 있거나 항암 치료 혹은 면역 억
  제 치료를 받고 있을 때

· 최근 새로운 약 복용 후 코피가 날 때

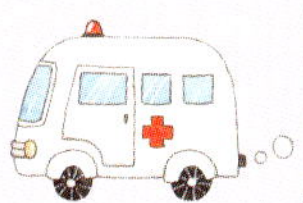

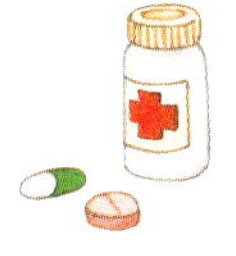

심장에 문제가 있다고요?

심장 박동이 빠를 때

신생아의 심장 박동이 지나치게 빠르다면 엄마는 당연히 놀라게 되지요. 특히 열이 나거나 아이가 여러 가지 이유로 보채면 심장 박동이 더욱 빨라집니다. 그래서 나이별 아이들의 평균 분당 맥박수를 알고 있으면 심장 박동이 빠르다고 느낄 때 도움이 됩니다.

아이들은 자라면서 점차 맥박 수가 감소해서 운동을 많이 하는 청소년은 40/분까지 낮아집니다. 그렇다고 아이들의 심장 박동은 빠르겠거니 하고 내버려두어서는 안 됩니다. 드물게는 계속되는 빈맥(신생아 200/분, 영아 150/분, 큰 아이 120/분 이상)이 있을 때나 서맥, 불규칙한 박동이 있을 때는 병적인 부정맥 가능성을 조사해야 하기 때문에 반드시 병원을 방문해야 합니다.

아이가 가슴이 아프다고 할 때

유아기 이후 아이가 심장과 관련해서 가장 많이 호소하는 증상이 '가슴이 아프다' 는 것입니다. 선천성 심장병이 있어서 병원에서 치료를 받던 아이가 이런 증상을 호소하면, 관상동맥질환과 같은 위급한 심장 질환이기 때문에 빨리 응급실로 달려가야 합니다. 그러나 평소 아무런 문제가 없던 아이가 '가슴이 아프다' 고 할 경우 심장과 관련이 없는 증상일 가능성이 높습니다. 기침이나 구토를 심하게 한 직후, 감기 증상 이후에 갈비뼈 주변의 연골에 염증이 생긴 경우, 폐렴이 심한 경우처럼 심장과 직접적인 관련이 없는 것이 대부분입니다. 따라서 심장과 관련된 병이 없는 아이가 가슴이 아프다는 증상을 호소한다고 무조건 응급실로 달려갈 필요는 없습니다.

심장에서 잡음이 들릴 때

심장과 관련해 의사로부터 듣는 소견 중 가장 흔한 것이 '심잡음' 입니다. 심장 박동이 정상이라면 청진기를 통해 '럽–덥' 과 같은 소리가 들립니다. 심잡음은 이 정상 심장 박동 사이에 들리는 물이 새는 듯한 소리를 의미합니다. 심잡음이 들리는 이유는 판막이 닫혀 있기 때문이며 판막 이외의 부분(가장 흔하게는 양심방 사이 혹은 양심실 사이)에 구멍이 생겨서 피가 다른 부위로 빠지는 심방중격결손, 심실중격결손과 같은 선천성 심장 질환이 원인일 수 있습니다.

이 외에 일부 혈관으로 피가 과도하게 흐르거나 판막에서 피가 일부 역류하는 것 같은 심각하지 않은 원인도 있습니다. 어떤 경우든지 심잡음이 들린다면 다른 이상은 없는지 소아심장 전문의의 진료를 받아보는 것이 안전합니다. 대개 3~7세에 들리기 시작하는 심잡음은 무작위 검사 시 30%의 아이에게서 발견될 만큼 흔하고, 자세한 검사를 해도 심각한 문제가 발견되지 않아서 '무해성 심잡음' 이라는 진단하는 경우가 대부분입니다.

그러나 드물게는 어려서부터 있어왔던 심장 질환에 의한 심잡음일 수도 있기 때문에 마냥 안심해서는 안 됩니다. 이런 경우에는 종합병원에서 정밀검사를 받아보는 것이 좋습니다. 특히 생후 6개월 이전의 아이에게 심잡음이 들리면 심장 초음파, 가슴 엑스레이, 심전도 등의 검사를 하여 선천성 심장병이 있는지 확인해야 합니다.

▶ **나이에 따른 평균 분당 맥박 수**

나이	분당 맥박 수 (평균)
신생아	70~190(125)
1~11개월	80~160(120)
2세	80~130(110)
4세	80~120(100)
6세	75~115(100)
8세	70~110(90)
10세	70~110(90)
12세(여아) / 12세(남아)	70~110(90) / 65~105(85)
14세(여아) / 14세(남아)	65~105(85) / 60~100(80)
16세(여아) / 16세(남아)	60~100(80) / 60~95(75)
18세(여아) / 18세(남아)	55~95(75) / 50~90(70)

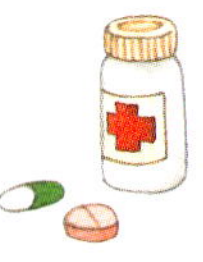 # 애완견과 알레르기의 연관성

우리가 키우는 애완동물에 의해서도 알레르기 증상이 유발될 수 있습니다. 주원인은 동물의 피부에 있는 비듬과 침에 들어 있는 단백질 또는 소변입니다. 특히 고양이 털에 남겨진 침 성분이 마른 뒤에 공기 중에 떠다니면서 직접 알레르기 증상을 유발하기도 하고, 가구에 붙어 있다가 나중에 증상을 일으키기도 합니다. 애완동물에 의한 알레르기 증상이 실제로 나타나기까지는 대개 2~3년이 걸립니다. 애완동물을 없애더라도 증상이 빨리 호전되지 않는 경우가 흔한데, 이는 알레르기 증상을 일으키는 동물의 비듬이나 침이 주변의 먼지를 끌어 모아서 더 오랜 기간 집안에 존재하기 때문입니다.

아이의 증상이 애완동물의 비듬에 의한 알레르기인 것이 확인되었다면, 가능하면 원인 동물을 없애고 천장이나 벽까지 깨끗하게 청소하여 집안의 먼지나 곰팡이를 없애야 합니다.

아이에게서 알레르기 증상이 확인되었지만, 당장 동물을 없앨 수 없다면 애완동물을 최소한 일주일에 한 번씩 씻기고, 당분간은 아이의 방에서 키우는 일은 피해야 하며, 애완동물을 만진 뒤에는 반드시 손을 깨끗하게 씻도록 교육해야 합니다.

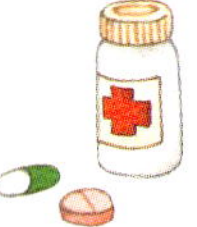 # 구충제 복용, 어떻게 해야 효과가 있을까요?

일 년에 한두 번은 꼭 구충제를 먹어야 한다고 생각하는 엄마가 많습니다. 그러나 구충제는 기생충 감염이 확인되었을 때 사용하는 치료제일 뿐 어떠한 예방효과도 없습니다.

하지만 기생충을 눈으로 확인했거나 병원에서 검사를 통해서 기생충 감염을 진단받았으면 적절한 기생충 약을 처방받아 복용해야 합니다. 전염력이 강한 요충증은 아이들에게서 흔히 발견됩니다. 요충증이 있더라도 가려움증 이외에 큰 합병증은 없기 때문에 예방을 위해 미리 구충제를 복용하기보다 요충증 진단을 받은 뒤에 약을 복용해도 늦지 않습니다. 요충증이 확인됐다면 함께 생활하는 가족이나 같은 어린이집에 있는 아이들까지 함께 복용해야 재발을 줄일 수 있습니다.

아이들에게는 흔하지 않지만 간흡충증은 담도 안에 기생하면서 담도암과 같은 무서운 질환을 일으킬 수 있으므로 주의를 기울여야 합니다. 간흡충증은 간흡충증에 감염된 민물고기를 익히지 않고 먹을 경우 감염될 수 있는데, 일반적으로 약국에서 판매하는 기생충 약(알벤다졸, 플루벤다졸 등)으로는 효과가 없고, 처방해서 복용하는 기생충 약(프라지콴탈, 상품명 : 디스토시드)으로 치료할 수 있습니다. 이와 유사하게 선모충증은 돼지 등 근육에 기생하는 것으로, 덜 익은 돼지고기를 먹었을 때 감염될 수 있습니다.

개회충증은 개회충의 부화한 충란을 먹을 때 나타날 수 있습니다. 주로 아이들이 모래놀이를 하다가 입이나 코를 연달아 만질 때 나타날 수 있는데, 이는 개나 고양이의 대변에 포함된 충란이 모래에 섞여 있을 수 있기 때문입니다. 이때도 개회충증 진단을 받고 구충제를 복용합니다.

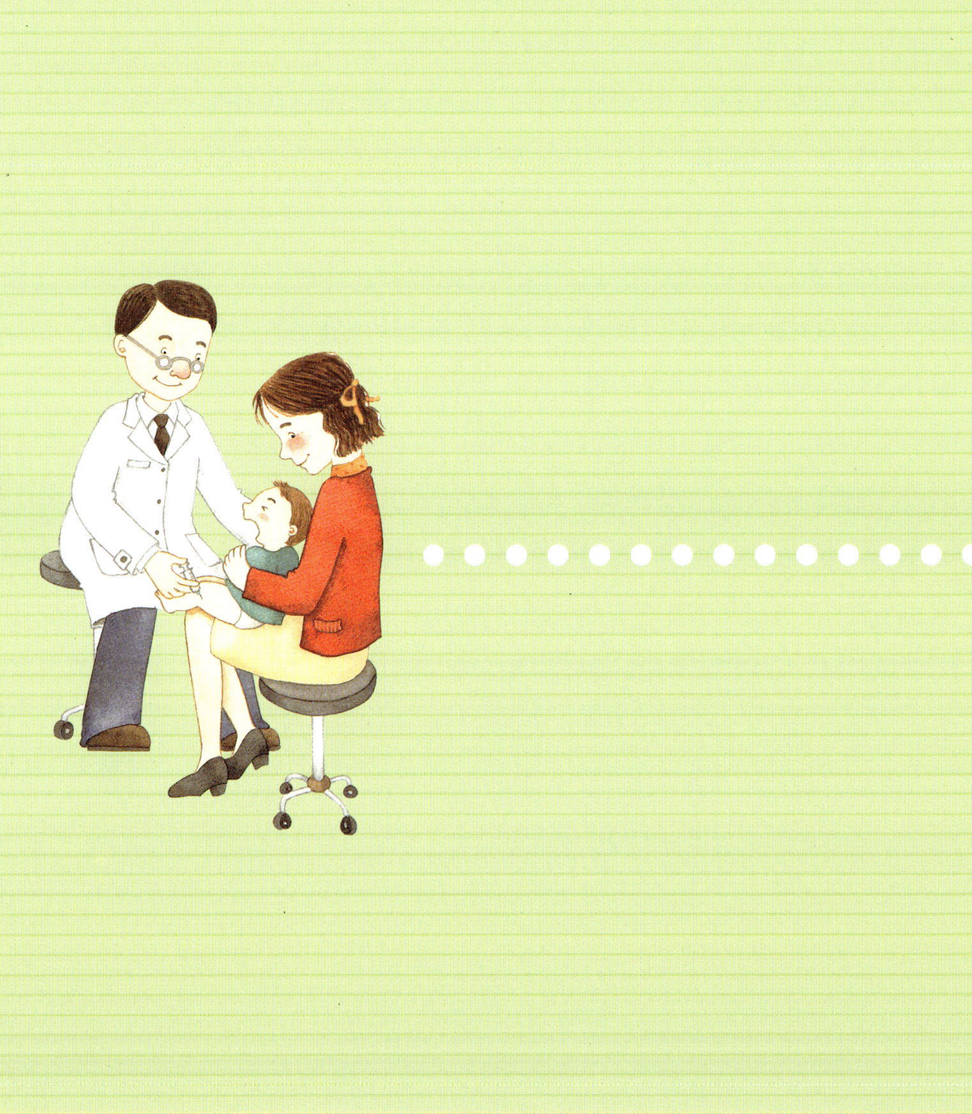

미리미리 예방하고 관리해요

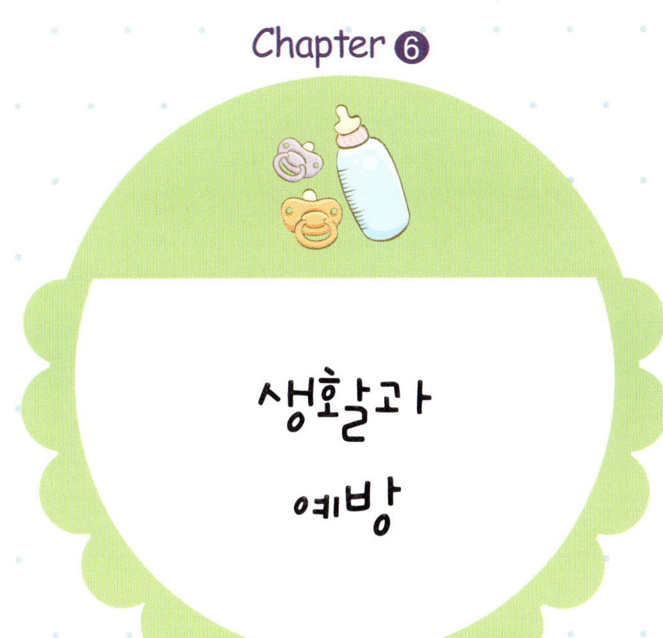

생활과
예방

Check Point

- 뇌수막염(히브)백신, 폐구균 백신, A형 간염 백신, 로타 바이러스 백신 등은 이미 안정성과 효용성이 입증된 백신들로 반드시 접종해야 합니다.

- 예방접종 후 생길 수 있는 반응은 발열, 접종 부위의 발적, 통증 등입니다. 이런 경우 해열 진통제를 먹거나 주사를 맞은 부위에 냉찜질을 해주면 2~3일 내로 호전됩니다.

- 접종 시기를 미루는 것은 문제 없으나 5일 이상 앞당기는 것은 안됩니다. 5일 이상 앞당기면 접종 무효가 되기 때문입니다.

- 이전 접종이 적절한 시기에 문제없이 진행된 거라면 유효한 것으로 판정하기 때문에 접종 간격이 길어지더라도 처음부터 다시 접종하지는 않습니다.

- 뇌수막염(히브)백신, A형 간염 백신, B형 간염 백신의 경우에는 제조회사가 다르더라도 교차 접종이 가능합니다. 반면 디피티, 로타 바이러스 백신, 폐구균 백신은 가능한 한 같은 제조회사 백신으로 접종할 것을 권장합니다.

- 독감 백신은 접종 효과가 1년을 넘기지 못하고, 바이러스 변이 가능성 때문에 매년 접종해야 합니다. 독감으로 인한 합병증과 전염력을 고려할 때 대부분의 사람에게 접종이 권장됩니다.

- 검진에서 B형 간염 항체가 없다고 꼭 접종을 다시 할 필요는 없습니다. 그러나 항체 검사에서 음성인 경우 1회 접종 후에 다시 정확한 항체검사(EIA법)로 검사할 것을 권합니다.

- 백신의 종류가 다른 경우에는 생백신 사이의 접종 간격의 문제가 아니라면 고려할 필요가 없습니다. 생백신의 경우 수두와 MMR만 동시 접종이 가능하고, 다른 생백신 사이의 접종 간격은 4주 이상을 두어야 합니다.

알고 싶은 예방접종의 Q&A

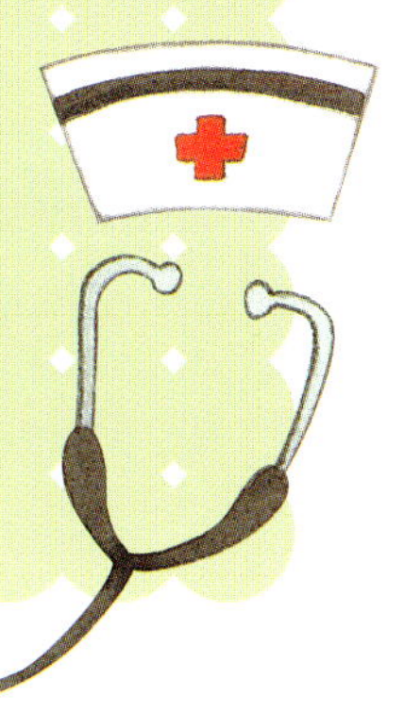

예방접종은 우리 아이가 자라면서 걸릴 수 있는 각종 위험한 병을 미리 예방할 수 있는 중요한 방법입니다. 예방접종은 태어나자마자 하는 B형 간염 백신에서부터 최근에 나온 자궁경부암 백신에 이르기까지 종류가 다양하고, 투여 시기와 적응증도 다양합니다. 이번에는 예방접종에 관해서 가장 많이 궁금해하는 몇 가지 문제에 대해서 집중적으로 살펴보겠습니다.

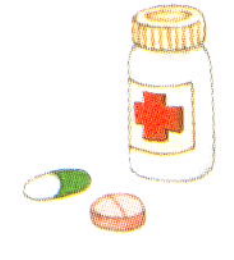

예방접종! 이것이 궁금하다!

예방접종은 아이의 건강을 위해 꼭 필요한 것이지요. 그만큼 엄마들은 궁금한 점이 많습니다. 초보 엄마가 가장 궁금해하는 내용을 정리했습니다.

Q 선택 접종(뇌수막염, 폐구균, A형 간염, 로타)은 꼭 해야 할까요?

A 100% 안전하고, 100% 효과가 있는 백신은 단 하나도 없지만, 현재 소아청소년과에서 접종하고 있는 백신들은 이미 많은 나라에서 안전성과 효용성을 검증받았습니다. 또한 기본 접종과 선택 접종의 분류는 어디까지나 국가 전체의 입장에서 고려한 것이므로 아이들 개개인에게 있어서는 분류와 상관없이 모두 접종을 하는 것이 좋습니다.

영유아기에 접종하는 네 가지 백신 중에 뇌수막염(히브)백신, 폐구균 백신은 영유아기에 걸릴 수 있는 심각한 질환을 예방하기 위함이고, A형 간염 백신은 청소년기, 성인기에 걸릴 수 있는 것을 미리 예방하는 목적이 강하며, 로타 바이러스 백신은 아주 흔하게 걸릴 수 있는 장염을 예방하는 것이 목적입니다.

뇌수막염(히브) 히브균은 세균성 뇌수막염, 후두개염 등을 일으킬 수 있습니다. 세균성 뇌수막염은 사망에 이를 수 있고, 사망하지는 않더라도 뇌에 심각한 손상을 남길 수 있습니다.

폐구균 폐구균은 히브균과 마찬가지로 세균성 뇌수막염을 일으킬 뿐만 아니라, 세균성 폐렴, 난치성 중이염을 일으킬 수 있는데, 다른 바이러스 감염 후에 2차 감염으로 동반되기도 합니다.

A형 간염 소아기에 감염되었을 경우 가볍게 앓고 지나갈 수 있으나, 청소년기나 성인기에 감염되면 심각한 후유증을 남길 수 있습니다. A형 간염은 청소년기나 성인기에 감염이 될 가능성이 많은데, 최근 국내 조사에서도 청소년기나 성인기에는 항체가 10% 미만으로 떨어져 청소년과 성인에게도 접종의 중요성이 강조된 백신입니다.

로타 바이러스 5세까지는 95%의 소아가 감염이 될 정도로 흔하며 첫 번째 감염이 영유아기에 있을 시에는 심하게 앓고 지나가는 질환입니다. 로타 바이러스 장염은 전 세계적으로 매년 60만 명이 사망하는 질환이지만, 실제 개발도상국이나 선진국에서는 이로 인해 사망하는 경우는 드문 일입니다. 그러나 심한 구토와 설사를 동반하므로 어린아이들이 감염되면 심한 탈수로 입원을 하는 일이 생기기도 합니다.

Q 접종 후 열, 발진이 나면 어떻게 해야 하나요?

A 접종 후에는 발열, 접종 부위의 발적 또는 통증 등의 증상을 보일 수 있습니다. 이런 경우 대개는 해열 진통제를 먹이거나 주사 부위를 냉찜질해주면 2~3일 내로 호전이 됩니다. 이전 접종 때 이런 부작용이 있었다면 접종 전과 후에

아세트아미노펜이나 부루펜 등을 먹이면 예방할 수도 있습니다. 부작용 때문에 아이의 접종을 꺼리는 엄마도 종종 보는데 접종으로 인한 효과를 고려할 때 이런 이유로 접종을 피할 필요는 없습니다. 이상 반응을 줄이려면 접종 부위를 과도하게 문지르거나 긁지 않아야 합니다.

문제가 되는 부작용은 접종 후 30분 이내에 일어날 수 있는 심한 알레르기 반응인 '아나필락시스' 반응입니다. 접종 후 30분 이내에 가려움증, 두드러기 발진, 안면 부위의 부종 등이 발생하고 호흡 곤란 등의 증상이 생긴다면 빨리 응급실로 가서 조치를 받아야 합니다. 이 같은 심각한 반응이 나타날 수 있기 때문에 접종 후 30분간은 아이를 잘 지켜보아야 합니다.

부작용은 접종 당일 나타나기도 하지만 때에 따라서는(특히 생백신 접종의 경우) 1~3주 후에 나타나기도 하므로, 접종 후 3~4주 이내에 아이에게 건강상의 문제가 생긴다면 접종으로 생긴 부작용인지 확인할 필요가 있습니다. 또한 백신의 종류에 따라서 첫 번째 접종에서 이상 반응이 더 잘 나타나기도 하고, 접종 횟수가 늘어나면서 이상 반응의 빈도가 증가할 수도 있습니다. 간혹 2~4개월 아이가 예방접종 후 사망하기도 하는데, 이때는 백신에 의한 이상 반응보다는 이물질 흡인에 의한 호흡 곤란인 경우가 많습니다. 아이가 접종 후 보채면 많은 엄마가 억지로 분유를 먹여서 재우려고 하는데, 그럴 경우 위에서 응고된 분유 덩어리가 재채기를 통해서 폐로 들어가게 되면 기관지를 막아서 문제가 발생할 수 있어 주의해야 합니다.

예방접종은 오전에 하고 이상 증상이 없는지 낮 동안 잘 지켜보는 것이 좋습니다.

A 물론 정해진 날짜에 접종을 하는 것이 좋지만, 며칠 차이는 크게 영향을 주지 않기 때문에 날씨나 아이의 컨디션이 좋지 않다면 며칠 미루어도 문제는 없으나 5일 이상 앞당기는 것은 안됩니다. 5일 이상 앞당기면 접종 무효가 되기 때문입니다.

그러나 해당 질병이 유행 중이거나 유행하는 지역으로 여행을 계획하고 있다면 주치의와 상의 후에 해당 백신의 최소 접종 가능 연령에 접종을 시작하거나, 최소 접종 간격으로 따라잡기 접종을 하는 것이 필요할 수도 있습니다.

해당 백신의 최소 접종 연령보다 빨리 접종하거나, 최소 접종 간격보다 5일 이상 빨리 접종한 경우 항체가 적절하게 형성되지 않거나 부작용의 위험이 증가할 수 있기 때문에 무효로 판정하고 적절한 접종 시기를 다시 정해야 됩니다.

Q 접종 시기가 한참 지났는데, 처음부터 다시 접종해야 할까요?

A 이전 접종이 적절한 시기에 문제없이 진행된 것이라면 유효한 것으로 판정하기 때문에 접종 간격이 길어지더라도 처음부터 다시 접종하지는 않습니다. 경구용 장티푸스 백신을 제외한 대부분의 백신은 권장되는 접종 횟수를 완료하면 최종 항체 농도가 방어 가능한 수준으로 유지되기 때문에 접종 횟수만 채우면 됩니다.

하지만 접종 시기가 많이 지난 경우에는 해당 접종 횟수를 1~2회 생략할 수는 있습니다. 즉, 디피티 4차 접종이 4세 이후에 시행되면 5차 접종이 필요하지 않고, 소아마비 3차 접종이 4세 이후에 시행되면 4차 접종이 필요하지 않습니다. 또한 뇌수막염(히브)백신과 폐구균 백신도 첫 접종 시기와 현재의 나이에 따라서 접종 횟수가 달라집니다.

그런데 간혹 일부 엄마들은 이 사실을 잘못 해석하고 뇌수막염(히브)백신, 폐구균 백신을 6개월 이후나 돌 이후에 접종하려고 미루는 경우가 있는데, 이것은 잘못된 판단입니다. 뇌수막염, 폐구균, 디피티, 소아마비, 로타 등 2개월에 시작하는 백신들은 해당 질병들이 어렸을 때 걸리게 되면 심각한 합병증을 초래하기 때문에 권장 접종 시기에 반드시 맞춰야 합니다.

Q 추가 접종 시 다른 회사 제품으로 바꿔서 접종해도 될까요?

A 같은 백신이더라도 제조회사가 다르면 만드는 공정이 다르고, 단위 용적당 항원의 양, 사용하는 보존제 등의 종류가 다릅니다. 그러나 연구 결과 뇌수막염(히브)백신, A형 간염 백신, B형 간염 백신은 제조회사가 다르더라도 교차 접종 후에 항체 형성이 양호하고, 이상 반응의 빈도도 차이가 없는 것으로 밝혀졌습니다. 반면 디피티, 폐구균 백신, 로타 바이러스 백신은 제조회사 간의 공통된 연구 결과가 불충분하기 때문에 가능한 한 기초 접종만이라도 같은 제조회사 백신으로 접종할 것을 권장합니다.

이전에 접종한 제품을 모르거나 당장 구하기 어렵다면, 접종 가능한 제조회사 백신으로 접종 횟수를 채우는 것이 차선이며, 새로운 백신으로 처음부터 다시 접종하지는 않습니다. 아울러 매년 접종하는 독감 백신의 경우 매번 같은 회사 제품으로 접종하지 않아도 됩니다.

Q 독감 접종은 꼭 해야 할까요?

A 인플루엔자 바이러스에 의한 독감은 매년 가을, 겨울에 전 세계적으로 유행하는 대표적인 질환입니다. 백신 접종의 효과가 일 년을 넘기지 못하고, 바이러스의 변이 가능성 때문에 매년 접종해야 하는 번거로움은 있지만, 독감으로 인한 합병증과 전염력을 고려할 때 접종이 권장됩니다. 특히 2세 미만이나 50세 이상이라면 누구나 다 접종을 해야 하고, 임산부, 폐, 심장, 신장 등의 만성 질환

자는 꼭 접종해야 합니다. 접종을 할 수 없는 6개월 이전의 아이와 함께 생활하는 어른도 반드시 접종을 해야 하고, 밀폐된 공간에서는 전염이 확산될 수 있으므로 어린이집 등에 근무하는 사람들도 반드시 접종을 해야 합니다.

독감은 주로 호흡기 증상으로 1~4일간의 잠복기를 거쳐서 갑작스러운 고열, 오한, 두통, 근육통, 기침 등의 증상이 동반됩니다. 폐렴, 크룹(급성 후두 기관지염), 천명(기관지가 좁아져서 들리는 쌕쌕거리는 고음의 호흡음. 천식이 원인임), 모세기관지염(모세기관지에 염증이 생기는 질환) 등의 합병증을 유발할 수 있고, 노약자는 사망에 이를 수도 있습니다. 인플루엔자 바이러스는 전염력이 강해서 증상이 나타나기 하루 전부터 발병 후 5~7일까지 전염이 되는데, 주로 환자가 기침이나 재채기를 할 때 분비되는 침과 병균으로 감염됩니다. 독감 백신 접종의 효과가 70~90%인 것을 고려할 때, 접종을 했어도 독감이 유행할 때는 사람이 많이 모이는 곳을 피하고 외출 후, 손발을 깨끗이 씻는 것이 중요합니다.

Q B형 간염에 대한 항체가 없다는데, 다시 접종해야 하나요?

A 의료인이거나 가족 중에 B형 간염 환자가 있는 사람, 특히 엄마가 보균자인 경우, 혈액 투석을 하는 사람들은 B형 간염 접종 완료 2~3개월 후에 간염 항체 검사가 필요합니다. 하지만 B형 간염의 경우 3회 접종으로 98~100%에서 항체가 생기는 것을 고려하면 항체 검사는 별 의미가 없습니다.

요즘 유치원이나 학교에서 B형 간염 항체 검사를 실시하고 있는데, 검사 결과 음성으로 나왔다고 해서 항체가 없다고 단정할 수는 없습니다.

B형 간염 백신은 3회 접종 후 3개월이 지나면 항체 수치가 가장 높고, 이후 줄어들었다가 이 시기에 검사를 하면 음성으로 나올 수도 있습니다. 감염 바이러스에 노출되면 면역 기억 능력에 의해 다시 수치가 높아집니다.

이런 이유로 학교에서 검진했을 때 항체가 없다고 해서 접종을 다시 할 필요는 없습니다. 하지만 3회 접종으로 항체가 생기지 않았다 해도 재접종으로 일부 항체를 만들 수도 있으며, 한 번 더 접종했다고 이상 반응이 심하게 나타나는 것은 아닙니다. 항체 검사에서 음성인 경우에는 1회 접종 후에 다시 정확한 항체 검사(EIA법)를 해보길 권합니다.

 외국으로 나갈 예정인데, 접종은 어떻게 해야 되나요?

 최근 아이들과 해외여행을 하거나, 해외로 파견 근무를 나가는 일이 많이 있습니다. 당연히 우리나라에서 기본 접종이나 선택 접종에 해당되는 것은 출국 전까지 접종을 마쳐야 하지만, 목적지의 환경에 따라서 혹은 해당국의 요구 사항에 적합한 접종을 미리 해야 할 경우도 있습니다. 최소한 출국을 준비하는 단계에 접종을 시작해야 합니다.

우리나라에서는 생소하지만 열대지방을 장기간 여행할 경우 꼭 접종해야 하는 것으로 황열 백신이 있습니다. 황열은 모기에 의해 황열 바이러스가 매개되어 발생합니다. 고열과 함께 황달이 생기고 출혈이 심해 사망할 수 있는 무서운 병이지만, 접종을 통해 거의 100% 예방 가능합니다. 열대 아프리카나 중남미 일부 지역에서 발생하기 때문에 이들 나라에서 오거나 경유하는 경우 국제 예방접종 증명서가 필요하고, 여행을 갈 경우에는 접종을 하고 가는 것이 안전합니다. 하지만 백신에 의한 뇌염의 가능성 때문에 생후 9개월까지는 접종을 연기하는 것이 좋고, 출발하기 적어도 10일 전에 맞아야 합니다. 국내에서는 국립인천공항검역소(032~740~2703)에서 접종이 가능하고, 유효기간은 약 10년으로 알려져 있습니다.

만약 아이와 함께 유럽이나 다른 선진국, 또는 유명한 휴양지 특히 주로 호텔에 머문다면 크게 접종에 주의를 하지 않아도 됩니다. 다만 인플루엔자의 경우 어느 곳에서나 유행할 수 있으니 현재 아이 나이에 맞춰 예방접종을 하는 정도로 충분합니다. 이밖에 위생 상태와 연관되어 필요한 접종으로는 폴리오, 장티푸스, A형 간염이 있습니다.

위의 내용 외에도 인터넷상으로 질병관리본부와 국립검역소의 홈페이지, 각 병원의 해외여행 클리닉의 사이트 등을 통해 자세한 정보를 얻을 수 있습니다.

해외 여행을 갈 경우 꼭 확인하세요

· 국립인천공항검역소

  http://nqs.cdc.go.kr/kcdchome/quarantine/incheon-airport/

  main/main.jsp

· 질병관리본부 http://travelinfo.cdc.go.kr/NewUser/default.jsp,

· WHO http://www.who.int

· 미국 CDC http://wwwnc.cdc.gov/travel/default.asp

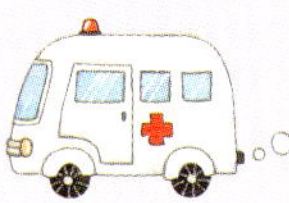

Q 동시 혹은 혼합 백신으로 접종해도 되나요?

A 여러 가지 백신을 동시에 접종하는 것은 병원을 방문하는 횟수와 실수로 접종을 빠뜨리는 확률이 줄어서 예방접종률을 높일 수 있기 때문에 권장합니다. 실제로 2, 4, 6개월에 네다섯 가지 백신을 동시 접종하더라도 이상 반응의 위험이 높아지지는 않으며, 항체 형성에 어떠한 영향도 미치지 않습니다.

아이가 한꺼번에 여러 개의 주사를 접종하는 것이 안쓰럽다면 2~3개 정도로 합쳐서 접종해도 좋습니다. 하지만 두 가지 생백신을 동시에 접종하는 것은 연구결과의 부족으로 권장하지 않습니다. 단, 수두와 MMR은 동시 접종이 가능합니다. 일본뇌염을 생백신으로 접종할 경우 수두와 MMR을 접종하는 시기와 한 달 이상의 간격을 두어야 하고, 독감을 비강분무하는 생백신으로 접종하기를 원한다면 역시 일본뇌염 생백신, 수두, MMR과 한 달 이상의 간격을 두는 것이 좋습니다.

최근 들어 기존에 접종하던 백신을 합쳐서 혼합 백신으로 만드는 경향이 있습니다. 접종 시기가 비슷한 디피티와 소아마비, 수두와 MMR, 뇌수막염과 B형 간염을 합치는 다양한 조합이 있으며, 미국을 비롯한 다른 나라에서 이미 승인을 받고 사용 중에 있습니다. 이런 혼합 백신의 접종은 처음은 아닙니다. 디피티는 디프테리아, 파상풍, 백일해를 합쳐놓은 혼합 백신이며, MMR도 홍역, 볼거리, 풍진을 합쳐 놓은 것으로 이미 50년 이상 혼합 백신으로 사용하고 있습니다. 따라서 이미 국내 승인을 받고 출시된 제품이라면 다른 국가에서 충분히 사용한 임상경험이 있기 때문에 안심하고 접종해도 좋습니다.

Q 폐구균 접종을 하면 중이염에 걸리지 않나요?

A 폐구균 백신 접종의 주 목적은 중이염 예방에 있다기보다, 폐구균에 의한 심한 합병증인 폐렴, 세균성 뇌수막염 등에 의한 심각한 후유증이나 사망을 막고자 하는 데 있습니다. 더불어 폐구균이 중이염도 일으키기 때문에 부수적으로 중이염도 예방할 수 있습니다. 하지만 단순히 중이염 예방만을 위해 폐구균 백신을 접종하는 것은 아닙니다.

폐구균 백신 접종과 중이염 발생 빈도 감소에 관한 연구 결과들을 살펴보면, 접종 후에 전체 급성 중이염의 빈도는 6~8% 감소했고, 폐구균 백신에 포함된 균주에 의한 중이염의 빈도는 57% 감소했습니다. 또한 반복적으로 중이염이 발생하는 것은 9~23% 감소했고, 중이염이 호전되지 않아서 튜브를 넣는 수술을 하는 경우도 20%가량 감소했습니다. 이상의 연구 결과를 종합할 때, 폐구균 백신이 소아 급성 중이염의 발생 빈도를 줄이지는 못하기 때문에 단지 급성 중이염의 예방만을 목적으로 한다면 추천하지 않습니다. 그렇다고 해서 폐구균 백신이 중이염과는 전혀 무관한 백신이라는 의미는 아니며, 오히려 항생제에 잘 반응하지 않는 난치성 중이염 예방에 효과를 볼 수 있습니다.

소아에게 중이염은 폐구균 이외의 다른 세균과 바이러스에 의해서도 생길 수 있으며, 폐구균 백신에 포함된 열세 가지 종류(아형) 이외의 또다른 종류(폐구균에는 총 90가지의 종류가 있으며, 영유아에게 접종하는 백신은 이 중 흔하게 걸리는 열 가지 혹은 열세 가지 종류에 대한 백신입니다)에 의해서도 감염될 수는 있습니다. 그러나 다른 세균이나 바이러스 혹은 백신에 포함되지 않은 폐구균의 다른 종류들은 일반적으로 사용하는 항생제에 쉽게 반응하지만 폐구균 백신에 포함된 열 가지 혹은 열세 가지 종류는 국내 연구만을 보더라도 페니실린이라는 가장 흔하게 처방되는 항생제에 85%의 내성을 보인다고 알려져 있습니다.

따라서 폐구균 백신 접종으로 난치성 중이염에 대해서 미리 예방할 수 있고, 실제로 소아 중이염의 세균의 30~50%는 폐구균이므로 폐구균에 의한 중이염을 예방할 수 있다고 판단할 수 있습니다. 하지만 중이염은 어릴 때 걸리면 클 때까지 수시로 반복하는 경향이 있고, 이미 중이염에 여러 번 걸린 아이들은 백신에 의한 중이염 감소 효과가 떨어질 수 있으므로 가능하면 추천 접종 시기인 2, 4, 6개월의 접종 스케줄을 지켜서 중이염에 덜 걸리도록 예방하는 것이 가장 좋습니다.

Q A형 간염은 언제 접종해야 하나요?

A A형 간염 백신은 1세 이후 접종을 권장합니다. 아이가 출생 후 12~23개월 사이에 1차 접종을 하고 1차 접종 후 6~12(18)개월 사이에 2차 접종을 권장하는

데, 이전에 접종하지 못했던 아이도 6개월 이상의 간격을 두고 2회 접종을 하는 것이 필요합니다. 만약 가족 중에 A형 간염 환자가 있었다면 가능한 한 빨리 접종하고, 위험 지역을 여행할 경우 항체 형성 기간을 고려해서 출발 4주 전에는 접종을 해야 합니다.

Q BCG 접종 부위에 문제가 생겼습니다. 어떻게 해야 할까요?

A 접종 방법과 무관하게 BCG를 접종하면 2~3주 후에 곪는 반응이 나타나고, 이후 상처를 남기면서 3개월 이내에 아물게 됩니다. 사전 정보가 없다면 곪는 반응에 큰 문제가 생긴 것으로 오해하기도 합니다. 하지만 이 반응은 면역 반응이 생기고 있기 때문에 나타나는 것이므로 걱정할 것이 없습니다. 드물게는 곪는 부위에 실제로 감염이 되는 경우도 있으므로, 접종한 주변 피부에 아주 심한 발적이 있거나 누런 액체가 흐르는 상태라면 병원에서 진료를 받아야 합니다.

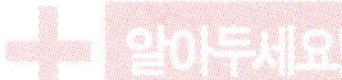

• 피내접종 : 표피 바로 밑에 있는 진피층에 0.1㎖ 미만의 약물을 투여하는 것.

어떤 엄마는 곪는 증상이 안 보여 효과가 없는 것이 아닌지 걱정을 하기도 하고, 초등학교에서는 접종의 흔적이 없다면 재접종할 것을 권하기도 했습니다. 그러나 접종 흉터로 효과를 판정하지 않기 때문에 흔적이 없다고 재접종을 하지는 않습니다. BCG 백신은 결핵 자체를 막아주기보다는 신생아가 감염되었을 때 생길 수 있는 심각한 합병증을 예방해주는 목적이 강합니다.

BCG 접종은 보건소에서 주로 하는 피내 접종의 경우 정상적으로 생기는 흉터 이외에도 접종 부위와 같은 편에 있는 겨드랑이, 목, 쇄골 부위에 BCG균에 의한 임파선염이 드물게(면역 기능이 정상인 아이의 1% 미만) 생길 수 있습니다. 이런 반응은 접종 2주~24개월 이내에 생길 수 있고, 대개는 자연 치유되지만 심한 경우에는 굵은 바늘로 흡인하는 시술이 필요할 수 있습니다.

 일본 뇌염 접종 시, 생백신과 사백신을 교차 접종해도 되나요?

A 생백신이 처음 나왔을 때에는 다양한 조합으로 교차 접종을 권장하기도 했습니다. 그러나 최근에는 교차 접종에 대한 구체적인 연구 결과가 없기 때문에 권장하지 않습니다. 따라서 교차 접종 시 항체 형성에 문제가 없다는 연구 결과가 확인되기 전까지는 생백신으로 이미 접종을 한 아이는 생백신으로 접종을 마치고, 사백신으로 접종을 한 아이는 사백신으로 접종을 마칠 것을 권장합니다.

만약 여러 가지 이유로 기존 접종하던 백신의 종류를 바꾸고 싶다면, 기존 접종은 무시하고 기초 접종만 새로운 백신으로 접종하는 방법이 있습니다. 사백신의 경우에는 1~2주 간격으로 2회 접종 후 1년 뒤 3차 접종을 하는 것이 기초 접종이고, 생백신은 1년 간격으로 2회 접종하는 것을 기초 접종으로 생각할 수 있습니다.

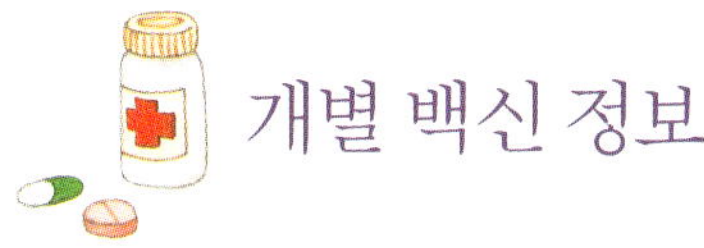 # 개별 백신 정보

개별 백신에 대해 좀 더 알려드리겠습니다. 물론 병원에서 알아서 다 해주지만 부모들이 백신에 대한 정보를 미리 습득하고 있는 것이 좋습니다.

BCG 백신

예방 가능한 질병 결핵균에 의한 질환(폐결핵, 결핵 수막염, 속립성 결핵 등)

특징 생백신으로 면역력이 눈에 띄게 떨어진 경우 접종이 어렵습니다. 일차 결핵 감염은 예방하지 못하지만, 영유아나 어린 소아에게서 심각한 합병증을 일으킬 수 있는 결핵 수막염과 파종 결핵의 발생을 예방할 수 있는 유일한 결핵 백신입니다.

효과 BCG의 결핵으로 인한 사망 방지는 65%, 결핵 수막염 발생 예방 효과는 64%, 파종 결핵 발생 예방 효과는 78%입니다. BCG 접종 후 예방 효과의 지속 기간은 확실히 알려진 바는 없지만, 점차 감소해 10~20년 후에는 유의한 효과가 없는 것으로 알려지고 있습니다.

DTaP(디피티) 백신

예방 가능한 질병 디프테리아, 파상풍, 백일해

특징 디피티 백신은 부작용이 많아서 접종을 꺼렸던 백신이나, 최근 백신 제조 기술의 발달로 위험이 많이 감소했습니다. 세 가지 질환 모두 생명을 위협하고 심각한 합병증을 일으킬 수 있으므로, 신생아기에 적절한 횟수로 접종해야 하며, 청소년기나 성인은 항체가 급속하게 떨어지므로 10년을 주기로 재접종이 필요합니다. 또한 다른 백신과 동시 접종이 가능합니다. 제조사에 따라서 백일해의 구성 항원의 종류와 용량이 다르며, 안정성의 표준화 작업이

이루어지지 않아서, 기초 접종 3회는 가능한 같은 제조사 백신으로 접종하기를 권장하나, 모를 경우엔 사용 가능한 다른 제조사 백신으로 접종할 수 있습니다.

효과　성인 3회 접종, 영아 4회 접종 후 디프테리아에 대한 예방 효과는 97%, 파상풍은 100%, 백일해는 80~85%로 알려져 있습니다. 생후 2세 이전에 항체가 감소하기 시작하므로, 2세 이전과, 4~6세에 추가 접종 후 10년 주기로 재접종이 필요합니다.

소아마비(폴리오) 백신

예방 가능한 질병　소아마비

특징　현재 국내에서는 소아마비 질환을 유발할 가능성이 있는 경구용 생백신은 사용하지 않고 있고, 주사용 사백신만 사용하고 있습니다. 다른 모든 백신과 동시 접종이 가능합니다. 디피티와 혼합된 백신이 2010년부터 사용되고 있습니다.

효과　2회 접종 후 90%, 3회 접종 후 99%의 항체 양성률을 보입니다.

MMR 백신

예방 가능한 질병　홍역, 볼거리, 풍진 바이러스에 의한 질환

특징　홍역, 볼거리, 풍진의 세 가지 바이러스에 대한 항체를 만드는 생백신으로, 면역 기능이 떨어지거나 임신 중에는 접종할 수 없습니다. 같은 생백신인 수두와 다른 사백신들과는 같은 날 동시 접종이 가능합니다. 다른 생백신(수두, 일본뇌염 생백신, 비강분무형 독감 생백신)과 따로 접종할 경우에는 4주 이상의 간격을 두어야 합니다. 4주 이내에 접종했을 경우에는 나중에 접종한 백신을 무효로 판단합니다. 접종 후 28일 이내에는 선천성 풍진증후군

의 가능성 때문에 임신을 피해야 합니다. 홍역에 노출된 지 72시간 내에 접종을 하면 예방 효과가 있으나 풍진, 볼거리는 노출 후에 접종해도 예방 효과가 없습니다.

효과

홍역 : 12~15개월에 접종 시 항체 양성률이 95~98%이고, 면역 상태는 평생 지속됩니다. 처음 접종 시 항체가 생기지 않은 경우에 2차 접종 시 90% 이상 면역 반응이 생깁니다.

볼거리 : 접종 후 항체 양성률이 96~98%로 매우 높고 12년 이상 지속됩니다. 연구 결과 1회 접종 시는 66%로 낮고, 2회 접종을 해야 항체가 상승하기 때문에 2회 접종을 권장합니다.

풍진 : 12개월에 1회 접종 후 항체 양성율이 95% 이상이고, 최소한 15년 이상 면역 기능이 지속됩니다.

수두 백신

예방 가능한 질병 수두 바이러스에 의한 질환

특징 수두에 대한 항체를 만드는 생백신으로 면역 기능이 떨어진 경우나 임산부는 접종할 수 없습니다. 접종 후 최소한 한 달 이내에는 임신을 피해야 합니다. 같은 생백신인 MMR 백신, 다른 사백신들과는 동시 접종이 가능합니다. 다른 생백신(수두, 일본뇌염 생백신, 비강분무형 독감생백신)과 따로 접종할 경우에는 4주 이상의 간격을 두어야 합니다. 4주 이내에 접종했을 경우 나중에 접종한 백신을 무효로 판단합니다. 접종 후 6주간은 라이 증후군의 발생 가능성 때문에 아스피린은 사용하지 않습니다. 수두에 노출된 지 3~5일 이내에 접종하면 예방 효과가 있고, 감염이 되더라도 가볍게 앓고 지나갑니다.

효과 1회 접종 4~6주 후 감염에 대한 방어율은 70~100%, 심한 질환에 대한 방어율은 95~97%로 보고됩니다. 수두 유행 시 접종자의 10~15%는 감염이 될 수 있으나, 심한 감염으로 이어지는 경우는 드뭅니다.

일본뇌염 백신

예방 가능한 질병 일본뇌염 바이러스에 의한 뇌염(30%의 치사율)

특징 생백신과 사백신의 두 가지 종류가 있는데, 제조 과정과 접종 횟수의 차이가 있으나, 두 가지 모두 90% 이상의 항체 형성률을 보이고 심각한 부작용의 빈도는 드물게 나타납니다. 일본뇌염 생백신과 사백신 사이의 교차 접종은 연구 결과의 부족으로 권장하지 않습니다. 사백신은 다른 종류의 백신과의 동시 접종은 가능하나, 생백신은 다른 생백신(수두, MMR, 비강분무형 독감생백신)과의 동시 접종을 권장하지 않고, 최소한 한 달의 간격을 둘 것을 권장합니다.

효과

사백신 : 1, 2, 3회 접종 후 각각 85%, 90%, 98%의 방어 효과를 보였고, 25~30년간 항체가 지속됩니다.

생백신 : 1회 접종 후 80~95%, 2회 접종 후 98~100% 방어 효과를 나타냈고, 장기적 항체 지속 기간에 대한 연구는 진행 중입니다.

▶ 정기 예방접종표

출생시	B형 간염 1차
0~4주	BCG
1개월	B형 간염 2차
2개월	DTaP 1차, 폴리오 1차, Hib(뇌수막염) 1차, 폐구균 1차, 로타 1차
4개월	DTaP 2차, 폴리오 2차, Hib 2차, 폐구균 2차, 로타 2차
6개월	B형 간염 3차, DTaP 3차, 폴리오 3차, Hib 3차(리퀴드 페드힙은 제외), 폐구균 3차, 로타 3차(로타릭스 제외)
12~15개월	수두, MMR, Hib 추가, 폐구균 추가
12~23개월	일본 뇌염 1차(사백신은 1~2주 후 2차 접종), A형 간염 1차
15~18개월	DTaP 추가 1차
2세	일본 뇌염 2차(사백신은 3차), A형 간염 2차(1차 접종과 6개월 간격)
4~6세	DTaP 추가 2차, 폴리오 추가, MMR 추가
6세	일본 뇌염 추가(사백신은 12세에도 추가 있음)
11~12세	성인용 Td/TdaP(이후 10년마다 접종) *Td/TdaP : 청소년 및 성인에게 접종 가능한 백일해 성분을 포함하고 있는 백신으로 11세 이상 연령군에서 접종 가능한 백신임. 인유두종 바이러스 백신(1차 접종 후 1~2개월 후 2차, 6개월 후 3차)
매년 10~12월	인플루엔자 백신(독감 백신)은 6개월 이상인 아이에게 접종, 초회 접종 시 4주 간격으로 2회 접종

* 위 스케줄은 기본 접종과 권장 접종을 포함한 것으로, 적절한 접종 시기를 놓친 경우는 소아과 전문의와 상담이 필요합니다.

* 출처 : 2008년 대한소아과학회 추천 소아와 청소년 정기 예방접종표

Check Point

- 대부분의 두뇌 손상은 후유증 없이 좋아지는데, 머리를 다친 뒤 의식이 뚜렷하고, 피부색도 정상이라면 큰 부상이 아닙니다. 그러나 다친 뒤 이틀 정도는 아이의 상태를 잘 지켜보는 것이 좋습니다.
- 아이가 이물질을 먹었을 경우 구토를 시키거나 우유를 마시게 하는 것은 더 심각한 피해를 줄 수도 있습니다. 무엇을 먹었는지 알 수 없을 때는 빨리 응급실로 데려가는 것이 좋습니다.
- 보행기는 걸음을 제대로 배우는 데 방해가 될 수 있고 사고의 위험이 높기 때문에 가능한 한 태우지 말 것을 권합니다.

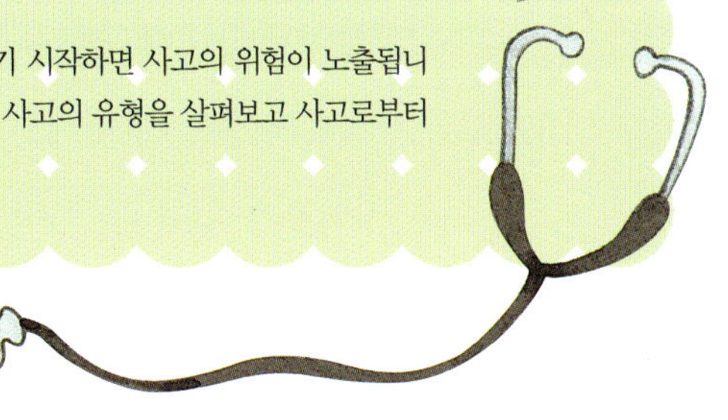

사고로부터 우리 아이 지키기

아이가 왕성한 호기심을 가지고 집 안을 기어다니기 시작하면 사고의 위험이 노출됩니다. 이 장에서는 아이들에게 흔히 발생하는 다양한 사고의 유형을 살펴보고 사고로부터 아이를 지키는 방법에 대해 알아보겠습니다.

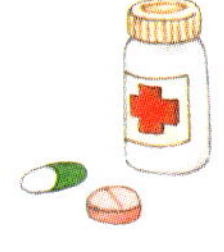

아이가 머리를 다쳤어요

아이가 뇌를 감싸고 있는 머리를 다치면 엄마로서 이보다 더 큰일이 없을 겁니다. 이러한 상황에 부모가 당황하면 아이는 더 무서워하게 되므로 차분하고 빠르게 조치를 취해야 합니다. 특히 어떤 경우에 빨리 병원으로 옮겨야 하는지 알아보겠습니다.

응급실로 가야 하는 경우

걸음마를 하기 전까지는 아이들이 넘어지거나 높은 곳에서 떨어져서 머리를 다치는 일은 비교적 흔하게 일어납니다. 엄마도 모르는 사이에 뒤집기를 시작한 아이가 침대에서 떨어져 엄마의 간담을 서늘하게 만드는 일도 종종 있습니다.

많은 엄마의 걱정과 달리 대부분의 두뇌 손상은 후유증 없이 좋아집니다. 머리를 다친 뒤 의식이 뚜렷하고 피부색도 정상이라면 대개의 경우 큰 부상은 아닙니다. 하지만 아이에게 다음과 같은 증상이 나타난다면 심각한 상태일 수도 있으니 빨리 병원으로 가는 것이 좋습니다.

- 두피의 상처가 많이 벌어져서 봉합이 필요할 때
- 두통이 지속적이고, 더 심해질 때
- 구토가 3회 이상 있을 때
- 사물이 두 개로 보인다고 말할 때
- 잠든 아이를 깨우기 힘들고, 의식이 혼미해 보이고 호흡이 불규칙할 때
- 걸음걸이나 말투가 이상할 때
- 어지럼증이 사라지지 않고 반복적일 때
- 10분 이상 지속적으로 울고, 달랠 수 없을 정도로 심하게 보챌 때
- 코나 귀로 피나 맑은 액체가 흘러나올 때
- 양쪽 동공의 크기가 달라 보일 때
- 얼굴이 갑자기 창백해지고, 한 시간 이상 지속될 때
- 경기를 할 때
- 잠깐이라도 의식을 잃을 때
- 대소변을 가리는 아이일 경우 대소변 조절을 할 수 없을 때

머리를 다치고 난 후 48시간이 중요해요

위에서 언급했듯이 아이가 머리를 다치면 최소한 이틀은 아이의 상태를 지켜보는 것이 필요합니다. 출혈이 조금씩 진행되어 머리 안에 피가 많이 고이면서 증상이 나타날 수 있기 때문입니다.

또한 아이는 어른보다 뇌부종이 쉽게 진행될 수 있으므로 최소한 48시간 동안은 아이의 행동이 이상한지, 호흡을 제대로 하고 있는지, 피부색은 변하지 않는지 잘 살펴보아야 합니다.

잠을 자야 할 시간에 머리를 다쳤는데 의식을 잃는 등의 이상 증상을 보이지 않는다면 피곤해져서 잠을 자려하는 아이를 억지로 자지 못하게 할 필요는 없습니다. 머리를 다친 뒤에는 두 시간 정도 누워서 쉬게 하는 것이 좋습니다. 이때 부모가 아이의 옆에 같이 있거나 함께 자는 것이 좋습니다. 아이의 상태를 잘 살펴보고, 밤이라면 최소한 네 시간 간격으로 아이를 깨워서 의식이 있는지 확인하는 것도 필요합니다. 집에 펜 라이트 같은 것이 있다면 아이의 동공이 지나치게 열려 있지 않은지 확인하는 것도 도움이 됩니다. 잠을 자는 아이가 호흡이 불규칙해지거나 아무리 흔들어 깨워도 반응이 없다면 빨리 병원에 가 진찰을 받아야 합니다.

아이들은 머리를 다친 뒤, 흔히 구토 증상을 보입니다. 구토 없이 두 시간 이상이 지나면 물이나 맑은 수프 정도만 주는 것이 좋습니다. 또한 아이가 머리가 아프다고 하더라도 의사의 처방 없이 타이레놀이나 부루펜과 같은 진통제를 주어서는 안 됩니다. 진통제를 먹이면 출혈량이 증가하거나 두뇌가 부어올라서 원래 나타나야 할 증상이 나타나지 않거나 가볍게 만들어 치료 시기를 놓칠 수 있기 때문입니다.

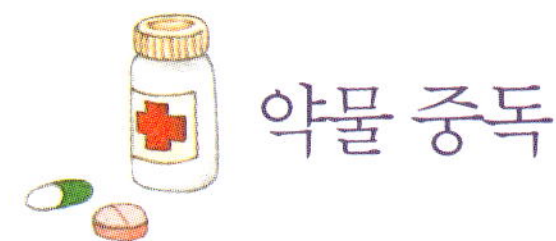

약물 중독

아무거나 입으로 가져가는 아이들에게 흔히 일어나는 사고 중의 하나는 약물 중독입니다. 이때 아이가 먹은 것에 따라 위험도가 다를 수 있는데, 응급조치 후에 빨리 병원으로 가야 하는 것이 있는가 하면, 많이 먹지 않으면 큰 문제가 되지 않는 것들도 있습니다.

아이가 먹으면 특히 위험한 것들

다음은 아이가 먹으면 치명적인 문제를 일으킬 수 있는 것들입니다. 자세히 살펴보고 아이가 가까이 가지 않도록 주의하세요.

산, 알칼리 알칼리성이 강한 양잿물이나 산성이 강한 황산, 염산, 휘발유, 각종 살충제나 표백제, 염색약, 파마약 등은 아이들이 먹으면 식도 점막에 심한 화상을 입힐 수 있습니다. 이때는 구토를 하는 것이 오히려 2차 손상을 불러올 수 있기 때문에 약간의 물이나 우유를 마시게 한 뒤 병원으로 가야 합니다.

수은 전지 아이가 카메라나 손목시계에 들어 있는 원반형 수은 전지를 먹었다면 수은 전지의 부식으로 위에 구멍이 뚫리거나 중금속에 노출될 염려가 있기 때문에 빨리 병원으로 가서 전문의의 진찰을 받아야 합니다.

에틸알코올 먹을 수 있는 100% 에틸알코올의 경우 몸무게(kg) 당 3㎖의 양을 한 시간 내에 섭취하면 소아에게는 치명적일 수 있습니다. 참고로 성인의 경우 위험 수치는 5~8㎖/kg입니다. 일반 소독용 알코올에는 70%, 맥주에는 4~5%, 막걸리에는 6%, 포도주에는 12~14%, 소주에는 25%, 위스키에는 40%, 구강 청정제에는 15~25%의 에틸알코올이 들어 있습니다. 소주를 예로 들었을 때 10kg의 아이가 한 시간 내에 120㎖ 이상을 먹으면 위험합니다.

메틸알코올　먹을 수 없는 알코올로, 흔히 세정제, 연료용 알코올, 윈도 워셔액, 페인트 제거제 등에 포함되어 있습니다. 아이들이 흔히 주스로 오인하고 먹기도 하는데, 치명적인 양은 1g/kg 정도이고, 대개 1gm이 1.5㎖이기 때문에 몸무게가 10kg의 아이가 윈도 워셔액을 15㎖ 이상 먹는다면 위험합니다. 알코올은 흡수가 빠르기 때문에 빠른 시간 내에 위세척이나 구토를 시키지 않으면 위험할 수 있습니다. 이때 에틸알코올을 먹여 메틸알코올의 분해를 억제하는 방법도 있습니다.

담배　아이가 담배를 먹었다면 응급상황입니다. 그 이유는 담배 한 개비에 들어있는 니코틴은 15~20mg으로 아이의 치사량의 두 배이기 때문입니다. 특히 주스 캔에 들어 있던 담배를 삼킨 경우, 물에 녹으면 흡수가 빨라지는 니코틴의 특성을 고려할 때 그야말로 응급상황입니다. 이때는 우선 입안의 담배를 제거한 뒤 아이를 무릎 위에 엎어놓고 구토를 유도합니다. 우유나 물을 마시게 하는 것은 니코틴 흡수를 촉진하므로 위험할 수 있습니다. 이럴 경우 아이를 바로 병원으로 이동시키는 것이 가장 좋은 방법입니다.

가정에서 아이가 흔히 먹을 수 있는 것들

부모들이 한눈을 판 사이 아이가 무언가를 먹으면 엄마는 놀란 마음에 구토부터 시키는데 이는 아이를 더 힘들게 만들 수 있습니다.

이것을 고려해 가정에서 많이 사용하는 물건들을 중심으로 유해성을 살펴보도록 하겠습니다.

학용품　볼펜, 잉크, 연필, 크레용, 분필, 풀(어린이용), 지우개 등은 먹어도 해가 없습니다. 이 중에서 잉크는 청색이나 흑색은 독성이 없으나, 적색, 초록색, 자주색은 아닐린 염료를 포함하고 있어서 위험합니다. 볼펜 잉크는 30g이

치사량이기 때문에 다량 먹지 않는 한 비교적 안전합니다. 크레용도 공인 검증된 거라면 안전하지만, 검인이 없는 것은 납이나 비소 같은 독성 물질 함유량이 기준치를 넘을 수 있습니다. 특히 적색과 오렌지색은 청색증과 메트헤모글로빈혈증을 유발할 수 있습니다. 분필은 색깔이 있어도 무독성입니다. 어린이용 풀이나 수용성 접착제는 안전하지만 전문가용 미술용품이나 고무, 플라스틱 등 가정용 접착제는 톨루엔, 벤젠 등이 포함되어 있기 때문에 많은 양을 먹었을 경우 위험합니다.

화장품과 세제 헤어스프레이, 샴푸, 면도용 크림, 선탠 크림, 베이비 로션, 핸드크림, 립스틱, 3% 과산화수소, 향수, 바셀린, 립스틱, 비누, 탈취제, 치약 등은 다량 먹지 않는다면 큰 문제는 없습니다. 하지만 아세톤과 염색약은 상대적으로 적은 양에서도 독성을 낼 수 있기 때문에 주의해야 합니다. 계면활성제가 포함된 주방용 세제나 세탁용 세제, 비누는 먹어도 독성이 거의 나타나지 않는 저독성이고, 섬유 유연제, 정전기 방지제는 독성은 약하지만 다량을 먹었을 때는 위험할 수 있습니다. 살균, 소독제인 '락스'나 배수관을 뚫는 '트레펑', '펑크린' 등에 포함된 '차아염소산나트륨'은 구강, 식도, 위 점막에 닿으면 염산을 만들기 때문에 위험합니다.

기타 가정용품 어느 가정이나 흔하게 눈에 띄는 머리카락, 신문지, 실리카겔, 양초, 윤활유, 개나 고양이 먹이, 모래 등은 무독성입니다. 벌레를 죽이는 살충제에 포함된 피레스린이라는 성분은 제충국이라는 식물에서 추출한 천연 살충제인데, 포유류에서는 신속하게 대사되기 때문에 알레르기 반응만 없다면 비교적 안전합니다.

약 피임약, 제산제, 변비약 등은 비교적 무해한 것들이고, 철분 성분이 포함되어 있지 않은 비타민제도 안전합니다. 다만 다른 약들은 용량에 따라서 독성이 다르게 나타날 수 있으니 주의해야 합니다.

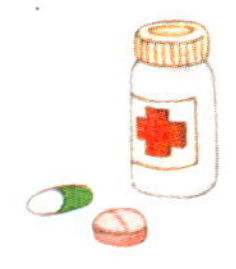

아이들의 안전사고 1위, 보행기

보행기는 명칭과 달리 걷는 데 별다른 도움을 주지 않습니다. 보행기를 사용하면 종아리 근육은 단련되지만, 정작 걷는 데 필요한 허벅지와 엉덩이 근육이 상대적으로 약화되어 오히려 걷는 데 방해가 됩니다. 또한 자신의 의지대로 쉽게 이동할 수 있기 때문에 아이의 걷고자 하는 의지와 욕구를 감소시킬 수 있습니다.

아이가 걷는 데 도움이 되는 장남감을 찾고 있다면 아이들 허리 정도의 높이에 막대가 설치된 움직이는 장난감을 아이가 밀면서 놀게 하는 것을 권합니다. 이 경우에도 아이가 미는 힘에 장난감이 쉽게 뒤집어지지 않게 바퀴는 적당히 뻑뻑한 것을 선택해야 합니다.

보행기가 여전히 애용되는 이유는 아이에게 흥미 있는 놀이기구이고, 부모의 손을 덜어주는 고마운 도구이기 때문입니다.

하지만 전문가들은 보행기가 1초당 90㎝를 질주하면 어른들이 지켜보고 있어도 사고를 막기 힘들다고 강조합니다. 그러므로 보행기를 마련했다면 의자만 돌아가게 하고, 아이 혼자 보행기를 움직이지는 못하게 하는 것이 안전합니다. 보행기는 아이가 의자에 앉아 스스로 허리를 가눌 수 있는 생후 6~8개월 후에 사용하는 것이 좋습니다. 그리고 아이의 앉은키에 맞추어 적절히 높이를 조절하는 것이 필요합니다.

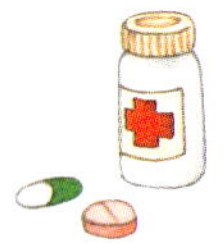# 사고가 났을 때 처치 방법들

각종 사고가 났을 때 엄마는 어떠한 처치를 해야 할까요? 사고가 난 급박한 상황에서는 엄마가 처치 방법을 알고 있어야 아이를 안전하게 병원으로 데려갈 수 있습니다.

머리를 다쳤을 때 처치 방법

가벼운 상처 처치 2세 이상의 아이가 넘어지거나 높은 곳에서 떨어져서 머리를 다친 경우, 의식을 잃지 않고 구토나 어지럼증 등이 없이 잘 놀고 있다면 다음과 같은 조치를 취하면서 지켜봐도 좋습니다. 아이의 머리에 상처가 나서 출혈이 있다면 깨끗한 가제로 10분 정도 눌러서 지혈을 시도하고, 그래도 지혈이 되지 않는다면 출혈 부위를 누른 채 병원으로 이동합니다. 이동 중에 가제 사이로 피가 새어 나오더라도 가제를 교체하지 말고, 그 위에 가제를 겹쳐서 덮어야 합니다. 출혈 부위를 눌러서 어느 정도 지혈이 되었다면 흐르는 물이나 물에 적신 깨끗한 가제로 상처와 주변 피부를 닦은 뒤 봉합이 필요할 정도로 상처가 깊은지 확인합니다. 1㎝ 미만으로 약간 벌어진 정도라면 봉합이 필요 없을 수 있으나, 사이가 많이 벌어졌거나 불규칙하게 상처가 나 있다면 봉합을 해야 합니다. 만약 잘 판단되지 않는다면 일단은 병원에서 진찰을 받는 것이 안전합니다. 머리에는 혈관이 많이 분포되어 있기 때문에 충격을 입었을 경우 출혈로 인해서 달걀처럼 부풀어 오르기도 합니다. 시간이 지나면 피가 흡수되어 가라앉지만, 다친 뒤 20분 정도 냉찜질을 하는 것이 증상 완화에 도움이 됩니다. 냉찜질은 얼음을 랩이나 수건으로 감싼 뒤 하는 것이 좋습니다.

의식이 없는 아이를 병원으로 옮길 때 머리를 다친 아이가 의식이 없거나 사지가 마비된 경우 척수 손상의 가능성이 있기 때문에 아이를 업고 병원으로 달려가서는 안 됩니다. 이런 경우 우선 구급차를 부른 뒤 아이의 머리와 목이 움직이지 않도록 베개 등으로 양쪽을 고정해주어야 합니다. 아이가 구토를 한다면 머리와 목은 움직이지 않게 하고 몸 전체를 옆으로 틀어주어서 구토물이 기도로 들어가는 것을 막아야 합니다. 아이가 숨을 쉬지 않는다면 구조대원이 올 때까지 인공호흡을 실시해야 합니다.

의식이 있는 아이를 병원으로 옮길 때 아이가 병원에 가야 할 만큼 머리를 많이 다쳤는데, 의식을 잃지 않고 마비 증세와 같은 척수 손상의 증거도 보이지 않는다면, 먼저 상처 부위를 확인하고 간단한 조치를 취한 뒤 병원 응급실로 데려가야 합니다. 아이가 구토를 한다면 아이의 몸을 숙이게 해서 구토물이 기도로 들어가는 것을 막고, 경기를 한다면 구강 주변을 깨끗하게 유지하면서 지켜봐야 합니다. 또한 부어오른 머리 부위는 얼음을 싼 수건 등으로 누르면서 이동하고, 출혈이 심하다면 상처 위를 깨끗한 가제로 가볍게 누른 채 이동해야 합니다. 두개골 골절이 동반될 경우 강하게 누르면 골절이 심해질 수 있으니 살며시 누르고 이동해야 합니다.

약물에 중독되었을 때 처치 방법

아이가 이물질을 먹으면, 물은 마시게 해도 되지만 억지로 구토를 시키지 말고 응급실로 데려가는 것이 좋습니다.

변기 청소제, 표백제, 등유, 가솔린, 벤젠, 시너, 염산, 황산, 제초제, 살충제 등 강한 산이나 알칼리성을 띠는 물질은 부식성이 강해서 이미 식도를 지나면서 화학적 화상을 입혀 놓은 상태이기 때문에 또다시 구토를 시킨다면 식도에 화상을 한 번 더 입히는 결과를 불러올 수 있습니다. 그밖에 6개월 미만의 아이가 뾰족한 것을 삼켰을 때도 구토를 시켜서는 안 됩니다.

알칼리나 약산을 마셨을 경우 차가운 물을 마시면 도움이 됩니다. 부식제들이 희석되어 구강, 식도, 위점막에 주는 손상을 줄일 수 있고, 알칼리나 약산이 점막에 닿았을 때 나타나는 화학적 반응을 줄일 수 있습니다. 우유를 마셔서 도움이 되는 경우는 계면 활성제 성분이 포함된 '홈스타', '옥시크린', '테크' 등과 같은 세정제나 세제를 먹었을 때인데, 이는 우유에 포함된 단백질 성분이 양이온 계면 활성제익 작용을 억제하는 길항제 역할을 하기 때문입니다. 이때 머이는 물이나 우유의 양은 아이의 몸무게가 10kg이면 100㎖, 20kg 정도이면 200㎖, 30kg 이상이면 250㎖가 적당합니다. 아이가 의식이 없거나 삼킬 수 없는 너무 어린 아이이거나, 호흡곤란이나 복통을 호소한다면 우유나 물을 먹이지 말고 우선 병원에 가야 합니다.

아이가 강한 산성을 마시면 병원에서 가서 비위관 튜브로 가능한 많은 산을 제거하는 처치를 받은 뒤에 충분한 양의 우유나 찬물을 먹이는 것이 좋습니다. 반면 아이가 일반 약물인 정제나 캡슐을 먹은 경우 물이나 우유를 마시면 위배출 속도가 증가하고, 약물의 흡수가 빨라져서 독성이 증가하기 때문에 오히려 해롭습니다. 나프탈렌이나 간장을 먹었을 때 우유를 먹이면 위에서 화학 반응이 일어날 수 있기 때문에 물이나 소금물을 먹여야 합니다.

다음 내용은 엄마가 꼭 기억해야 할 것들입니다.

아이가 무엇을 먹었는지 확인합니다　아이가 먹은 것이 무엇인지 모르겠다면 내용물이 담겨있던 용기를 병원에 가져가야 합니다. 용기에 붙어 있는 내용물의 라벨이 있다면 더욱 도움이 됩니다.

아이가 얼마나 먹었는지 알아보아야 합니다　이때는 가능한 한 최대량을 추정하는 것이 안전한데, 아이가 먹기 전에 용기에 얼마나 보관되어 있었는지를 알고 있다면 도움이 됩니다.

언제 먹었는지 알고 있는 것도 중요합니다　먹은 시간이 얼마나 경과했는지에 따라 치료가 달라질 수 있기 때문입니다.

이물질을 먹은 뒤 동반하는 다른 증상에 대해서 살펴봐야 합니다　구토 증상, 경기, 아이가 사람을 일시적으로 알아보지 못했는지 등을 진찰 시에 설명할 수 있으면 원인 물질의 파악과 치료에 도움이 됩니다.

이물질에 의해 기도가 막혔을 때 응급조치

아이가 이물질을 삼켜 입술이 파래지면서 쓰러지거나 호흡곤란으로 판단된다면 다음과 같은 순서로 응급 처치를 진행합니다.

우선 약간의 호흡과 말을 할 수 있다면 기도가 완전히 막힌 것은 아니므로, 기침을 하도록 유도만 하고 다른 조치를 섣불리 하지 않도록 합니다. 이물질을 손으로 꺼내거나 등을 두드리다가 오히려 이물질을 기도 안쪽으로 더 밀어 넣을 수 있습니다. 반면에 의식은 있으나 호흡과 말을 할 수 없고, 피부색이 파랗게 변한다면 복부 압박법을 시행해야 합니다. 하지만 당황하거나 방법을 잘 모른다면 재빨리 구조 요청(119 혹은 1339(응급의료정보센터))을 해야 합니다. 기도가 막혀 숨도 쉴 수 없고 의식마저 없다면 바로 인공호흡을 실시합니다.

화상을 입었을 때 처치 방법

아이의 화상 부위를 흐르는 찬물에 5~10분 정도 담근 뒤 병원으로 데려가야 합니다. 화상 부위의 옷을 벗기거나 잘라주는 것이 좋지만, 옷과 피부가 눌어붙은 상황이라면 무리하게 벗기지 말아야 합니다.

간혹 화상 부위에 간장이나 된장, 밀가루 반죽을 바르기도 하는데, 이는 염증 반응을 더 심하게 해서 감염의 위험을 높일 수 있으니 절대로 해서는 안 됩니다. 술을 붓거나 하는 것 역시 조직 손상을 입힐 수 있기 때문에 피해야 합니다.

물집이 잡히지 않고 발갛게 변하기만 한 1도 화상의 경우 화상 부위를 찬물에 담그고 진통제만 먹여도 별 문제가 없으나, 물집이 생긴 2도 이상의 화상이라면 통증은 물론 흉터가 생길 위험도 있으므로 반드시 치료를 받아야 합니다.

아이의 기도가 막혔을 때 연령에 따른 응급 처치

- **1세 이하의 영아** 아이를 팔에 올려놓고 머리와 목을 안정시켜 머리를 아래로 60도 정도 향하도록 한 뒤 손목 쪽 손바닥으로 양측 견갑골(등의 위쪽에 있는 한 쌍의 어깨뼈) 사이를 다섯 차례 정도 아주 빠르게 때린다. 만약 이 방법으로도 좋아지지 않는다면 아이를 딱딱한 바닥에 똑바로 눕힌 뒤 심폐 소생술처럼 두 손을 이용해 흉골(가슴 한복판에 세로로 있는 뼈) 부위를 다섯 차례 압박한다. 이 방법으로도 호전이 없으면 심폐 소생술을 계속하며 응급실로 옮긴다.
- **1세 이상의 여아** 아이를 바닥에 똑바로 눕힌 뒤 아이의 발쪽에 무릎을 꿇고 앉는다. 한쪽 손바닥을 아이의 배꼽과 가슴 사이의 한가운데에 놓고, 다른 손을 그 손 위에 얹은 다음 복부를 쳐올리듯이 압박하는 방법을 시도한다. 역시 이 방법으로 호흡이 돌아오지 않으면 심폐 소생술을 시행하면서 응급실로 옮긴다.
- **큰 아이** 아이를 세워서 앞으로 안고, 한 손으로 주먹을 쥐고 한 손은 그 위를 덮고서 복부를 압박한다. 역시 이 방법으로 호흡이 돌아오지 않는다면 심폐 소생술을 시행하면서 응급실로 옮긴다.

다리미, 난로, 밥솥의 증기, 국물, 정수기 물 등으로 인한 화상은 2도 화상 이상인 경우가 많기 때문에 반드시 치료를 받아야 합니다. 이런 화상은 뒤늦게 물집이 생기는 경우도 흔합니다.

감전되었을 때 처치 방법

전선줄을 씹어 화상을 입었을 때는 입가에 약간의 상처 말고는 아무런 상처가 없는 것처럼 보일 수 있습니다. 이런 감전 사고는 겉으로는 특별한 문제가 없어 보이나 내부 장기가 치명적인 손상을 입었을 가능성이 있으므로 구급차를 불러 병원으로 옮겨야 합니다.

구급차가 올 때까지 할 일은 우선 전류의 전원을 끄는 것입니다. 감전 사고를 당한 아이에게 접근할 때 아직 전원이 제거되지 않았다면 구조자도 감전될 수 있기 때문에 반드시 전원을 차단해야 합니다.

만약 전원을 끄기가 어렵다면 널빤지나 빗자루와 같은 마른 물체를 이용해서 아이를 전원에서 떼어 놓고 구조자도 플라스틱이나 고무와 같은 전기가 통하지 않는 물건 위에 서 있는 것이 안전합니다. 당황해서 이러한 원칙들이 잘 기억나지 않는다면 전화를 통해 119 구조대원의 지시에 따라 대처합니다.

전원이 제거되었다면 일단 아이의 상태를 살펴보아야 합니다. 숨은 쉬는지, 맥박은 뛰는지 확인하고 필요하다면 심폐소생술을 시행해야 하며, 헐렁하고 마른 옷가지로 화상 부위를 덮어주어야 합니다. 이러한 처치 후에는 반드시 응급실로 데려가야 합니다.

치아가 손상되었을 때 처치 방법

젖니(유치)가 빠졌거나 손상된 경우 보통 특별한 조치를 취하지 않습니다. 하지만 신경이 노출되면 그 정도에 따라 치료 방법과 경과가 달라질 수 있기 때문에 일단은 치과에서 아이의 치아 상태를 확인해야 합니다.

반면, 영구치(젖니가 빠진 뒤 생긴 이)인 경우 새로 치아를 심는 수밖에 없습니다. 하지만 이런 응급 상황에서 제대로만 조치를 한다면 본인의 치아로 다시 심는 치료가 가능합니다.

치아가 뿌리까지 빠진 경우 협조가 가능한 큰 아이라면 빠진 치아의 머리 부분을 잡고(뿌리를 잡아서는 안 됨) 빠진 부위에 잘 맞춰 넣은 뒤 치아를 꽉 물게 해서 치과로 이동합니다. 하지만 아이가 협조를 하지 않거나 이를 집어넣기 어려우면, 치아를 깨끗한 가제로 싸서 우유(혹은 생리 식염수)에 넣어 빨리 치과로 가야 합니다. 우유를 구할 수 없다면 뺨과 아랫잇몸 사이에 물고 있는 것도 좋습니다. 가능하면 30분 이내에 빠진 치아를 시술하는 것이 효과가 좋습니다. 치아가 빠질 경우 20분 안에 치료를 받으면 경과가 양호하고, 두 시간이 지나면 대개는 실패합니다.

tip

유독성 물질이 몸에 닿거나 마셨을 때!

- 유독성 물질이 닿은 옷을 벗긴다.
- 피부나 눈은 흐르는 찬물이나 미지근한 물로 15~20분간 씻긴 뒤 병원으로 이동한다.
- 아이의 눈에 유독성 물질이 들어갔을 때는 아이의 눈을 뜨게 해서 씻기는 것이 가장 효과적이다.
- 유독 가스를 마신 경우에는 빨리 환기가 잘되는 곳으로 옮긴 뒤 신선한 공기를 마시게 하면서 병원으로 이동한다.

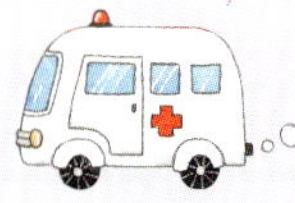

부러진 이에 대한 치료는 치과 전문의의 판단에 따르면 되지만, 주변에서 부러진 이를 발견하지 못했다면 입속으로 삼켜서 위나 기관지로 넘어갔을 가능성에 대비해서 흉부 방사선 사진으로 치아가 몸에 남아 있는지 확인해야 합니다.

약물 사고를 예방하기 위한 여러 가지 방법

처방약이든 상비약이든 모든 종류의 약은 잠금 장치를 한 상자 안에 넣어 아이의 손이 미치지 않는 곳에 보관해야 합니다. 간혹 비타민이나 아스피린 같은 약통을 식탁이나 화장대 위에 놓아두기도 하는데, 이는 아이들에게 약물 사고를 노출시킨 것이라 볼 수 있습니다. 특히 타이레놀이나 부루펜과 같은 해열제도 10kg인 아이를 기준으로 60㎖ 이상 먹게 되면 독성 용량에 해당되기 때문에 주의해야 합니다.

아이들에게 약을 먹일 때는 어두운 곳에서 먹이지 않도록 합니다. 아이들의 약은 알약보다 가루약이나 시럽이 많아서 용량을 잘못 먹일 수 있습니다. 원래의 보관 용기가 아닌 곳에 약을 잘못 보관함으로써 다른 약을 먹이는 일이 없도록 주의합니다.

청소용 세제는 항상 아이들의 손이 닿지 않는 높은 선반에 보관합니다. 싱크대 밑은 아이들이 발견하기 쉬운 장소인 만큼 피해야 합니다. 청소용 세제를 음료수병이나 음식통에 보관하여 아이가 실수로 마시는 일이 없도록 합니다. 세제통은 항상 뚜껑을 닫아놓습니다.

바퀴벌레약이나 쥐약 등을 아이들이 잘 다니는 바닥이나 가구 밑에 놓아두지 않습니다.

알코올류 역시 아이들의 손이 닿지 않는 곳에 보관합니다. 특히 집에 손님이 왔을 때 부모가 아이에게 신경 쓰지 못해 아이가 종종 술을 마시는 경우가 있습니다.

구강청정제 제품은 상당량의 알코올이 포함되어 있으므로 아이들의 손이 닿지 않는 곳에 보관합니다.

만약 오래된 집으로 이사를 했거나, 낡은 침대나 장난감 등 오래된 페인트가 묻어 있는 곳에서 아이가 생활할 경우 과다한 양의 납 성분에 노출될 수 있으니 주의해야 합니다.

향수나 염색약, 구두약 등은 아이들의 손이 닿지 않는 곳에 보관합니다.

집 안이나 집 주변에 있는 식물에 독 성분은 없는지 확인합니다.

모든 폐건전지는 다 위험하지만 특히 버튼 형태의 배터리를 먹을 경우 매우 위험할 수 있으니 모아서 버리지 말고 제때에 버리는 것이 사고를 예방할 수 있습니다.

머리 사고는 특히 예방이 중요해요!

- **아이가 차를 탈 때는 반드시 카시트에 앉히세요** 만약 아이가 커서 카시트의 기준치를 넘었더라도 키 148cm, 앉은키 74cm, 몸무게 36kg을 넘지 않았다면 안전벨트로는 부적절하므로 반드시 보조의자를 사서 앉혀야 합니다.

- **아이에게 교통 교육은 꼭 필요해요** 길을 건너거나 좁은 골목길의 교차로를 지날 때에는 반드시 좌우를 살피도록 아이에게 교육해야 합니다.

- **아이 침대 이용 시 아이가 넘을 수 없는 높이 보호대가 필요해요** 아이가 집고 일어서는 등의 행동을 할 때는 꼭 높이 보호대가 필요합니다. 아이가 침대에서 떨어져 다치는 사고가 빈번하기 때문입니다.

- **아이와 함께 쇼핑을 할 때는 쇼핑 카트보다 유모차에 태우세요** 부모가 물건을 고르려고 잠시 한눈을 판 사이에 아이가 물건을 만지려고 몸을 움직여 떨어지는 사고가 흔하기 때문에 안전한 유모차에 태우는 것이 사고를 예방하는 방법입니다.

- **주방 바닥은 늘 청결하게 유지하세요** 주방에서 미끄러져 머리를 다치는 경우가 많습니다. 또한 가끔은 종이나 신문지, 양탄자에 밀려 아이들이 넘어지기도 하기 때문에 주의를 기울여야 합니다.

- **자전거나 인라인 스케이트를 탈 때 보호 장비는 필수입니다** 반드시 어른의 감독하에 헬멧과 팔다리 보호대를 갖춘 뒤 안전한 곳에서 타도록 합니다. 헬멧만 제대로 착용해도 머리의 심각한 손상을 85%나 예방할 수 있습니다.

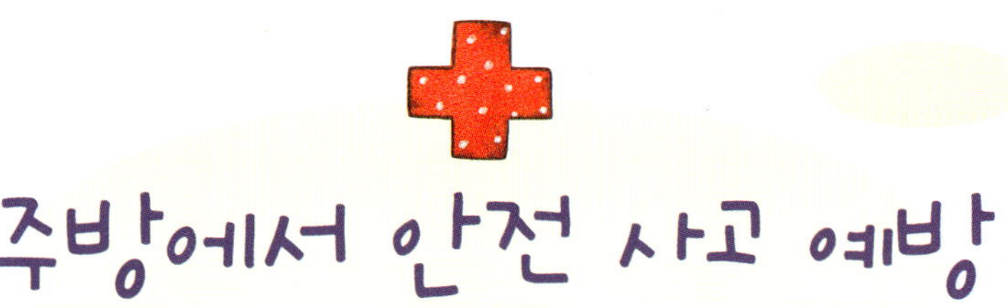

주방에서 안전 사고 예방

>>> 주방은 사고 요소가 많아요!

- 뜨거운 음식을 옮길 때는 아이를 잠시 다른 장소에 두세요. 뜨거운 물을 엎질러서 생기는 화상은 아이들에게 생기는 아주 흔한 안전사고 중 하나 입니다.

- 식탁포를 사용하지 않도록 합니다. 아이들은 손에 쥐어지기만 하면 본능적으로 끌어당기므로 식탁포 위의 뜨거운 음식을 엎지를 수 있습니다.

- 가스레인지, 난로 주변에는 아이가 접근하지 못하도록 하세요.

- 전자레인지로 우유를 데워 먹이지 마세요.
  전자레인지는 음식을 불균형하게 데우기 때문에
  아이가 혀를 데일 수 있습니다.

- 각종 전자제품의 전선이나 플러그는 아이의
  손이 닿지 않도록 설치하세요.

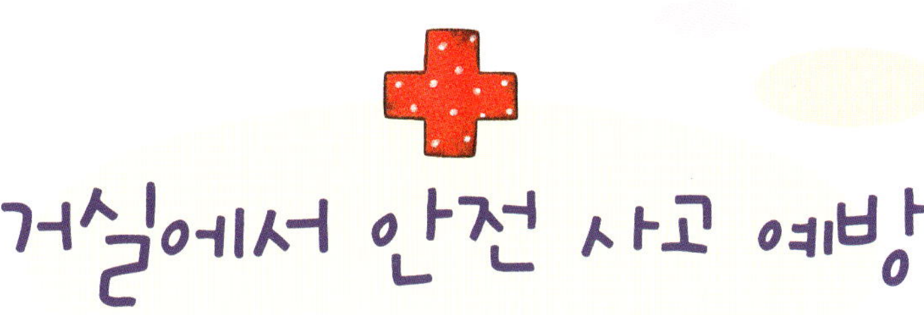

- 거실의 사용하지 않는 전기 콘센트에는 안전 캡을 씌워요.

- 복잡하게 얽혀 있거나 길게 늘어져 있는 전선은 정리해두세요.

- 전기로 작동되는 장난감은 작동 중에 불꽃이 튀지는 않는지, 배터리 과열로 지나치게 뜨겁지 않은지 정기적으로 점검이 필요합니다.

- 크리스마스 트리 같은 가끔 사용하는 물건을 다시 사용할 때는 전열화가 안되는 부분은 없는지, 지나치게 선이 얽힌 곳은 없는지, 깨진 전구나 조각들은 없는지 코드를 꽂기 전에 반드시 확인하세요.

- 전기 기구가 닿을 수 있는 곳에서는 물을 사용하지 않도록 하고, 목욕 후 아이 손이 젖어 있는 경우 더더욱 전기 기구나 콘센트 주변으로 접근하지 못하도록 해야 합니다.

- 난방기구 근처에서는 보행기 사용을 피하세요. 보행기를 멈추게 하는 제어 장치가 없기 때문에 속도가 날 경우 제어가 힘들어 사고를 부를 수 있습니다.

Check Point

- 치아 관리의 원칙은 충치의 주원인인 단것과 치아의 접촉을 최소화하고, 단것이 남아 있는 입속을 자주 규칙적으로 닦아주는 것입니다.

- 이가 나기 전부터 깨끗한 가제에 끓인 물이나 생수를 적셔 잇몸과 볼 안쪽을 닦아줍니다. 아침 수유 후와 마지막 수유 후, 혹은 자기 전의 2회는 닦아주어야 합니다.

- 유치가 나기 시작하면 본격적으로 칫솔을 사용하는 것이 좋은데, 늦어도 어금니가 나는 돌 무렵부터는 칫솔을 사용해야 합니다.

- 6개월에서 1세 사이에 치과 검진을 받아야 합니다.

- 치아가 나거나, 코막힘 등의 비염 증상이나 편도염, 구내염 등의 증상이 있을 때 침을 많이 흘릴 수 있습니다.

- 아이의 잇몸이나 입속에 뽀루지처럼 보이는 것들은 75%의 신생아에게 나타나는 증상입니다. 이 증상은 3개월 이내에 별 문제 없이 사라집니다.

- 아이도 어른처럼 입 냄새가 심할 수 있는데, 대부분 치아 위생이 불결하거나 입속이 건조하기 때문입니다.

- 충치가 처음 진행될 때는 치아와 잇몸이 닿는 부분이 하얗게 변하기 시작합니다. 이때부터 치과에서 원인을 찾아 적극적인 예방 치료를 시작해야 합니다. 만약 하얗게 변한 부분이 갈색으로 움푹 파이기 시작한다면 적극적인 치료가 필요합니다.

- 치아 사이가 벌어져서 나거나 나는 모양이 비뚤어졌을 때 정도가 심하지 않을 경우 나머지 유치가 나는 과정에서 자연스럽게 교정됩니다.

- 일반적으로 이가 나는 순서는 아래 앞니 → 윗앞니 → 1대구치 → 송곳니 → 2대구치로 진행되지만, 치아가 나기만 한다면 순서가 바뀌어서 나더라도 큰 문제는 아닙니다.

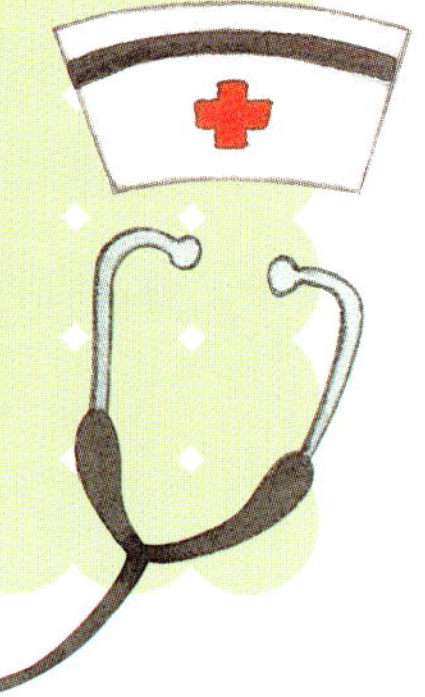

CASE 3 평생을 좌우하는 치아 관리

아이의 치아 관리는 유치가 나올 때부터 시작해야 합니다. 어린 시절의 건강 관리가 평생 건강을 책임지는 만큼, 치아 관리야말로 평생 건강한 이를 형성하는 데 매우 중요합니다. 이번에는 아이의 치아 관리에 대한 다양한 궁금증의 해답을 찾아보고, 치아 관리의 요점을 파악해보도록 하겠습니다.

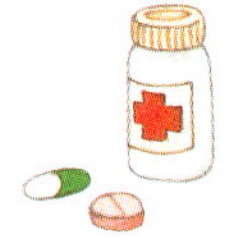

이가 나기 시작했어요

아이는 이미 엄마 뱃속에 있을 때부터 잇몸 안에 치아를 갖고 있지만, 생후 5~6개월이 되어야 잇몸을 뚫고 나옵니다. 하지만 아이에 따라서 출생 시부터 이가 난 경우도 있고, 돌이 다 되어도 나지 않는 경우도 있으니 아이가 건강하다면 이가 나는 시기에 민감할 필요는 없습니다. 그래도 걱정이 된다면 치과에서 엑스선 촬영을 통해서 잇몸 안에 치아가 있는지 확인할 수 있습니다.

유치는 처음에 아래 앞니 두 개가 나고, 그 다음에 윗앞니, 1대구치, 송곳니, 2대구치의 순서로 나오지만 모든 아이가 다 같은 순서로 나오는 것은 아닙니다. 드물게는 태어나면서 이미 이가 나 있거나, 1개월 이내에 이가 나는 경우도 있습니다. 이럴 경우 빨리 나온 치아가 수유에 방해가 되거나, 혀끝에 상처를 내거나, 덜렁거려서 빠질 경우 삼킬 위험이 있기 때문에 발치를 하기도 합니다.

대부분의 유치는 5~6개월에 나기 시작하여 3세경이면 위, 아래 총 스무 개의 치아로 완성됩니다. 3세에 완성된 스무 개의 유치는 6세가 되어서 1대구치가 나오기 전까지는 건강하게 유지되어야 합니다.

영구치는 6세 무렵에 1대구치가 나기 시작하며 이후 6~9세에는 앞니, 송곳니, 1소구치가, 10~12세에는 송곳니와 2소구치가, 12~13세에는 2대구치가 나서 총 28개의 영구치가 생기게 됩니다. 그리고 17~21세에는 사랑니가 납니다.

▶ **이가 나는 순서**

구분	위턱	아래턱
유치	앞니 : 7.5개월 앞옆니 : 8개월 송곳니 : 16~20개월 1어금니 : 12~16개월 2어금니 : 20~30개월	앞니 : 6.5개월 앞옆니 : 7개월 송곳니 : 16~20개월 1어금니 : 12~16개월 2어금니 : 20~30개월
영구치	앞니 : 7~8세 앞옆니 : 8~9세 송곳니 : 11~12세 1소구치 : 10~11세 2소구치 : 10~12세 1대구치 : 6~7세 2대구치 : 12~13세 3대구치 : 17~21세	앞니 : 6~7세 앞옆니 : 7~8세 송곳니 : 9~10세 1소구치 : 10~12세 2소구치 : 11~12세 1대구치 : 6~7세 2대구치 : 11~13세 3대구치 : 17~21세

* 출처 : J Am Dent Assoc 1993;20:379

이가 나는 모양이 이상할 때

이가 날 때 사이가 벌어졌거나 모양이 비뚤면 걱정을 하게 되지요. 그러나 정도가 심하지 않으면 나머지 유치가 나는 과정에서 자연스럽게 교정됩니다. 처음 나는 앞니가 벌어지는 경우가 흔한데, 크게 걱정하지 않아도 됩니다. 그 이유는 나중에 나는 이가 먼저 난 이를 안쪽으로 밀면서 나기 때문에 처음에는 어느 정도의 공간이 있는 게 좋습니다. 하지만 반대로 앞니 사이에 공간이 없다면 치아가 겹치는 현상이 생기게 됩니다. 따라서 앞니는 어느 정도 벌어져서 나는 것이 오히려 좋습니다.

하지만 이가 비뚤어지거나 지그재그로 나는 정도가 심하다면 조기 교정이 필요할 수도 있으니 검진을 받아야 합니다.

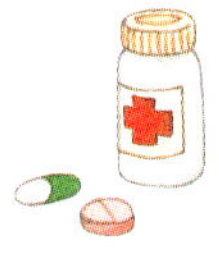

충치에 관한 모든 것

음식물을 먹으면 당 성분과 구강 내의 세균에 의해 치석이 만들어지고, 여기에 새로운 당 성분이 들어오면 치석에 있는 세균에 의해 산이 생성되며, 이 산이 치아의 구멍을 뚫으면서 충치가 시작됩니다. 충치를 방치하면 이의 신경 조직까지 세균이 퍼져 심한 염증과 통증을 유발하게 됩니다. 만약 이 시기에도 치료를 하지 않으면 세균은 이의 뿌리 끝에 있는 구멍으로 나와서 주변 조직에 염증을 일으키고, 심하면 전신에 세균이 퍼질 수도 있습니다.

충치는 전염력이 강한데, 특히 엄마와 아이가 같이 충치가 있을 때 70%의 비율로 같은 종류의 균이 발견되므로, 엄마의 치아 관리도 아이의 치아 건강에 영향을 끼친다고 볼 수 있습니다.

유치는 더 쉽게 충치가 생길 수 있습니다

유치의 경우 앞니에 가장 먼저 충치가 생길 수 있는데, 영구치에 비해 단단하지 못해서 충치가 빠르게 진행될 수 있고, 심하게 진행될 때까지 통증이 심하지 않아서 발견이 늦어지기도 합니다. 그런데 어차피 빠질 유치라고 충치를 방치하면 치아의 신경 조직까지 염증이 번져서 심한 통증을 유발할 뿐 아니라, 유치 아래에서 자라고 있는 영구치의 정상 발달에도 영향을 미칠 수 있습니다.

아이의 치아가 누렇게 변했다면 우선 충치를 의심할 수 있습니다

치아에 점이나 얼룩 같은 것이 보이거나, 양치질로도 제거되지 않는 노란색 띠 같은 것이 보인다면 충치가 생겼을 가능성이 높기 때문에 진료를 받아야 합니다. 충치기 처음 진행될 때는 치아와 잇몸이 닿는 부위가 하얗게 변하는데, 이 때부터 치과에서 원인을 찾아보고 적극적인 예방 치료를 시작해야 합니다. 하얗게 변한 부분이 갈색으로 움푹 파이기 시작했다면, 본격적으로 충치가 진행된 것으로, 충치로 판단되는 부위를 제거하고 메우는 등의 적극적인 치료가 필요할 수 있습니다. 드물게는 치아의 가장 바깥층인 법랑질층이 형성되지 않는 질환이 있을 경우에도 치아 전체가 누렇게 보일 수 있습니다.

충치 예방법

충치는 순식간에 나타날 수 있기 때문에 어려서부터 정기적인 치과 검진이 예방법입니다. 6개월에서 1세 사이에는 치과에서 검진을 받을 것을 권하며, 첫 치아가 나온 지 6개월 후에는 한번쯤은 검진을 받을 것을 권합니다. 특히 엄마 가 충치가 많은 경우나 밤에 젖병을 물고 자는 아이라면 꼭 검진이 필요합니다.

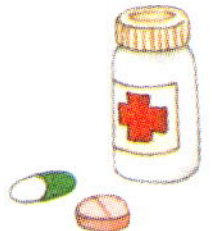

우리 아이 치아 이렇게 관리해요

치아 관리의 기본은 충치의 주원인인 단것과 치아의 접촉을 최소화하고, 단것 이 남아 있는 입안을 자주 규칙적으로 닦아주는 것입니다. 이러한 관리는 이가 나기 전부터 이루어져야 합니다. 이가 나기 시작한다고 갑자기 아이에게 이 닦기를 강요하면 아이는 스트레스를 받아 이 닦기에 대한 거부감이 생길 수 있습니다.

유치가 나기 전에는 가제를 사용하세요

유치는 대개 4~6개월부터 나는데, 그 이전부터 깨끗한 가제에 끓인 물이나 생수를 적셔서 잇몸과 볼 안쪽을 닦아줍니다. 처음에는 아이가 싫어할 수 있지만 곧 익숙해져서 다른 신체 부위를 닦는 것과 동일하게 여기게 됩니다. 아이를 허벅지에 눕히고 머리를 가슴 쪽으로 당겨 위에서 아이의 입안을 들여다보며 닦이면 됩니다. 아침 수유 후와 마지막 수유 후, 자기 전에 꼭 닦아주어야 합니다.

유치가 나기 시작하면 칫솔 · 치약 · 치실을 사용하세요

유치가 나기 시작하면 본격적으로 칫솔을 사용하는 것이 좋은데, 늦어도 어금니가 나는 돌 무렵부터는 칫솔을 사용해야 합니다. 가제보다는 칫솔로 닦아주는 것이 훨씬 더 효과적입니다. 치약은 아이가 제대로 뱉을 수 있는 두 돌 무렵부터 사용하는 것이 좋습니다. 처음에는 쌀알만큼 사용하다가 아이가 크면 콩알만큼 양을 늘려나가는 것이 좋습니다. 아이가 잘 뱉지 못한다면 화학 성분(불소)이 함유되지 않은, 삼켜도 되는 치약을 사용하는 것이 적절합니다. 치아가 맞닿기 시작하는 두 돌 무렵부터는 하루 1회 치실을 사용해서 음식물 찌꺼기를 제거하고, 치아 옆면도 닦아주어야 합니다. 어금니의 씹는 면과 치아의 옆면에 충치가 잘 생기기 때문에 치실 사용은 중요합니다. 아이들에게는 두루마리 형태의 치실보다는 홀더 모양의 치실이 사용하기가 더 편리합니다.

4~5세부터 스스로 이 닦기, 마무리는 부모의 도움이 필요해요

아이가 4~5세가 되면 스스로 이 닦기를 시도할 수 있습니다. 이 시기부터는 하루에 4회(3회 식사 후와 자기 전) 양치질을 하는 것이 좋습니다. 제대로 된 양치질 방법을 익히는 것이 중요한데, 칫솔을 치아와 잇몸 사이에 45도 각도로 댄 후, 윗니는 위에서 아래로, 아랫니는 아래에서 위로 둥글게 회전시키면서 쓸어 올립니다. 이런 방법으로 각 부위마다 10회 반복합니다. 앞니의 안쪽은 칫솔을 수직으로 집어넣고 입 안쪽에서 바깥쪽으로 양치하고, 어금니의 씹는 면은 칫솔을 수평으로 해서 왕복 운동으로 10~20회 집중적으로 양치해야 합니다.

양치질은 2~3분 정도가 적당하며, 2~3분짜리 노래를 틀어놓고 충분한 시간 닦게 하는 것도 좋습니다. 그러나 아이가 7~10세가 되기 전까지는 제대로 된 양치질이 어렵기 때문에 엄마가 마무리 닦기를 해주는 것도 매우 중요합니다.

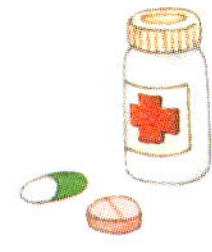

아이 입안에서 발견되는 걱정거리

Q 침을 유독 많이 흘리는데 괜찮나요?

A 침을 흘린다는 것은 침이 많이 만들어지거나 잘 삼키지 못한 것이 원인입니다. 아이들의 경우 특히 이가 날 때 침이 많이 만들어지면서 보채게 됩니다. 이 시기에는 딱딱한 것을 씹기 좋아하게 되는데, 아이의 치아 발육기를 냉장고에 넣어 차게 한 뒤 물리면 부어오른 잇몸을 가라앉혀주는 효과가 있습니다. 단, 너무 차갑게 하면 입안에 동상을 입을 수 있으니 주의해야 합니다.

아이가 코막힘 등의 비염 증상이나 편도염이나 구내염 증상이 있다면 침을 잘 삼키지 못해서 침을 흘릴 수 있습니다. 아이가 잘 먹지도 않고, 기운도 없고 기침과 콧물 증상이 동반된다면 입안을 잘 살펴보고, 소아과에서 진료를 받는 것이 좋습니다.

A 잇몸이나 입안의 뾰루지 같은 것은 75%의 신생아에게 나타나는 증상입니다. 늦어도 3개월 이내에 별 문제 없이 사라지는 일종의 정상적인 피부 증상이지요. 크기가 1~3㎜에 안에 무엇인가 차 있는 것처럼 보입니다. 이러한 뾰루지 모양의 병변은 아이에게 특별한 불편을 주지않고 호전됩니다. 하지만 입안의 볼 쪽이나 입천장에 하얀 우유 찌꺼기 같은 게 껴 있으면, 아구창 증상일 수도 있으니 진료를 받는 것이 좋습니다.

Q 입 냄새가 심한데, 왜 그럴까요?

A 아이들 입 냄새는 대부분 치아 위생이 불결하거나 입안이 건조하기 때문에 생깁니다. 우선 양치질을 자주 해주지 못해서 음식물이 입안에 남아 있으면 악취의 원인인 황화수소가 만들어져 세균이 더 잘 번식하게 됩니다. 특히 수면 중에는 타액의 분비가 감소해서 세균의 활동이 활발해지기 때문에 기상 직후 입 냄새가 가장 심해집니다. 또한 아이의 코가 자주 막히면 입으로 숨을 쉬게 되는데, 이것 역시 입안을 더욱 건조하게 만들어서 입 냄새를 악화시킬 수 있습니다. 입 냄새 예방을 위해 최소한 하루 2회, 양치질을 하며 2분 이상 닦아주고, 치실을 사용하고, 혀도 반드시 닦아주어야 합니다.

Q 이를 심하게 가는데 괜찮나요?

A 통계적으로 20~30%의 아이들이 이를 간다고 합니다. 아이의 이 갈기는 유치가 빠질 때쯤 저절로 좋아지기 때문에 크게 걱정할 필요는 없습니다. 간혹 아이가 이를 갈아서 통증이 심하거나 치아에 손상을 준다고 판단되면 치과 전문의와 상의해서 입안 보호기를 착용할 수도 있습니다.

Check Point

- 어린아이를 데리고 여행을 계획한다면 충분히 먹이고, 제때 기저귀를 갈아주고, 편안하게 누울 수 있는 공간을 마련해주는 등의 필수적인 욕구를 충족해 줘야 합니다.

- 차를 타고 장시간 여행을 계획한다면, 아이를 반드시 카시트에 앉혀 안전벨트를 채우고 한두 시간마다 차 운행을 중지하고 쉬어야 합니다.

- 비행기로 이동할 경우 이착륙 시 귀가 불편하여 쉽게 보챌 수 있는데, 수유를 하면 아이가 덜 보챌 수 있습니다.

- 1~2개월 이후의 아이라도 날이 좋고, 햇볕의 노출을 최소화하는 조건이라면 외출을 해도 좋습니다.

- 아이는 체온 조절 능력이 떨어지기 때문에 날씨에 적응하는 데 어려움이 있고, 아이의 피부는 햇볕 화상에 민감하다는 것을 염두에 두어야 합니다.

- 아이의 몸에 직사광선이 닿는 것을 최대한 피할 수 있도록 챙이 있는 모자나 양산 등을 활용하는 것이 좋습니다.

- 카시트를 설치할 때는 1세 이전에는 후방을 바라보도록 설치하고, 1세 이후에는 앞쪽 방향으로 설치합니다. 카시트를 설치하는 가장 안전한 자리는 뒷자리 가운데입니다.

아이와 떠나는 안전한 여행

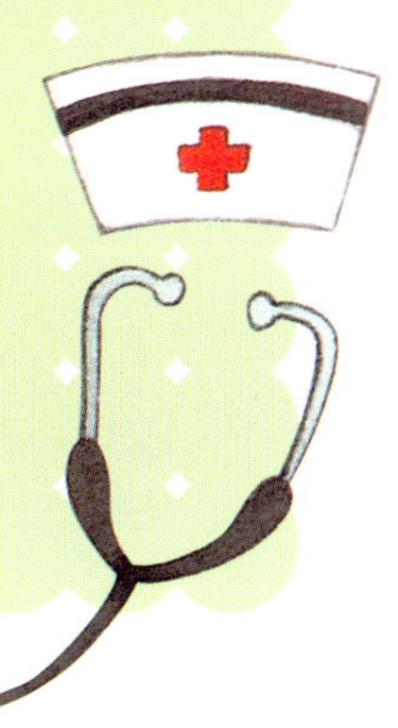

여행은 아이에게 다양한 세상을 경험시킬 수 있는 좋은 교육 방법입니다. 어린 시절 다양한 곳을 돌아다니며 얻는 경험은 평생의 선물이기도 합니다. 하지만 아이의 체력과 건강 상태, 면역력 등을 고려하지 않는 무리한 스케줄은 아이를 힘들게 할 수 있습니다. 이번에는 아이에게 보다 안전하고 적절한, 여행의 필수 조건에 대해 살펴보겠습니다.

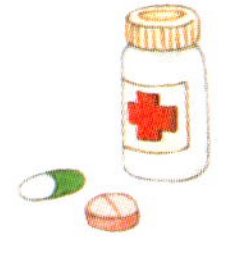

장거리 여행

어린아이를 데리고 처음으로 장거리 여행을 하게 된다면 아이의 필수적인 욕구를 충족해주는 것이 중요합니다. 충분히 먹이고, 기저귀는 잘 갈아주고, 편안하게 누울 수 있는 공간을 마련해주어야 합니다. 시차가 크게 차이나는 곳으로 여행 간다면 새로운 음식을 먹이기보다 기존에 먹던 음식을 계속 먹이는 것이 좋습니다. 또한 집에서 사용하던 물건을 같이 가지고 간다면 아이가 새로운 환경에 더 쉽게 적응할 수 있습니다.

차를 타고 이동할 때

차를 타고 장시간 여행을 한다면, 아이를 반드시 카시트에 앉혀 안전벨트를 채우고, 한두 시간마다 차 운행을 중지하고 쉬어야 합니다. 차 안에서는 햇빛이 강하게 들어오는 곳은 피하고, 실내외 온도차가 심하지 않으면 가

＋ 올바른 카시트 설치법

- 1세 이전에는 후방을 바라보게 설치한다.
- 1세 이후에는 앞쪽 방향으로 설치해야 한다.

끔 문을 열어서 환기를 해주는 것도 필요합니다. 차를 타고 이동하는 것만으로 아이에게 스트레스를 주기 때문에 자주 수유를 하고, 기저귀 확인도 자주 해야 합니다. 또한 좀 돌아가더라도 평탄한 길로 운행하기를 권합니다.

비행기로 이동할 때 주의할 점

아이와 함께 비행기로 이동할 때는 이착륙 시에 수유를 할 것을 권합니다. 특히 착륙 시에는 기압이 높은 곳으로 이동하기 때문에 귀가 더 불편해지는데, 수유를 하게 되면 자연스럽게 이관이 열리면서 불편함이 덜합니다. 또한 미리 항공사에 아이 침대를 놓을 수 있는 곳으로 좌석을 배치해달라고 요구하고, 아이 침대도 신청하는 것이 도움이 됩니다.

장시간의 비행기 여행은 가능하면 돌 이후에 할 것을 권합니다.

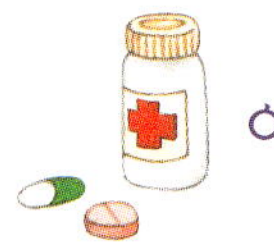 아이와 외출하기

면역 기능이 미숙하고, 외부 환경 변화에 대처할 수 있는 능력이 부족한 1~2 개월 이전의 아이는 가능하면 외출을 삼가는 것이 좋습니다. 1~2개월 이후의 아이는 밖으로 데리고 나가 신선한 공기를 마시게 해주면 아이의 정서적 안정과 두뇌 발달에 도움이 됩니다. 하지만 아이와 외출할 때 주의해야 할 점이 있습니다. 아이들은 체온 조절 능력이 떨어지기 때문에 날씨 변화에 쉽게 적응하지 못하고 햇볕 화상에도 민감합니다. 특히 6개월 이전의 아이는 자외선 차단제도 바를 수 없기 때문에 햇볕이 강한 낮에는 외출을 삼가야 합니다. 물, 모래, 콘크리트 눈이 반사하는 빛이 아이의 피부에 닿는 것도 피하는 것이 좋습니다. 외출 시 아이에게 챙이 있는 모자를 씌우거나 엄마가 양산을 쓰면 햇빛을 어느 정

도는 가릴 수 있습니다. 6개월 이후의 아이라면 SPF 15 이상으로 UVA와 UVB을 모두 차단하는 자외선 차단제를 외출 30분 전에 바르도록 합니다.

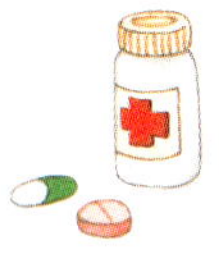

아이와 물놀이할 때 주의 사항

어린아이가 물놀이를 하거나 해변에 있을 때 꼭 염두에 두어야 할 점은 아이는 아직 체온 조절 능력이 부족하고, 자외선 노출 시 위험이 배가 될 수 있다는 점입니다. 직사광선이 아이의 몸에 닿지 않게 하는 것이 좋습니다. 아이가 물에서 노는 것을 좋아한다면 엄마가 아이를 안고 짧은 시간 물에 들어가도 좋습니다. 그러나 물은 외부 온도나 아이의 체온보다는 차기 때문에 아이를 20~30분 이상 물속에 담가서는 안 됩니다. 또한 더운 날씨는 수분이 쉽게 손실되기 때문에 자주 수유를 하고 수분을 더 보충해주는 것도 필요합니다.

tip

자외선 차단 방법

- 아이들이 햇볕에 노출될 때는 항상 자외선 차단제를 발라줍니다.
- 자외선 차단제를 바를 수 없는 6개월 이전의 아이에게는 산화아연성분이 포함된 연고를 얼굴과 손등에 바를 수 있습니다.
- 자외선 차단제는 외출하기 30분 전에 바르고, 최소 2~3시간마다 덧발라 줍니다.
- 입술, 손, 귀, 발, 목 뒤, 어깨 등에도 자외선 차단제를 발라야 하며, 수영복 끈 밑도 잊지 않고 바릅니다.

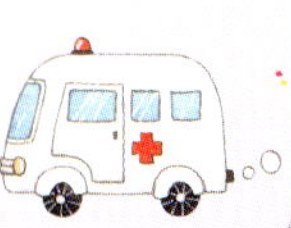

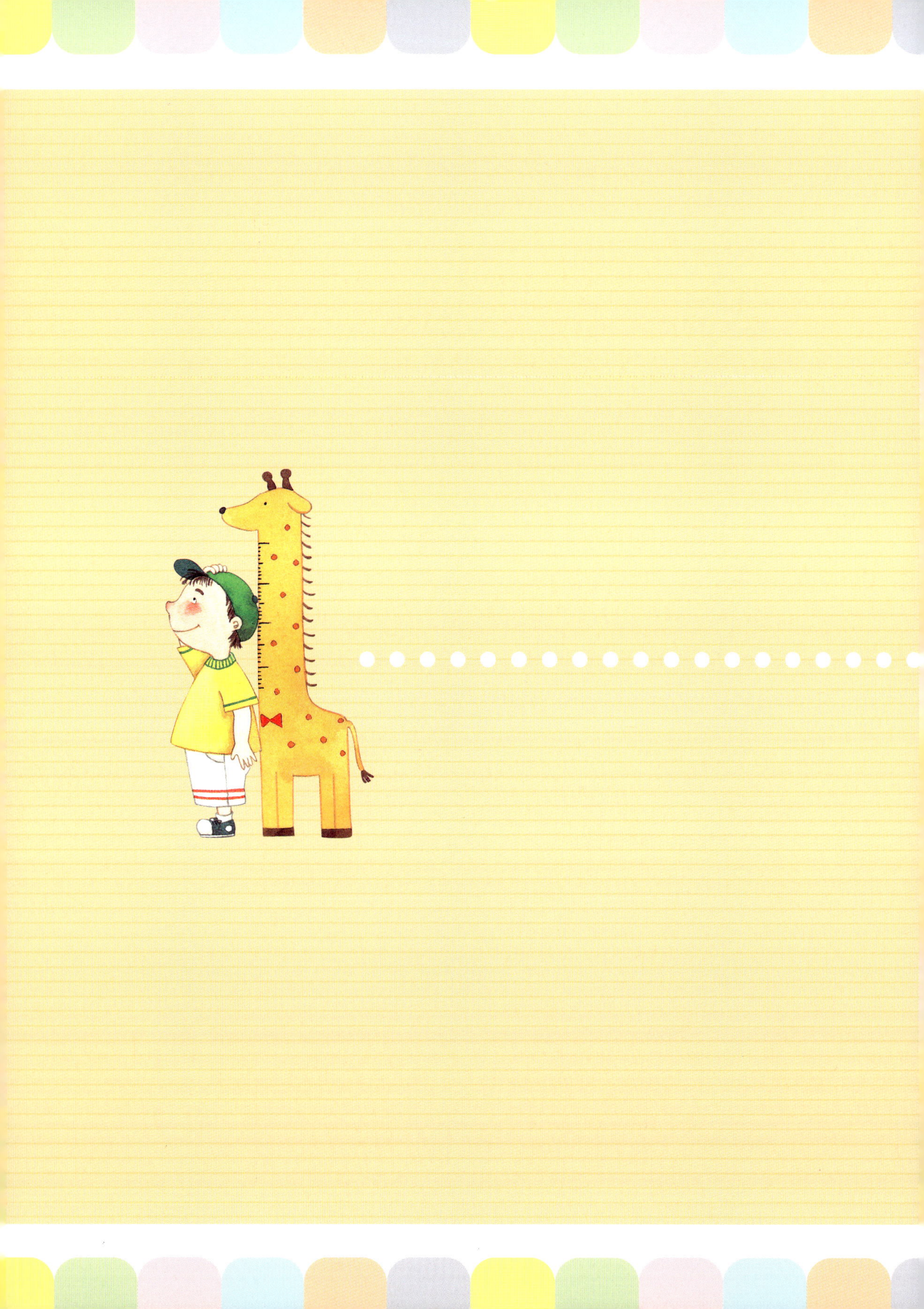

잘 먹고 잘 자라는 우리 아이

Chapter 7

성장과 발달

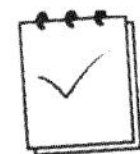

Check Point

- 모유 수유 중인 아이가 체중이 늘지 않는다면, 분유로 바로 보충하기보다는 모유 수유 방법에 문제가 없는지 확인이 필요합니다.
- 돌 이전 아이가 체중이 늘지 않는 것은 대개 먹는 양이 적절하지 않기 때문입니다. 이때는 추가적으로 동반되는 증상은 없는지 확인이 필요합니다.
- 3세 이전 아이의 성장 곡선이 해당 연령의 체중에서 5 백분위수 미만이거나, 두 개 이상 백분위 곡선 밑으로 하강한다면 성장 장애로 판단합니다.

쑥쑥 잘 크고 있는 걸가요?

부모가 가장 관심 있어 하는 수치 중 하나가 아이의 체중인데, 체중은 아이가 건강하게 잘 먹고 있는지 판단하는 중요한 기준이 되기도 합니다. 체중이 증가하는 속도는 아이의 성장에 중요한 객관적 지표이기 때문에 많은 관심을 가질 수밖에 없습니다. 우리 아이의 키와 체중이 적절한지, 그렇지 않다면 무슨 문제를 생각해봐야 하고 어떻게 대처해야 할지 알아보도록 하겠습니다.

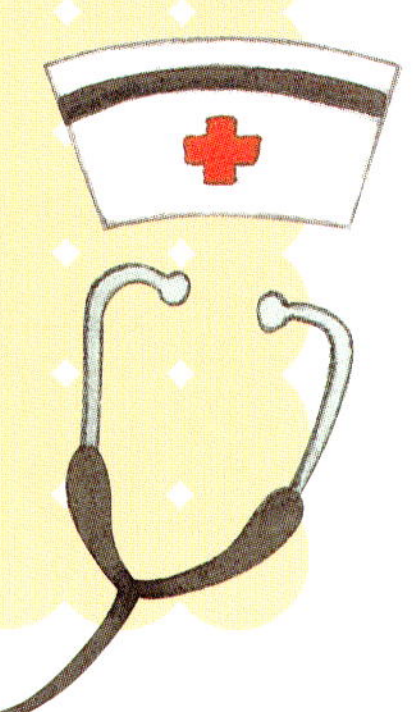

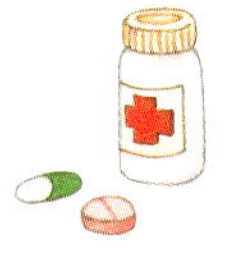

백분위수 알아보기

아이의 신체 성장과 관련한 측정치는 백분위수로 비교합니다. 측정치를 작은 순서나 큰 순서의 차례로 늘어놓았을 때 가장 작은 것이 1 백분위수에 해당하고 가장 큰 것이 100 백분위수에 해당합니다. 아이의 체중이 해당 연령에서 85 백분위수에 해당한다면 같은 연령의 어린이 100명중에서 85번째로 무겁다는 것을 의미합니다.

일반적으로 3 백분위수에서 97 백분위수까지를 정상 범위에 속한다고 이야기하는데, 수치에 따라 5 백분위수 미만, 95 백분위수 이상을 이상 소견으로 말합니다. 아이가 좀 통통해 보여도 해당 연령의 체중에서 95 백분위수 미만이 비만이라고 판단하기보다는 다른 아이보다 조금 더 건강하다고 생각하면 됩니다. 이처럼 백분위수를 알아두면 우리 아이가 또래 아이들의 성장 수치 어디에 해당하는지 알 수 있습니다.

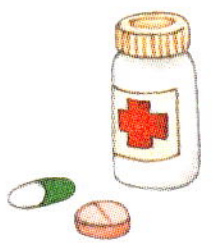# 우리 아이 체중 증가 속도는 성장의 지표

평균적으로 출생 체중은 3.3kg 정도이며, 3개월에는 그 두 배인 6.6kg, 돌에는 3배인 10kg에 이릅니다. 우리 아이의 체중이 현재 정상인지를 알아보기 위해서는 객관적으로 판단할 수 있는 성장도표를 활용하여 같은 개월 수의 다른 아이들과 비교해보면 됩니다.

체중은 아이의 성장 지표로서 현재 체중이 또래 아이에 비해서 덜 나가는지를 파악하는 기준이 됩니다. 예를 들어 아이의 체중이 또래 아이들에 비해 5 백분위수 미만이면 문제가 될 정도로 체중이 적다고 판단할 수 있습니다. 즉 4~5개월의 남아가 6.2kg 미만이면 문제가 있다고 보는 것입니다.

그러나 이보다 중요한 것은 체중 증가 속도입니다. 미숙아로 태어난 아이가 현재 체중이 5 백분위수 미만이더라도 성장 속도가 정상이라면 만 2~3세에 평균에 이를 수 있습니다. 즉 대부분의 소아는 출생 시의 키와 체중에 상관없이 생후 18개월에서 24개월 이전에 유전적으로 결정되어 있는 성장 수치에 맞춰지게끔 자랍니다.

* 285p 성장 백분위수 표 참고

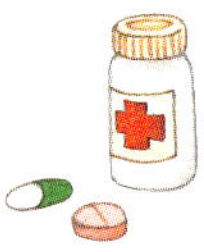# 잘 먹는지 살펴보는 게 중요합니다

돌 이전의 아이가 체중이 늘지 않는 것은 대부분 충분히 먹지 않았기 때문입니다. 돌 이전에는 체중이 키보다 세 배나 빨리 늘어나기 때문에 체중의 증가 여부는 아이의 성장이 적절한지 파악하는 중요한 지표가 됩니다. 또한 아이가 제대로 먹고 있는지를 알아보는 지표이기도 합니다.

아이의 체중은 평균적으로 0~3개월에는 매일 30g, 3~6개월에는 20g, 6~9개월에는 15g, 9~12개월에는 12g이 증가됩니다. 최근 들어 아이가 체중이 늘지 않는다면 수유량이 줄지는 않았는지, 개월 수에 적절하게 이유식을 먹고 있는지 확인해야 합니다. 충분한 양을 먹고 있다면 영양 손실을 가져올 수 있는 요인이 있는지 살펴보아야 합니다.

열이나 감기와 같은 질병을 앓고 있거나, 설사를 오래 해서 수분 손실이 심하거나, 분유 알레르기 증상이 있어서 소화 능력이 떨어지는 문제가 있다면 병원에서 진찰과 치료가 필요합니다.

아이가 지나치게 활동량이 많아서 칼로리 소모가 많아도 체중이 덜 증가합니다. 이때는 아이의 활동을 자유롭게 해주되, 그만큼 수유나 이유식 양을 늘려야 합니다.

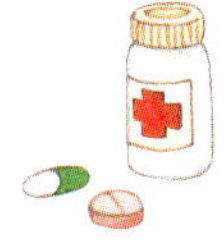# 모유 수유아가 체중이 잘 늘지 않을 때

모유 수유 중인 아이의 체중이 늘지 않는다면 방법에 문제가 있기 때문입니다. 우선 아이가 잘 먹을 수 있도록 자세를 바꾸거나, 최근에 엄마가 약을 복용하고 있었다면 약 복용을 중단하는 등 수유 방법을 개선해야 합니다.

모유 수유를 제대로 하는지에 대한 파악 없이 분유로 보충하기 시작하면 모유량이 줄게 되어 더이상 모유 수유를 할 수 없게 됩니다. 아이가 분유를 잘 먹지 못하는데 모유량까지 줄게 되면 아이가 아무것도 먹지 못해 심각한 상황이 될 수 있습니다.

아이의 체중이 너무 늘지 않을 때는 병원에서 분유 수유를 권하기도 하지만 이는 모유의 양을 늘리기 어려울 때 마지막으로 선택하는 방법입니다.

　6개월 이후의 아이라면 체중 증가를 위해 이유식을 시작하여 양을 늘리는 것
이 도움이 됩니다.

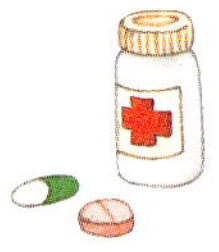 ## 아이의 성장은 일정한 속도로 늘지 않아요

　돌 이전 아이라면 생후 2~3주, 6주, 3개월 정도에 성장 급증기가 나타나면서
수유량도 늘게 됩니다. 돌 이후에는 일 년에 3~6회 불규칙한 성장 급증기가 나
타나는데, 각 시기는 약 8주간 지속됩니다. 따라서 아이의 키는 최소한 3~4개월
(돌 이전 아이들은 1~2개월) 간격을 두고 변화를 지켜보는 것이 좋습니다.

　성장 곡선의 추이를 파악하는 것은 아이의 성장 장애를 가장 객관적으로 알
수 있는 지표입니다. 예를 들면 3세 이전 아이의 성장 곡선이 해당 연령의 체중
에서 5 백분위수 미만이거나, 두 개 이상의 백분위 곡선 밑으로 하강한다면 성
장 장애로 판단합니다. 때로는 키와 관련하여 파악하기도 하는데, 신장별 체중
이 5 백분위수 미만인 경우에는 급성 영양결핍을 의미합니다. 이는 아이에게
호르몬 이상과 같은 내분비 질환이 있는 때는 체중보다 키의 증가 속도가 느려
지지만, 영양적인 문제가 있을 때는 키보다 체중 증가 속도가 느려지기 때문입
니다.

　따라서 돌 이전의 아이가 최근 들어 체중이 늘지 않는다면 먹는 양이 줄게 된
원인부터 찾아야 하며, 먹는 양이 정상이라면 다른 문제가 없는지 찾아봐야 합
니다. 설사나 열과 같은 증상이나 지나친 활동량이 그 원인이 될 수도 있습니다.

연령	구분	3P	5P	10P	25P	50P	75P	90P	95P	97P
출생시	체중(kg)	2.6	2.7	2.8	3.1	3.4	3.8	4.2	4.5	4.6
	신장(cm)	44.7	45.3	46.4	48.2	50.1	52.1	53.9	54.9	55.6
	머리둘레(cm)	32.1	32.4	32.9	33.7	34.7	35.7	36.7	37.4	37.8
1~2개월	체중(kg)	4.5	4.6	4.8	5.2	5.7	6.2	6.6	6.9	7.1
	신장(cm)	52.8	53.4	54.4	56.0	57.7	59.4	61.0	61.9	62.5
	머리둘레(cm)	35.5	35.9	36.4	37.3	38.3	39.3	40.3	40.9	41.3
2~3개월	체중(kg)	5.1	5.3	5.5	5.9	6.5	7.0	7.5	7.8	8.0
	신장(cm)	56.1	56.7	57.6	59.2	60.9	62.6	64.1	65.0	65.6
	머리둘레(cm)	37.0	37.4	37.9	38.8	39.9	40.9	41.8	42.4	42.8
3~4개월	체중(kg)	5.6	5.8	6.0	6.5	7.0	7.6	8.1	8.5	8.7
	신장(cm)	58.6	59.2	60.2	61.8	63.5	65.2	66.7	67.6	68.2
	머리둘레(cm)	38.2	38.5	39.1	40.0	41.1	42.1	43.0	43.6	43.9
4~5개월	체중(kg)	6.0	6.2	6.5	7.0	7.5	8.1	8.7	9.0	9.3
	신장(cm)	60.8	61.4	62.3	63.9	65.7	67.4	68.9	69.8	70.4
	머리둘레(cm)	39.1	39.5	40.1	41.0	42.0	43.0	44.0	44.5	44.9
5~6개월	체중(kg)	6.4	6.6	6.9	7.4	8.0	8.6	9.2	9.5	9.8
	신장(cm)	62.6	63.2	64.2	65.8	67.6	69.3	70.9	71.8	72.4
	머리둘레(cm)	39.9	40.3	40.9	41.8	42.8	43.9	44.8	45.3	45.7
6~7개월	체중(kg)	6.7	6.9	7.2	7.7	8.4	9.0	9.6	10.0	10.2
	신장(cm)	64.2	64.9	65.9	67.5	69.3	71.0	72.6	73.6	74.2
	머리둘레(cm)	40.6	41.0	41.5	42.5	43.5	44.5	45.4	46.0	46.3
7~8개월	체중(kg)	7.0	7.2	7.5	8.1	8.7	9.4	10.0	10.4	10.7
	신장(cm)	65.7	66.4	67.3	69.0	70.8	72.6	74.3	75.2	75.9
	머리둘레(cm)	41.2	41.5	42.1	43.1	44.1	45.1	46.0	46.6	46.9
8~9개월	체중(kg)	7.3	7.5	7.8	8.4	9.0	9.7	10.4	10.8	11.1
	신장(cm)	67.0	67.7	68.7	70.4	72.3	74.1	75.8	76.8	77.4
	머리둘레(cm)	41.7	42.1	42.6	43.6	44.6	45.7	46.5	47.1	47.4
9~10개월	체중(kg)	7.5	7.7	8.1	8.7	9.3	10.1	10.7	11.2	11.4
	신장(cm)	68.3	68.9	70.0	71.7	73.6	75.5	77.2	78.2	78.9
	머리둘레(cm)	42.1	42.5	43.1	44.1	45.1	46.1	47.0	47.5	47.9
10~11개월	체중(kg)	7.8	8.0	8.3	8.9	9.6	10.4	11.1	11.5	11.8
	신장(cm)	69.4	70.1	71.2	72.9	74.9	76.8	78.5	79.6	80.2
	머리둘레(cm)	42.5	42.9	43.5	44.5	45.5	46.5	47.4	47.9	48.3
11~12개월	체중(kg)	8.0	8.2	8.6	9.2	9.9	10.7	11.4	11.8	12.1
	신장(cm)	70.5	71.2	72.3	74.1	76.0	78.0	79.8	80.9	81.5
	머리둘레(cm)	42.9	43.3	43.9	44.8	45.9	46.9	47.8	48.3	48.7
12~15개월	체중(kg)	8.4	8.6	9.0	9.7	10.4	11.2	12.0	12.4	12.8
	신장(cm)	72.5	73.2	74.3	76.2	78.2	80.3	82.1	83.3	84.0
	머리둘레(cm)	43.6	44.0	44.5	45.5	46.5	47.5	48.4	49.0	49.3

15~18개월	체중(kg)	9.0	9.2	9.6	10.3	11.1	12.0	12.8	13.3	13.6
	신장(cm)	75.1	75.8	77.0	79.0	81.2	83.3	85.3	86.5	87.3
	머리둘레(cm)	44.4	44.7	45.3	46.3	47.3	48.3	49.2	49.7	50.1
18~21개월	체중(kg)	9.5	9.8	10.2	10.9	11.7	12.7	13.5	14.1	14.5
	신장(cm)	77.4	78.2	79.4	81.5	83.8	86.1	88.2	89.5	90.3
	머리둘레(cm)	45.0	45.4	46.0	46.9	47.9	49.0	49.8	50.4	50.7
21~24개월	체중(kg)	10.0	10.3	10.7	11.4	12.3	13.3	14.2	14.8	15.2
	신장(cm)	79.4	80.3	81.6	83.7	86.2	88.6	90.8	92.2	93.1
	머리둘레(cm)	45.5	45.9	46.5	47.4	48.5	49.5	50.4	50.9	51.2
2~2.5세	체중(kg)	10.7	11.0	11.4	12.2	13.1	14.2	15.2	15.8	16.3
	신장(cm)	82.2	83.1	84.5	86.8	89.4	92.0	94.4	95.9	96.9
	머리둘레(cm)	46.2	46.5	47.1	48.0	49.1	50.1	51.0	51.5	51.8
2.5~3세	체중(kg)	11.5	11.8	12.2	13.0	14.0	15.1	16.2	16.9	17.4
	신장(cm)	85.6	86.5	87.9	90.4	93.1	96.0	98.6	100.2	101.3
	머리둘레(cm)	46.8	47.2	47.7	48.6	49.7	50.7	51.6	52.1	52.5

* 1~2개월은 1개월부터 2개월 미만에 해당하며, 다른 연령에도 동일하게 적용됨.

* 참고 : 2007 대한소아과학회, 질병관리본부 자료

▶ 성장 백분위수(여아)

연령	구분	3P	5P	10P	25P	50P	75P	90P	95P	97P
출생시	체중(kg)	2.5	2.6	2.7	3.0	3.3	3.7	4.0	4.3	4.5
	신장(cm)	44.5	45.1	46.1	47.6	49.4	51.1	52.8	53.7	54.4
	머리둘레(cm)	31.4	31.7	32.2	33.0	34.1	35.1	36.1	36.7	37.1
1~2개월	체중(kg)	4.2	4.3	4.6	4.9	5.4	5.8	6.2	6.5	6.7
	신장(cm)	51.9	52.5	53.4	54.9	56.7	58.3	59.9	60.8	61.3
	머리둘레(cm)	34.8	35.1	35.6	36.5	37.5	38.6	39.6	40.2	40.6
2~3개월	체중(kg)	4.8	4.9	5.2	5.6	6.1	6.6	7.0	7.3	7.5
	신장(cm)	54.9	55.5	56.5	58.0	59.8	61.5	63.0	63.9	64.5
	머리둘레(cm)	36.3	36.6	37.1	38.0	39.0	40.1	41.1	41.7	42.1
3~4개월	체중(kg)	5.2	5.4	5.7	6.1	6.6	7.2	7.6	7.9	8.1
	신장(cm)	57.4	58.0	59.0	60.5	62.3	64.0	65.5	66.4	67.0
	머리둘레(cm)	37.4	37.8	38.3	39.2	40.2	41.2	42.2	42.8	43.2
4~5개월	체중(kg)	5.6	5.8	6.1	6.6	7.1	7.7	8.2	8.5	8.7
	신장(cm)	59.4	60.1	61.0	62.7	64.4	66.2	67.7	68.7	69.3
	머리둘레(cm)	38.4	38.7	39.2	40.1	41.1	42.2	43.2	43.8	44.2
5~6개월	체중(kg)	6.0	6.1	6.4	6.9	7.5	8.1	8.6	9.0	9.2
	신장(cm)	61.3	61.9	62.9	64.5	66.3	68.1	69.7	70.6	71.2
	머리둘레(cm)	39.1	39.5	40.0	40.9	41.9	43.0	43.9	44.6	45.0

연령	항목									
6~7개월	체중(kg)	6.3	6.5	6.8	7.3	7.9	8.5	9.1	9.4	9.6
	신장(cm)	62.9	63.5	64.5	66.2	68.0	69.8	71.5	72.4	73.1
	머리둘레(cm)	39.8	40.1	40.7	41.6	42.6	43.6	44.6	45.2	45.6
7~8개월	체중(kg)	6.5	6.7	7.1	7.6	8.2	8.9	9.4	9.8	10.0
	신장(cm)	64.4	65.0	66.0	67.7	69.6	71.4	73.1	74.1	74.7
	머리둘레(cm)	40.4	40.7	41.2	42.1	43.2	44.2	45.2	45.8	46.2
8~9개월	체중(kg)	6.8	7.0	7.3	7.9	8.5	9.2	9.8	10.2	10.4
	신장(cm)	65.7	66.4	67.4	69.1	71.0	72.9	74.6	75.6	76.3
	머리둘레(cm)	40.9	41.2	41.8	42.6	43.7	44.7	45.7	46.3	46.7
9~10개월	체중(kg)	7.0	7.3	7.6	8.2	8.8	9.5	10.1	10.5	10.8
	신장(cm)	67.0	67.7	68.7	70.4	72.3	74.3	76.0	77.0	77.7
	머리둘레(cm)	41.4	41.7	42.2	43.1	44.1	45.2	46.2	46.8	47.2
10~11개월	체중(kg)	7.3	7.5	7.8	8.4	9.1	9.8	10.5	10.9	11.1
	신장(cm)	68.2	68.8	69.9	71.6	73.6	75.5	77.3	78.4	79.1
	머리둘레(cm)	41.8	42.1	42.6	43.5	44.5	45.6	46.6	47.2	47.6
11~12개월	체중(kg)	7.5	7.7	8.1	8.7	9.4	10.1	10.8	11.2	11.5
	신장(cm)	69.3	70.0	71.0	72.8	74.8	76.8	78.6	79.7	80.4
	머리둘레(cm)	42.1	42.5	43.0	43.9	44.9	46.0	46.9	47.5	47.9
12~15개월	체중(kg)	8.4	8.6	9.0	9.7	10.4	11.2	12.0	12.4	12.8
	신장(cm)	72.5	73.2	74.3	76.2	78.2	80.3	82.1	83.3	84.0
	머리둘레(cm)	43.6	44.0	44.5	45.5	46.5	47.5	48.4	49.0	49.3
15~18개월	체중(kg)	9.0	9.2	9.6	10.3	11.1	12.0	12.8	13.3	13.6
	신장(cm)	75.1	75.8	77.0	79.0	81.2	83.3	85.3	86.5	87.3
	머리둘레(cm)	44.4	44.7	45.3	46.3	47.3	48.3	49.2	49.7	50.1
18~21개월	체중(kg)	9.5	9.8	10.2	10.9	11.7	12.7	13.5	14.1	14.5
	신장(cm)	77.4	78.2	79.4	81.5	83.8	86.1	88.2	89.5	90.3
	머리둘레(cm)	45.0	45.4	46.0	46.9	47.9	49.0	49.8	50.4	50.7
21~24개월	체중(kg)	10.0	10.3	10.7	11.4	12.3	13.3	14.2	14.8	15.2
	신장(cm)	79.4	80.3	81.6	83.7	86.2	88.6	90.8	92.2	93.1
	머리둘레(cm)	45.5	45.9	46.5	47.4	48.5	49.5	50.4	50.9	51.2
2~2.5세	체중(kg)	10.7	11.0	11.4	12.2	13.1	14.2	15.2	15.8	16.3
	신장(cm)	82.2	83.1	84.5	86.8	89.4	92.0	94.4	95.9	96.9
	머리둘레(cm)	46.2	46.5	47.1	48.0	49.1	50.1	51.0	51.5	51.8
2.5~3세	체중(kg)	11.5	11.8	12.2	13.0	14.0	15.1	16.2	16.9	17.4
	신장(cm)	85.6	86.5	87.9	90.4	93.1	96.0	98.6	100.2	101.3
	머리둘레(cm)	46.8	47.2	47.7	48.6	49.7	50.7	51.6	52.1	52.5

* 1~2개월은 1개월부터 2개월 미만에 해당하며, 다른 연령에도 동일하게 적용됨.
* 참고 : 2007 대한소아과학회, 질병관리본부 자료

Check Point

- 아이가 목을 가누는 시기는 보통 3개월, 뒤집기는 4~5개월, 앉기는 6~7개월, 배밀이와 기는 행동은 7~8개월, 걷기는 12~15개월입니다. 이 기준과 비교해 2~3개월 이상 뒤처지면 다른 발달 이상도 동반될 수 있으니 검진이 필요합니다.

- 1개월부터는 웅얼거림, 7개월에는 '마, 바' 같은 자음 소리를 내며, 10개월에는 '엄마, 아빠', 18개월에는 10여 개의 단어를 말합니다. 만 2세에는 두 단어로 된 문장을, 3세에는 3~4개의 단어로 된 문장을 말하는 것이 평균입니다.

- 아이가 1개월이 되었는데도 전혀 웅얼거리지 않고 큰 소리에도 반응이 없으며, 6개월이 되었는데도 전혀 소리 내어 웃지 않는다면, 또 12개월이 되었는데도 '마, 바'와 같은 단어조차 말하지 않는다면 언어 발달이 상당히 지연된 것입니다.

- 목 가누기, 뒤집기, 앉기는 시간 경과에 따라 아이 스스로 하는 과정입니다. 다만 기거나 걷는 행위는 아이의 흥미를 끄는 것으로 유도하면 좀 더 빨리 할 수 있습니다.

- 아이들의 시력은 3~4세를 지나면서 성인과 비슷해지는데, 6세 이전에 시력 이상을 발견해 치료하지 않으면 성인 시력에 이르기가 어렵게 됩니다.

- 분리 불안은 10~18개월 사이에 정점을 이루고, 18~24개월을 지나면서 서서히 사라집니다.

운동과 언어 발달

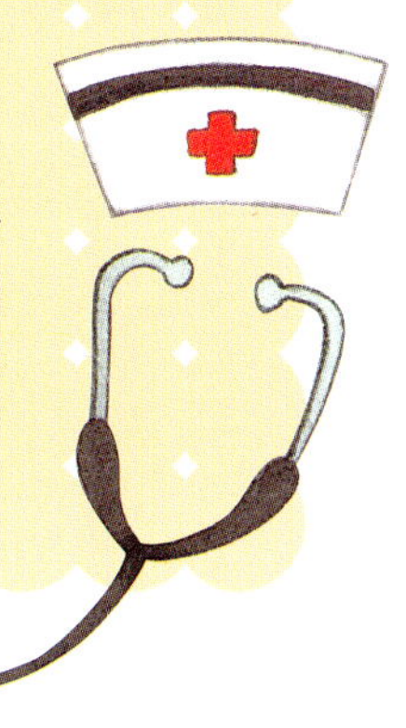

엄마는 아이가 정상적으로 자라는지 알기 위해 몇 개월에 목을 가누는지, 언제 뒤집기를 하는지 일일이 수첩에 기록하기도 하지요. 보통 기준 연령에서 아주 뒤처지는 것이 아니라면 정상 범위에 있다고 해석합니다. 이번에는 아이의 신체 발달 과정에 대해 알아보겠습니다.

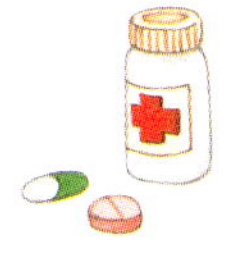

아이가 걷기까지, 대근육 운동 발달

운동 발달은 대근육 운동과 미세 근육 운동으로 나눌 수 있는데, 아이가 돌 무렵에 걸어 다니는 것은 대근육 운동의 발달 과정에 해당합니다. 대근육은 머리를 가누는 것으로부터 시작해서 엎치기, 앉기, 기기, 서기, 걷기, 뛰기, 계단 오르기 등의 순서로 발달해갑니다.

아이가 기어 다니다가 걸을 때까지는 두뇌 발달도 함께 이루어집니다. 겉으로 보기에는 근육이 발달해서 움직이는 것 같지만, 실제로는 근육을 움직일 수 있는 두뇌의 신경 세포들이 성숙해진 것입니다. 머리 쪽 근육을 지배하는 신경부터 다리 쪽 근육을 지배하는 신경 순서로 발전하기 때문에 목부터 가누기 시작해서 차츰차츰 걸을 수 있게 됩니다.

아이의 운동 발달이 정상인지 판단하기 위해서는 기준치를 알고 있어야 합니다. 다음에 제시한 표를 참고하시기 바랍니다.

연령	행동 지표
1개월	· 엎드려 머리를 든다.
2개월	· 엎드려 가슴을 든다.
3개월	· 엎드려 팔꿈치를 딛고 상체를 든다.　　　· 목을 잠깐 가눈다.
4개월	· 엎드려 손이나 손목을 활용해 상체를 든다. · 엎드린 자세에서 바로 누운 자세로 엎친다.
5개월	· 바로 누운 자세에서 엎드린 자세로 엎친다.　　　· 허리를 잡아주면 바로 앉는다. · 양손을 앞으로 내딛고 등을 구부린 자세로 혼자 2~3초간 앉는다.
6개월	· 손을 짚지 않고 등을 바로 펴 혼자 안정된 자세로 앉아 있는다.
7개월	· 배밀이 수준으로 앞으로 기어간다.
8개월	· 배를 바닥에 대지 않고 네 발로 긴다.　　　· 누워 있다가 혼자 일어나 앉는다. · 혼자 앉은 자세에서 허리를 돌려 옆에 있는 물건을 잡는다. · 누운 자세에서 양손을 잡아당겨주면 쉽게 서는 자세를 취한다.
9개월	· 뒤로 넘어지지 않고 혼자 앉아 잘 논다.
10개월	· 붙잡고 걷는다.
12개월	· 혼자 걷는다.
14개월	· 뒷걸음질을 할 수 있다.
15개월	· 뛸 수 있다.　　　· 계단을 기어 올라가려 하고, 공을 발로 찬다.
18개월	· 혼자 넘어지지 않고 잘 걷는다.　　　· 뒤뚱거리며 뛴다. · 손을 잡아주면 계단을 오른다.
2년	· 혼자 난간을 잡고 계단을 오른다.　　　· 빠른 속도로 뛰어다닌다.
2년 6개월	· 난간을 잡지 않고 계단을 오른다.
3년	· 한 발로 몇 초 동안 설 수 있다.　　　· 한 발씩 번갈아 딛으며 계단을 오른다.
3년 6개월	· 한 발씩 번갈아 딛으며 계단을 오르내린다.
4년	· 제자리에서 한 발로 뛴다.
5년	· 건너뛰기를 한다.　　　· 줄넘기를 할 수 있다.

운동 발달 지표는 개월 수로만 계산하며, 예정일보다 빨리 태어난 아이는 그 기간만큼을 감안해야 합니다. 즉 한 달 빨리 태어난 아이는 실제 만 7개월이더라도 발달 기준은 만 6개월로 봐야 합니다.

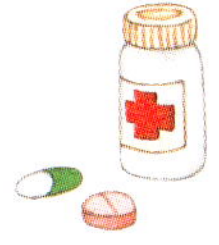

아이의 두뇌 발달 지표, 미세 근육 운동 발달

미세 근육 운동은 손, 손가락, 엄지손가락 등을 움직여서 물건을 잡고 수저로 음식물을 떠먹을 수 있는 운동입니다. 미세 근육 운동의 발달은 대근육 운동 발달처럼 눈에 두드러지지는 않습니다. 그러나 손바닥과 발바닥이 두뇌에서 차지하는 범위가 넓고, 숟가락을 사용하기 위해서 눈과 손의 협동이 필요함을 감안하면 미세 근육 운동 능력의 발달은 곧 아이의 두뇌 발달의 지표라 할 수 있습니다.

▶ 미세 근육 운동 발달 지표

연령	행동 지표
0~1개월	· 주먹을 쥔다.
3개월	· 손을 편다.
4개월	· 손에 닿은 물건을 쥐어 잡는다.
5개월	· 옮겨 쥔다. · 손가락이 굴곡된 상태로 물건을 잡거나, 손 전체를 갈고리같이 사용해 근처의 물건을 끌어당겨 쥔다.
6개월	· 첫째 손가락 부분 손바닥을 사용해 바닥의 물건을 긁어 집어 든다. · 손을 뻗어 구부린 손가락과 손바닥으로 물건을 잡는데, 이때는 손 전체를 사용하면서 넷째와 다섯째 손가락에 힘을 준다.
7~8개월	· 첫째 손가락의 끝과 둘째 손가락을 구부린 사이에 물체를 끼워 잡을 수 있게 된다.

10~11개월	·첫째 손가락의 끝과 다른 손가락의 손바닥 쪽 면을 이용해 물건을 잡을 수 있다.
11~12개월	·첫째 손가락과 둘째 손가락 끝으로 물건을 집는다.
12개월	·손에 쥐고 있던 물건을 달라고 하면 손을 펴 내준다.
15개월	·블록을 2개 쌓는다.　　　　·작은 물체를 유리병에 넣을 수 있다.
18개월	·블록을 3개 쌓는다.　　　·직선을 그린다. ·유리병 안의 물체를 꺼내기 위해 병을 거꾸로 세워서 물체를 쏟아낸다.
21개월	·블록을 5개 쌓는다.
24개월	·블록을 6, 7개 쌓아 올린다.　　·곡선을 그린다.
30개월	·수평선 혹은 수직선을 그린다.
36개월	·블록을 9개 쌓아 올린다.　　·원과 십자가를 따라 그린다.
4년	·블록을 10개 이상 쌓아 올린다.　　·사각형을 그린다.
5년	·삼각형을 그린다.

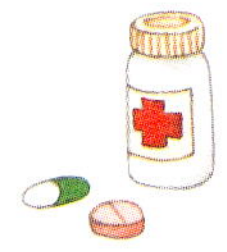

운동 능력 발달에 대해 궁금해요

아이의 운동 능력은 해당 근육의 발달과 이를 관장하는 두뇌와 신경이 함께 발달해야 나타나는 것으로, 연습을 한다고 더 빨라지는 것은 아닙니다. 또 빨리 운동 신경이 발달한다고 아이의 두뇌가 발달하는 것도 아니므로 부모가 너무 초조해할 필요는 없습니다.

아이는 머리 가누기, 뒤집기, 앉기는 적정 시간이 지나면 저절로 하게 됩니다. 기거나 걷기는 아이의 흥미를 끄는 것으로 유도하면 좀 더 빨리 할 수 있습니다. 아이에게 움직임의 즐거움을 알게 해주고 새로운 것을 탐구하는 호기심을 키워주면 운동 능력 발달에 더 도움이 될 수 있습니다.

Q 걷기가 늦은 편인데 운동 능력 발달이 느린 것은 아닐까요?

A 아이의 운동 능력 발달이 평균치보다 2~3개월 이상 처지면 다른 발달 이상을 동반한 것일 수 있으니 병원에서 검진을 받아보아야 합니다. 다른 발달은 정상인데 걷기만 좀 느리다면 15~18개월까지는 기다려보세요. 부모가 늦게 걸었다면 아이도 늦을 수 있으며 겁이 많은 아이는 발을 떼는 것이 두려워 걷는 것이 느려지기도 합니다.

Q 기거나 걸을 때 행동이 비정상적인 것 같은데 괜찮을까요?

A 기거나 걸을 때 한쪽 다리나 팔만 사용하면 나머지 팔다리의 기능에 문제가 생길 수 있습니다. 그러나 평소에 양쪽 팔다리를 사용하다가 가끔씩 보이는 증상이라면 대개 기다리면 없어집니다. 아이가 까치발로 걸으려고 하는 것은 뇌성마비나 다른 발달상의 문제가 원인일 수도 있으나, 가끔씩 그런다면 아이의 다리에 상처가 났거나 재미있어서 하는 행동일 수 있습니다.

간혹 아이가 앞으로 기지 않고 뒤로만 기려고 하는 때도 있습니다. 이는 팔의 근육이 먼저 발달하므로 앞으로 밀고 나가기보다는 팔을 이용해서 뒤로 이동하는 것이 편하기 때문에 나타나는 정상적인 발달 과정입니다. 또한 걸음마를 배우는 시기에 아이가 팔자걸음으로 걷는 때가 많은 것은 엉덩이와 허벅지의 바깥쪽 근육이 아직 발달하지 못해서 나타나는 증상이므로 걱정할 필요가 없습니다.

Q 운동 능력 발달이 순서대로 진행되지 않고 지나치게 빠른데 괜찮을까요?

A 아이의 운동 능력은 발달 순서를 건너뛰더라도 문제는 없습니다. 이전 단계의 발달 행동이 드러나지만 않았을 뿐 아이는 이미 알고 있기 때문입니다. 서려는 행동을 보이는 아이라면 기는 동작에 필요한 근육이 발달했다는 의미입니다. 뒤집고 앉는 아이가 목을 가누지 못하는 일은 없기 때문입니다.

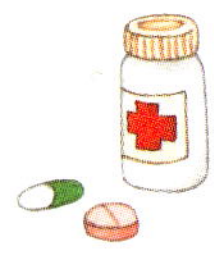

'엄마, 아빠' 라고 말하기까지, 언어 발달

아이의 언어 발달 속도를 알려면 평균적인 언어 발달 정도를 알고 있어야 합니다. 아래 표를 참고하세요.

▶ **청각 · 언어 발달**

연령	청각 · 언어 발달 행동
1개월	· 옹알이를 한다.
4개월	· 각각 개별된 음을 듣기 시작한다.
4~6개월	· 소리 나는 방향을 쳐다본다.
7개월	· '마', '바' 와 같은 자음을 말하기 시작한다.
10개월	· '엄마', '아빠' 를 말하기 시작한다.
12개월	· '엄마', '아빠' 이외의 한두 단어를 말하기 시작한다.
15개월	· 의미 있는 단어를 말하기 시작한다. · 3~5개의 단어를 말하고, 신체 부위를 말한다.
18개월	· 의미 있는 단어를 말한다. · 10여 개의 단어를 말하고, 그림을 보고 이야기하는 흉내를 낸다.
2세	· 2개의 단어로 된 문장을 말한다.　· 50~100여 개의 단어를 이야기한다. · 그림책에 그려진 과일이나 동물 이름을 따라 하기 시작한다.
3세	· 3, 4개의 단어로 된 문장을 말한다.　· 200~300개의 단어를 알 수 있다. · 자신의 성별, 나이, 이름을 말할 수 있다.　· 숫자는 셋까지 셀 수 있다. · 사물의 위치 개념(위, 아래, 안, 밖)을 이해한다. · 대명사와 복수 개념을 사용한다.　· 낯선 사람들도 아이의 말을 알아들을 수 있다. · 한번에 2, 3가지 내용이 담긴 지시사항을 수행할 수 있다.
4세	· 4개 이상의 단어로 된 문장을 말한다.　· 300개 이상의 단어를 말한다. · 성인의 발음을 거의 모방할 수 있다.　· 기본적인 문법을 이해한다. · 같은 것과 다른 것의 차이를 이해할 수 있다.　· 이야기를 지어낼 수 있다. · 낯선 사람들도 아이의 발음을 대부분 이해한다. · 밖에서 있었던 일을 기억했다가 집에 와서 전달할 수 있다.

5세	· 5개 이상의 단어로 된 문장을 말한다. · 숫자도 열까지 셀 수 있다. · 1,000~2,000개 단어의 어휘력을 갖는다. · 이름과 주소를 정확히 말할 수 있다. · 시간에 대해서 개념이 생긴다. · 대부분의 대화가 가능하다. · 낯선 사람들도 아이의 발음을 대부분 이해한다. · 말을 대신 전달할 수 있다.

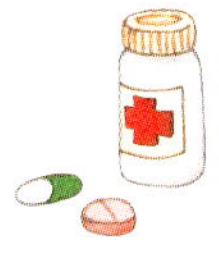

언어 발달이 느린 아이

아이가 1개월이 되었는데 전혀 옹알거리지 않을 때, 큰 소리에도 반응이 없을 때, 6개월이 되었는데도 전혀 소리 내어 웃지 않을 때, 12개월이 되었는데도 '마, 바'와 같은 단어조차 말하지 않을 때는 언어 발달이 상당히 지연된 것입니다. 따라서 병원에서 전문적인 진단과 치료를 받아야 합니다.

하지만 언어 발달 영역은 아이들마다 개인차가 가장 심해서 약간 뒤처지는 정도라면 크게 염려할 필요는 없습니다.

7개월이 된 아이가 중얼거리지 않거나, 어떤 음도 흉내 내지 않는다면 청각 장애나 언어 장애를 의심해야 합니다. 부분적으로 청각 장애가 있는 아이는 큰 소리에도 반응을 보이고, 소리 나는 방향도 알아차리고, 부모의 음성에 반응을 보이지만 음을 흉내 내는 데는 어려움이 있습니다.

▶ 청각 · 언어 발달 장애를 의심할 수 있는 증상

연령	의심되는 증상
1개월	· 큰 소리에 반응하지 않는다.
2개월	· 엄마의 목소리에 미소 짓지 않는다.

4개월	· 소리 나는 방향으로 고개를 돌리지 않는다.　　　· 옹알이를 전혀 하지 않는다. · 엄마가 내는 소리를 전혀 흉내 내지 않는다.
6개월	· 소리 내어 웃지 않는다.　　　· 깔깔거리지 않는다.
8개월	· 주변 소리에 반응이 없다.
12개월	· 말을 한 마디도 하지 못한다.
18개월	· 의미 있는 단어를 말하지 않는다.
2년	· 두 단어로 된 문장을 말하지 않는다.
3년	· 계속해서 침을 흘린다.　　　· 발음이 매우 불분명하다. · 간단한 지시를 수행하지 못한다.　　　· 세 단어로 된 문장을 말하지 않는다.

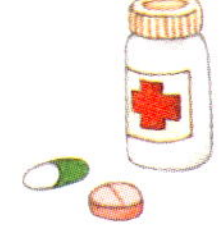

무엇이든 잘 보여요, 시력 발달

신생아의 시력

신생아가 눈으로 구별할 수 있는 거리는 약 20~35cm로, 아이가 엄마의 얼굴을 알아볼 수 있는 정도 간격입니다. 신생아에게 시력이 있는지 알아보려면 눈에 빛을 비추어보거나 흥미 있는 물건을 아이 앞에서 움직여보면 됩니다.

돌 이전의 시력

아이가 생후 1개월이 지나면 약 90cm 거리까지 볼 수 있으며, 2개월이 되면 어느 정도 초점을 맞출 수 있습니다. 3개월이 되면 방문을 열고 들어오는 사람을 구별할 수 있고, 4개월이 넘어서면 비교적 먼 거리의 물체도 초점을 맞출 수 있습니다. 특히 6개월 후에는 시력이 급격히 좋아지면서 양쪽 눈으로 사물을 볼 수 있는 양안시(stereo vision) 기능이 생겨서 더 명확하게 사물을 볼 수 있습니다.

시야 발달

신생아 때 45~90도 정도의 시야만 보였던 아이가 2개월이 되면 180도 각도의 시야를 갖게 됩니다. 3~4개월이 되면 한 방향으로 움직이는 모빌을 따라 눈동자를 움직이며, 7개월 정도 되면 이쪽에서 저쪽으로 공을 던질 때 공을 따라 눈동자를 움직일 정도로 보는 능력이 향상됩니다.

색깔 구별

신생아는 빨강, 노랑, 파랑 중에서 빨강을 가장 좋아하고, 4개월 이전에는 색을 잘 구별하지 못합니다. 은은하고 부드러운 파스텔톤의 색깔보다는 강렬하고 밝은 색깔에 흥미를 느끼고, 명암이 확실한 것에 더 흥미를 느낍니다.

돌 이후의 시력 발달

3세이면 20/30, 4세에는 20/20에 도달해서 거의 성인 시력에 근접하게 됩니다.

tip

시력 이상 증상들

· 생후 1개월이 되었는데도 밝은 빛에 눈을 깜박거리지 않는다.

· 생후 2개월이 되었는데도 물체에 시선을 고정하지 못한다.

· 생후 4개월이 되었는데도 움직이는 물체로 시선을 돌리지 못한다.

· 눈동자가 불규칙하게 움직인다.

· 빛에 과민 반응을 보인다.

· 눈곱이 자주 끼고, 눈물이 지나치게 많이 나고, 눈이 자주 충혈된다.

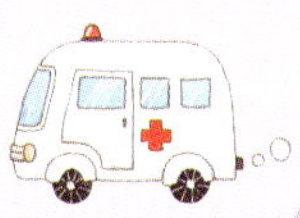

3~4세 이후에는 시력 검사가 가능한데, 아이의 시력 저하를 6세 이전에 발견하지 못하면 커서도 정상 시력을 회복되기 어렵습니다.

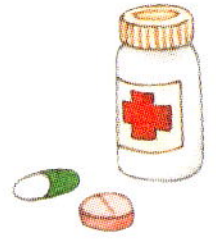

인지 능력, 사회성 발달

인지 능력 발달은 아이의 두뇌 발달에 중요한 지표가 될 수 있습니다. 인지 능력 발달이 제대로 되지 않으면 자폐증과 같은 발달 장애 질환과 연관이 될 수 있습니다. 우선 돌 이전 아이의 평균 인지 능력 발달에 대해서 알아보겠습니다.

▶ **일 년 미만인 아이의 인지 능력과 사회성 발달**

개월	행동 사항
1개월	· 아이가 웃기 시작한다. 처음에는 자면서 웃기 시작하고, 점점 깨어 있을 때도 자극에 반응을 보이며 웃는다.
4개월	· 낯선 환경을 알아차린다.
4~7개월	· 원인과 결과, 사물의 연속성 개념을 익히는 시기로, 개별적인 성격이 나타나기도 한다.
7~8개월	· 낯가림이 본격적으로 나타난다. 부모가 잠시 자리를 비우더라도 아이가 알아차리지 못한다.
8~12개월	· 8개월 된 아이가 집중할 수 있는 시간은 2~3분 정도다. 12개월 아이라면 흥미 있는 장난감이 있을 때 최대 15분까지 한자리에 앉아서 놀 수도 있다. · 돌 이후 아이들은 자신의 모습을 알게 된다. 거울을 보면서 자신의 얼굴을 만져 본다.
12개월	· 부모가 잠시 자리를 비우면 알아차리고 울기도 한다. 분리 불안은 10~18개월 사이에 정점을 이루고, 18~24개월을 지나면서 서서히 사라진다.

또래 아이들에 비해 발달이 느린 것 같아요

엄마는 아이의 사소한 행동에도 큰 의미를 부여하곤 합니다. 특히 주변의 또래 아이들은 모두 하는데 우리 아이만 하지 않는다고 걱정을 하는데 전혀 그럴 필요가 없습니다. 아이들은 자신이 재미있는 행동은 지겹게 반복하지만 흥미가 없는 행동은 전혀 따라 하지 않기도 합니다. 게다가 더욱 흥미 있는 것이 생기면 이전에 했던 행동도 하지 않습니다. 아이의 행동 하나하나에 너무 예민하게 반응하지 마시기 바랍니다.

tip

발달 장애를 생각해보아야 하는 경우!

- 4개월이 되었는데도 소리 나는 방향으로 고개를 돌리지 않는다.
- 5개월이 되었는데도 어떤 방향으로도 뒤집기를 하지 않는다.
- 5개월 이후에도 밤에 제어하기 힘들 정도로 보챈다.
- 5개월까지도 웃는 일이 없다.
- 6개월이 되었는데도 잡아주어도 앉지 못한다.
- 6개월이 되었는데도 웃지도 않고 소리를 지르지도 않는다.
- 6, 7개월이 되었는데도 눈앞에 있는 사물로 손을 뻗지 않는다.
- 7개월이 되었는데도 눈앞 30cm 이내 거리, 폭으로는 180cm 범위에서 물건이 움직이는 것을 따라 눈동자를 움직이지 못한다.
- 7개월이 되었는데도 다리의 무게를 지탱하지 못한다.
- 7개월이 되었는데 행동으로 관심을 끌려는 노력을 하지 않는다.
- 8개월이 되었는데도 웅얼거리지 않는다.
- 8개월까지도 '까꿍' 놀이에 흥미가 없다.

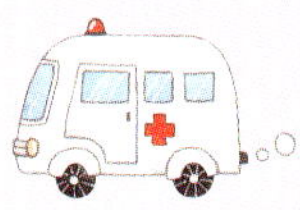

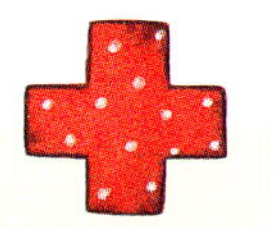

언어 발달은 부모의 노력이 중요해요

》》》 우리 아이 언어 발달을 위한 부모의 노력

● 　언어 발달이 빠를수록 아이의 두뇌는 더 빨리 더 많이 발달할 수 있고, 아이도 스스로 자신을 표현하는 적절한 도구가 생기게 되어서 정서적으로도 안정됩니다. 아이의 언어 발달을 향상시키는 좋은 방법들을 소개해 드리겠습니다. 여유를 갖고 아이와 함께 대화를 나누어보세요.

아이와 지속적으로 대화를 나누세요　부모가 말하는 것을 아이가 못 알아듣는 것 같아도 아이와 눈을 마주 보며 소통하는 것이 중요합니다.

부드러운 어조와 약간의 과장된 행동이 이해에 도움이 됩니다　아이는 태어나면서부터 들을 수는 있으나, 4개월 이전에는 사람의 음성에서 개별 단어의 의미를 구별하여 들을 수는 없습니다. 따라서 3, 4개월 이전의 아이에게는 따뜻하고 부드러운 부모의 목소리, 특히 높은 톤의 목소리는 아이가 의미를 이해하는 데 도움을 줄 수 있습니다.

3~4개월 이후 아이에게는 정확한 발음으로 말하는 것이 언어 발달 향상에 도움
이 됩니다 사물이나 신체 부위를 가리키면서 이름을 붙여주는 것도 언어 발달
을 도와주는 좋은 방법입니다.

아이가 의사표현을 할 수 있게 유도하세요 어느 정도 어휘력이 생기고 문장을
말할 수 있는 나이가 된다면 몸짓보다는 말로써 자신의 의사를 표현하도록 유
도합니다. 아이의 나이에 맞는 책을 읽어주는 것도 아이의 언어 발달을 자극할
수 있습니다.

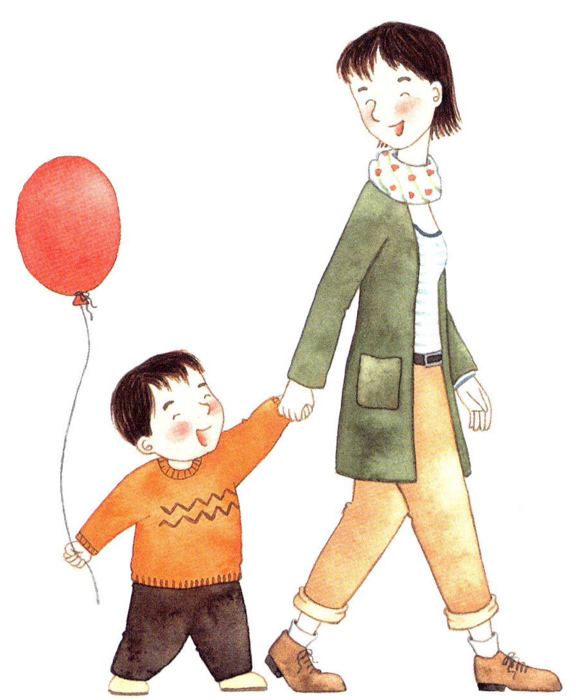

Check Point

- 아이가 대소변을 가리기 시작하는 시기는 18~22개월이며, 대변, 낮소변, 밤소변 순으로 가리게 됩니다. 남자아이는 만 6세, 여자아이는 만 5세 이전에 대소변을 가리기만 하면 문제가 되지 않습니다.

- 대소변을 가리는 시기는 개인차가 있을 뿐 아이의 지적 능력과는 큰 연관이 없습니다. 아이에게 지나치게 스트레스를 주면 오히려 대소변을 가릴 수 있는 시기가 늦춰질 수 있습니다.

- 아이가 스스로 변을 보고 난 뒤에 불편해하거나, 이미 대소변을 가려야 할 시기가 지났을 때는 부모가 적극적으로 도와줘야 합니다.

대소변 가리기

대소변 가리기 역시 많은 엄마의 관심사입니다. 아이가 대소변을 빨리 가리면 기저귀 값도 절약되고, 외출하기도 편하기 때문입니다. 하지만 이것이 대소변을 가리는 장점의 전부입니다. 초등학교 입학 전까지만 가린다면 생활하는 데 전혀 문제가 없습니다. 뇌성마비와 같은 신체 장애가 없다면 시간의 문제일 뿐 대소변 가리기를 못하는 아이는 없습니다.

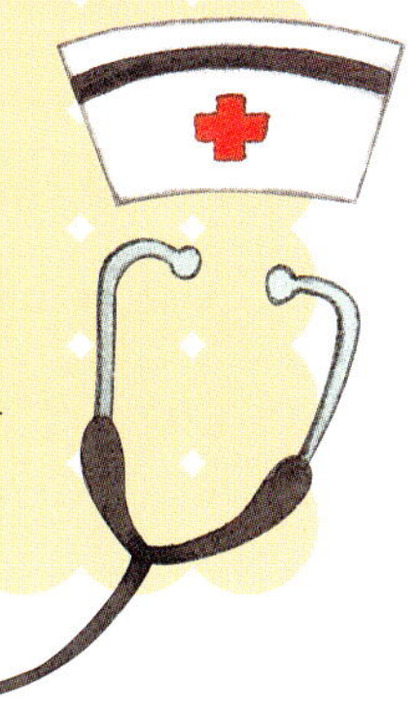

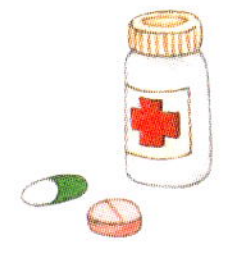

대소변을 가리는 시기

대소변을 가리는 시기는 아이들마다 개인차가 있을 뿐 지적 능력과는 큰 연관이 없습니다. 아이에게 지나친 스트레스를 준다면 오히려 대소변을 가리는 시기만 늦춰질 수 있습니다.

하지만 아무리 마음을 편하게 먹는다 해도 아이가 초등학교에 들어갈 나이가 되었는데도 밤에 소변을 가리지 못한다면 부모로서는 여간 고민스러운 일이 아닙니다. 게다가 소변을 제대로 가리지 못하는 아이도 스스로 위축되고 스트레스를 받게 됩니다. 그래서 대소변 가리기는 무엇보다 부모가 느긋한 마음을 가지고 아이의 상태를 잘 파악하여 시도하는 게 중요합니다.

대소변 가리기는 남자아이는 만 6세, 여자아이는 만 5세 이전에만 하면 걱정할 필요가 없습니다. 특별한 환경에서 한두 번 소변을 가리지 않는다고 아이가 야뇨증에 걸린 것은 아닌지 걱정할 필요도 없습니다. 최소한 연속 3개월간 일주일에 두 번 이상 오줌을 쌀 때만 병으로 보고 치료를 시작합니다.

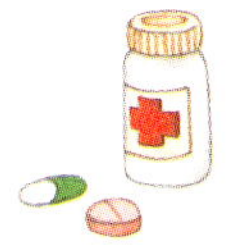

대소변 가리기 시작해볼까요?

아이가 대소변 가리기를 시작할 때 부모의 역할이 무엇보다 중요합니다.

언제부터 준비해야 할까요?

대소변을 가리기 시작히는 시기는 대개 18개월에서 3세 시이입니다. 하지만 편차가 있으니 아이의 행동 방식을 보고 그 시작 시기를 부모가 발견해야 합니다. 준비 기간은 3개월 정도 걸리며 약 15개월 전후부터 대소변 가리기 시도가 필요합니다.

다음과 같은 상황이 대소변 가리기에 들어갈 준비를 해도 좋다는 신호입니다.

- 엄마, 아빠를 따라 하기 좋아한다.
- 방바닥에 옷을 벗어놓는다.
- 자신의 성기에 관심을 보인다.
- 대변을 보려고 할 때마다 하던 일을 멈추거나 얼굴이 붉게 달아오른다.
- 소변이나 대변을 본 뒤 부모에게 알려준다.

아이 스스로 준비가 되었나요?

대소변을 가리기 위해서는 우선 신체적으로 아이가 자신의 소변을 방광에 장시간 보관할 수 있는 능력이 생겨야 합니다. 만약 아이가 낮잠을 자는 동안이나 최소 두 시간 이상 소변을 보지 않는 시일이 늘어난다면 이런 능력이 생긴 것입니다. 물론 아이가 탈수 증세로 소변을 보지 않는 때도 있으므로 구별이 필요합니다.

아이가 화장실에 가서 대소변을 보기 위해서는 화장실까지 걸을 수 있어야 하고, 옷을 내릴 수 있어야 하며, 스스로 화장실 변기에 앉을 수 있어야 합니다. 또한 아이가 대소변을 가리지 않으면 불편하다는 것을 인지해야 합니다.

이런 준비가 안 된 상태에서 또래의 다른 아이도 한다고 억지로 대소변 가리기를 시킨다면, 거세게 저항을 하거나 소극적인 퇴행 현상을 보이기도 합니다. 대소변 가리기는 아이가 스스로 해야 하는 것이라는 점을 명심하세요.

이런 시기는 피하세요!

· 이사나 새로운 아이의 출생 등 환경에 변화가 있을 때에는 상황이 안정되기까지 3개월가량 대소변 가리기를 피하는 게 좋습니다. 무리한 시도는 아이에게 스트레스만 주어 오히려 시기만 늦추게 합니다.

· 아이가 과거에 화장실과 관련된 좋지 않은 기억이 있다면 대소변 가리기를 천천히 시도하는 것이 좋습니다. 또한 현재 변비나 설사와 같은 증상이 있어서 장 운동 상태가 정상이 아니라면 치료 후에 시작하는 것이 좋습니다.

아이를 어떻게 도와야 할까요?

먼저 아이에게 대소변을 보면 엄마에게 말하라고 설명해주세요. 그런 뒤 아이가 그렇게 행동하면 잘했다고 칭찬하며 부추겨줘야 합니다. 이 시기의 아이는 따라 하는 것을 좋아합니다. 아이가 바닥이나 기저귀에 대변을 싸면 화장실에 데리고 가서 대변을 변기에 넣고 물을 내리는 행동을 보여주는 것이 좋습니다. 같은 성별의 어른이나 아이보다 약간 나이가 많은 동성의 형이나 언니가 화장실 이용하는 것을 보여주는 것도 많은 도움을 줄 수 있습니다.

아이가 대소변을 보았다고 엄마에게 곧잘 이야기할 때나 아이의 얼굴이 붉어지거나 하던 일을 멈추고 가만히 있거나 할 때 아이의 손을 잡고 화장실에 가거나 변기에 앉는 연습을 시킵니다. 이는 변기에 앉을 때까지 변을 참는 연습을 동시에 하는 것이지요. 여기서 잘 진행이 되지 않으면 두 시간마다 주기적으로 변기에 앉혀서 연습시켜야 합니다. 이때 아이에게 친숙한 장난감을 가져다주거나 짧은 이야기를 해주면 아이가 편안함을 느낍니다.

많은 양의 물을 마시게 한 뒤 30분 후에 소변을 보게 하거나 아침 식사 20분 후에 대변 보는 연습을 시키면 아이에게 자연스럽게 신체의 반사 반응을 알려줄 수 있습니다.

여기까지 잘 진행됐다면 이제는 변기 앞에서 스스로 옷을 내리고 볼일을 보는 방법을 가르쳐주세요. 물론 스스로 물을 내리는 연습도 함께 시켜야겠지요. 이 시기에는 아이가 혼자 내릴 수 있는 간단한 옷을 입히는 것이 좋습니다. 아이가 10~20분 내에 변기에서 변을 보지 못한다면 아이를 격려한 뒤 잠시 쉬게 하고 나서 다시 시도하는 게 좋습니다. 발을 바닥에 잘 디디고 힘을 주는 것이 변을 보기 더 쉽다는 것도 알려주세요.

격려하고 기다릴 줄 아는 마음

대소변 가리기는 아이 스스로 깨우쳐가는 것이기 때문에 잘할 때까지 끊임없이 격려하면서 기다리는 인내가 필요합니다. 낮에 대소변을 가리는 데는 2~3개월, 밤에도 가리는데는 6~12개월이 걸립니다. 특히 남자아이는 여자아이에 비해 늦습니다.

30개월이 되어도 대소변을 가릴 준비가 되지 않는 아이도 있습니다. 하지만 만 3~4세가 되어도 낮에 대소변을 가리지 못하거나, 만 5세가 되어도 밤에 대소변을 가리지 못한다면 한 번쯤은 전문의와 상담해야 합니다.

대소변 가리기를 할 때 주의할 점

- 대변을 가리는 것이 소변을 가리는 것보다 어려울 수 있습니다. 먼저 소변 가리기를 시도하세요.
- 밤에 대소변을 가리는 것이 더 어려울 수 있으나 처음부터 밤과 낮에 같이 시도해야 시간을 더 단축할 수 있습니다.
- 만약 아이를 돌보는 사람이 부모 이외에 여러 명이라면 동일한 방법과 일정 기준을 정해 대소변 가리기를 진행해야 합니다.
- 집에서 대소변 가리기에 성공했다면 집이 아닌 공공장소에서도 시도해 보아야 합니다. 이런 시도는 늦어도 유치원이나 초등학교에 가기 전에 완료하는 것이 아이로 하여금 열등감을 갖지 않게 하는 방법입니다.
- 아이가 대소변 가리기를 잘하더라도 간혹 실수를 한다면 화를 내기보다 격려하고 기다려주는 마음이 필요합니다.

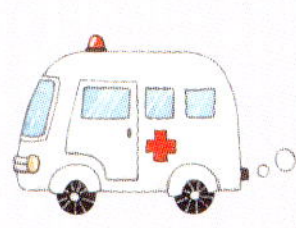

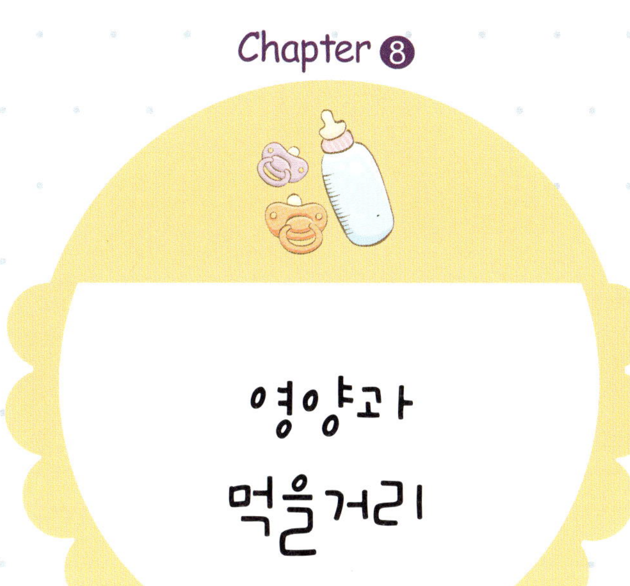

Chapter 8

영양과 먹을거리

Check Point

- 모유를 먹는 아이가 수유를 거부할 때는 수유 환경의 변화와 엄마의 식단 변화를 살펴봐야 합니다.
- 분유를 먹는 아이가 수유를 거부한다면 젖병이나 젖꼭지에 문제가 없는지 확인합니다.
- 돌 이후에는 성장 속도가 느려지고 활동량은 증가하므로 아이가 식욕이 떨어지는 것이 정상입니다.
- 아이가 적게 먹는다고 느낀다면 다른 아이와 비교해봐야 하고, 일정 기간 체중 증가 속도를 체크해야 합니다.
- 이유식을 잘 먹는다고 해서 수유량을 줄이는 것은 바람직하지 않습니다. 돌 이전 아이의 주 영양 공급원은 모유나 분유이기 때문입니다.
- 아이에게 새로운 음식을 먹이려면 15~20회의 시도가 필요합니다. 새로운 음식을 너무 갑자기 강요해서는 안 되며 지속적으로 노출하여 아이 스스로 음식에 관심을 갖게 합니다.
- 아이가 특정 음식만 먹는 것처럼 보이긴 해도, 1~2주 동안 네 가지 음식군을 골고루 먹고 있고 체중이 잘 증가하고 있다면 문제가 되지 않습니다.
- 아이가 음식을 먹은 후 스스로 포만감을 느낄 수 있도록 해서 배가 부르면 스스로 먹지 않게 합니다.
- 건강에 도움이 되는 음식을 아이가 거부하더라도 지속적으로 제공합니다.
- 이유식을 시작할 때 엄마는 어떤 음식을 언제, 어디에서 줄지를 결정하고 아이는 차려진 음식 중에 무엇을 얼마나 먹일지를 결정합니다.
- 식사하기 한두 시간 전에는 다른 음식이나 간식을 주지 않습니다.
- 성장 장애가 확인된 아이라면 원인이 무엇이든 하루 필요한 열량의 150%를 섭취하도록 해야 합니다.

왜 먹지 않을까요?

특별히 아프지도 않고 잘 노는 것 같은데도 아이가 통 먹으려 하지 않으면 부모는 애가 타서 어쩔 줄 몰라 하지요. 먹지 않는 아이를 잘 먹게 하는 비법이 따로 있지는 않습니다. 하지만 왜 아이가 먹지 않으려고 하는지 이유를 알아두면 그런 상황에 대처하는 데 훨씬 도움이 될 것입니다.

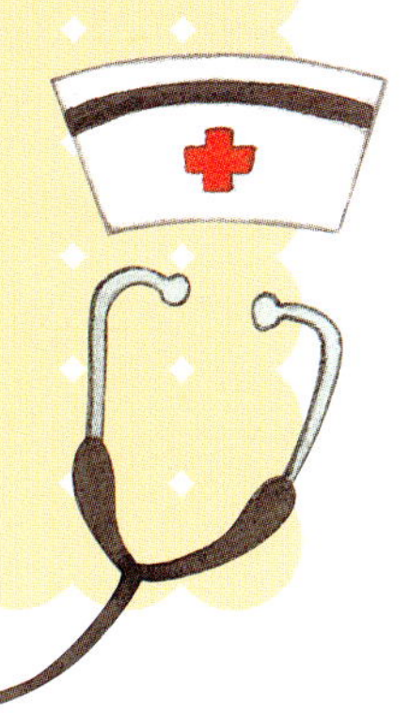

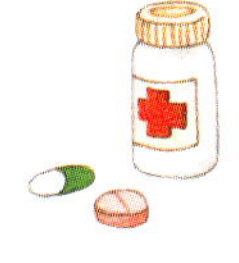

잘 먹지 않는 아이의 상황별 원인

모유만 먹는 6개월 이전의 아이가 수유를 거부할 때

기침, 콧물, 코막힘, 설사 등의 감염 증상이 없다면 우선 수유하는 환경이 변했는지, 엄마의 식사에 변화가 있는지를 살펴보아야 합니다. 엄마가 지나치게 자극적인 음식을 먹거나 약을 먹고 있다면 모유 맛이 평소와 다를 수 있습니다. 예민한 아이는 엄마가 화장품을 바꾸거나, 평소에 입던 옷을 입지 않아도 수유를 거부할 수 있습니다. 이 외에도 수유를 하는 장소가 아이에게 익숙하지 않거나 지나치게 덥거나 춥다면 방해가 될 수 있습니다.

명확한 원인을 찾지 못한다고 해서 수유량이 줄어든 아이를 그대로 내버려두어서는 안 됩니다. 익숙한 방식으로 먹여도 전혀 수유량이 늘지 않거나 그 기간이 길어진다면 분유로 수유를 대체하는 시도가 필요합니다. 그리고 당분간은 아이가 잠을 잘 때도 수유하여 전체적인 수유량을 일정하게 유지해야 합니다.

분유만 먹는 6개월 이전의 아이가 수유를 거부할 때

기침, 콧물, 코막힘, 설사 등의 감염 증상이 없으면 먼저 젖꼭지에서 분유가 제대로 나오는지 확인합니다. 아이가 더 먹고 싶어도 젖병에서 분유가 잘 나오지 않는다면 수유를 거부할 수 있습니다. 이때는 젖병이나 젖꼭지를 바꾸는 시도가 필요합니다. 분유가 지나치게 줄줄 나오면 아이가 사레가 들려 수유를 거부하는 원인이 되기 때문에 마찬가지로 젖병이나 젖꼭지를 바꾸어주는 것이 좋습니다. 또한 수유 중 공기를 많이 삼키면 배에 가스가 차서 수유하기가 거북할 수 있습니다. 아이가 급하게 먹지 않도록 배고프기 전에 수유를 하는 것이 좋고, 공기가 덜 들어가는 젖병으로 바꾸는 것이 좋습니다.

6개월 이후의 아이가 잘 먹던 이유식을 거부할 때

이유식을 먹는 도중 구토를 하거나, 이유식을 먹는 수저로 아이가 먹기 싫어하는 약을 먹였을 때 이유식을 거부하기도 합니다. 이유식을 억지로 먹였거나 먹는 환경이 아이에게 불편할 때도 마찬가지입니다. 이 외에도 단맛이 나는 과일을 먼저 먹이거나 자주 먹여서 밥이나 고기로 구성된 이유식을 거부하는 때도 있습니다. 돌 이전의 아이가 이유식을 잠시 거부하는 것은 수유를 거부하는 것보다 덜 심각한 문제입니다. 수유만 잘하고 있다면 조금은 여유를 갖고 기다려도 좋습니다.

돌 이후의 아이가 먹는 것에 흥미를 잃을 때

이 경우는 아이가 먹는 것보다 활동하면서 움직이는 것이 더 재미있기 때문입니다. 또 아이 스스로 무언가를 하려는 독립 성향이 생겨서이기도 합니다. 실제로 돌 이후에는 성장 속도가 느려져서 필요한 칼로리 섭취가 낮아집니다. 우선 아이의 체중 증가 속도를 확인해보고, 큰 문제가 없다면 억지로 먹이기보다는 원인을 찾아 바로잡는 것이 좋습니다. 특히 돌 이후의 아이는 단순히 식욕이 떨어진 것처럼 보일 뿐 실제로 먹는 양을 계산해보면 적지 않게 먹고 있는 때가 많습니다. 이런 경우 억지로 먹이려 하면 식욕을 더 떨어뜨릴 수 있으니 아이가 좋아하는 음식 위주로 먹이도록 합니다.

아픈 뒤로 먹는 양이 줄거나 먹기를 거부할 때

아이가 아플 때나 아픈 뒤에는 식욕이 떨어집니다. 이런 경우 당분간 아이의 컨디션이 회복될 때까지 충분한 수분과 최소한의 칼로리 공급이 우선입니다. 따라서 수유를 하는 돌 이전의 아이라면 수유를 위주로 하되 아이가 원할 때만 조

돌 이전 아이의 영양 공급 원칙

· 처음 4~6개월간은 모유 수유만 합니다.
· 100% 과일주스 종류는 6개월 후부터 먹이고 120~160㎖ 미만을 컵에 부어줍니다.
· 아이 스스로 포만감을 느끼도록 도와주고, 과도하게 음식을 주어서는 안 됩니다. 영아는 전체 먹는 칼로리를 스스로 조절할 수 있기 때문입니다.
· 아이가 배고파하지 않는데도 끝까지 먹게 해서는 안 됩니다. 식사 중간중간 간식으로 얻는 칼로리가 다르기 때문입니다.
· 건강에 좋은 음식은 아이가 처음에 거부하더라도 다양한 방법을 동원해 아이가 흥미를 가질 수 있게 지속적으로 주어야 합니다.
· 건강에 도움을 주는 음식을 먹지 않는다고 해서 칼로리만 높고 영양가는 떨어지는 것을 주어서는 안 됩니다.

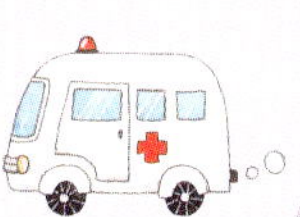

금씩 자주 먹이는 것이 더 도움이 됩니다. 돌 이후에 밥을 먹는 아이라면 아이가 좋아하는 음식 위주로 식단을 구성하는 것이 좋습니다.

그러나 장염을 앓은 직후라면 아이가 잘 먹더라도 엄마가 먹는 것을 일정 부분 제한해야 합니다. 설사 분유를 먹고 있었다면 단계적으로 원래 분유로 복귀하는 것이 필요하고, 돌 이후의 아이는 장염 뒤 1~2주 정도는 과일이나 유제품의 섭취를 제한하는 것이 도움이 됩니다.

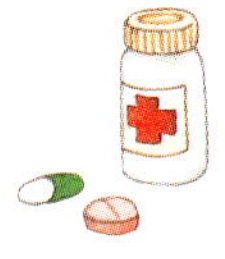

먹는 양이 적은 아이

돌 이전 아이들의 평균 섭취량

아이가 적게 먹는다고 판단되면 먹는 양을 파악해서 다른 아이에 비해 적게 먹고 있는지, 그 결과 체중이 늘지 않아 성장 장애가 있는지 확인해야 합니다.

우선 아이가 먹는 양을 3일간 기록해보고, 다른 아이들이 섭취하는 양의 평균치와 비교해봅니다. 분유 수유만 하는 6개월 이전 아이들의 평균 섭취량은 다음과 같습니다.

▶ 6개월 이전 아이들의 평균 섭취량

개월 수	1회 수유량(ml)	횟수
0~1/2	80	7~8
1/2~1	120	6~7
1~2	160	6
2~3	160	6
3~4	200	5

| 4~5 | 200 | 5 |
| 5~6 | 200~220 | 4~5 |

모유를 먹는 아이라면 양을 측정하기가 쉽지 않습니다. 하지만 이 경우에도 횟수는 표와 비슷하고, 1회 수유 시간이 15~20분 정도 걸리는 것이 평균입니다. 수유 후에 아이가 만족해하며 잠을 푹 자고, 체중이 적절히 느는 것도 판단 기준이 될 수 있습니다. 그리고 이유식을 제대로 섭취하기 시작한다면 6개월 이전에는 50㎖ 미만 하루 1회, 6개월부터는 50㎖ 이상씩 하루 2회, 9개월부터는 120㎖ 이상씩 하루 3회 먹게 됩니다.

적게 먹는 아이들에 대한 대처법

평균 섭취량에 근접하고 체중도 정상적으로 늘고 있다면 크게 걱정하지 않아도 됩니다. 특히 돌 이후 아이는 식욕이 떨어지는데, 억지로 먹으라고 강요하면 식사를 거부하는 일이 생길 수 있습니다. 이런 아이는 음식을 강요하기보다는 다양한 음식을 맛보이고, 스스로 음식을 고르게 하여, 얼마나 먹을지도 스스로 결정하게 하는 것이 좋습니다.

그러나 먹는 양이 기준치에 비해 현저히 적고 2~3개월 동안 체중이 거의 늘지 않거나 심지어 감소한다면, 원인을 찾기 위해 병원에 가야 합니다. 또래에 비해서 키와 체중이 현저하게 뒤처지거나, 성장 속도가 느린 것을 성장 장애라고 합니다. 성장 장애의 원인으로는 위식도 역류, 알레르기, 감염 등 신체적 문제와 함께 아이에 대한 무관심과 학대 등 사회적 문제가 있습니다.

아이가 만 2세까지 성장이 평균치에 이르지 못하면 이후에도 평균 키와 체중을 따라가기가 어렵습니다. 따라서 성장 장애는 원인을 찾아서 바로잡는 근본적인 조치를 해야 하지만, 일단은 정상치의 성장을 위해서 나이별로 필요한 칼로리의 150%정도를 과잉 섭취하도록 해야 합니다.

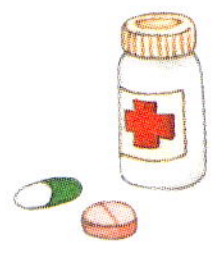

수유와 이유식 사이의 균형

이유식을 잘 먹어도 수유량은 줄이지는 마세요

이유식량이 늘면 아이의 수유량은 자연스럽게 줄어듭니다. 그러나 아이가 이유식을 더 좋아하고 잘 먹는다고 해서 기준치보다 많이 먹이면 수유량이 현저하게 줄어들 수 있습니다. 심지어 평소 수유량이 적은 아이가 이유식을 잘 먹는다면, 이유식으로 칼로리를 대체하려고 이유식을 더 열심히 먹이는 엄마가 있습니

> **tip**
>
> **건강하고 씩씩하게! 식사 습관 개선법**
>
> · 식사 시간은 규칙적으로 일정한 자리에서 즐기도록 하고 아이가 급하게 먹지 않도록 20~30분 정도로 너무 길지 않게 잡습니다.
> · 충분한 영양분을 섭취하도록 아이가 좋아하는 음식과 싫어하는 음식을 고려하여 식단을 구성합니다.
> · 간식은 정규 식사 시간과 간격을 둡니다. 그렇지 않으면 식욕을 떨어뜨릴 수 있습니다.
> · 식사 시간에는 주의를 산만하게 하는 요소를 제한합니다.
> · 물, 주스, 소다 등 저칼로리 액상 음료는 제한합니다.
> · 땅콩버터, 생우유, 치즈, 마른 과일 등을 권장합니다.

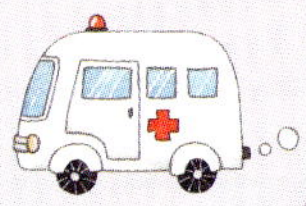

다. 8, 9개월 이전의 아이에게 젖보다 이유식을 더 많이 먹이는 것은 주객이 전도된 경우라고 할 수 있습니다. 8~9개월 전의 아이라면 하루 필요한 칼로리의 3분의 2는 수유로 얻어야 합니다. 모유나 분유가 이유식에 비해서 칼로리는 적지만, 영양분이 골고루 포함되어 있기 때문입니다. 돌 이전의 아이라면 이유식보다 모유나 분유가 주 영양 공급원이 되어야 합니다.

늦어도 6, 7개월 이후에는 이유식과 수유를 병행하세요

아이가 4~6개월 이후에 충분한 수유와 함께 먹는 것에 관심을 보이면 이유식을 시작해야 합니다. 시기가 너무 늦어지면 이유식을 거부할 수도 있습니다. 아이가 이유식을 거부하는 것은 숟가락으로 먹는 것에 대한 심리적인 저항과 새로운 음식을 먹는 것에 대한 저항이 주원인이라고 할 수 있습니다. 따라서 이유식은 아이가 좋아할 만한 놀이를 하면서 먹이거나, 너무 배가 고프지 않을 때 시도

tip

이유식 진행 원칙

- 알레르기 유발 음식(생우유, 달걀, 생선, 견과류, 콩류)은 피합니다.
- 적절한 시기라면 젖병보다는 컵으로 바꾸는 것이 좋습니다.
- 한 번에 한 가지 새로운 재료를 첨가합니다.
- 단위용적당 칼로리는 우유보다 높아야 합니다.
- 철분 함유 음식(고기, 철분 함유 시리얼)이 필요합니다.
- 아연 함유 음식(고기, 유제품, 밀, 쌀)을 권장합니다.

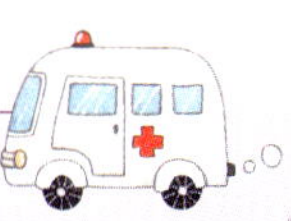

(출처 : Nelson pediatrics 18th Ed.)

하거나, 아이가 젖을 좋아한다면 먼저 수유를 조금 한 다음에 주는 방법이 도움
이 됩니다. 이유식을 시작하기 전에 가족들이 식사를 하는 것을 보여주어서 새
로운 음식에 대한 관심과 흥미를 유발하는 것도 좋습니다.

만 6개월 이후에는 수유만으로는 부족한 칼로리를 충족하고 철결핍성 빈혈을
예방하기 위해서 고기가 들어간 이유식을 먹어야 합니다. 이유식이 늦어지면 늦
어질수록 먹이기가 어려우므로, 아무리 늦어도 6~7개월경에는 이유식을 시작
하는 것이 아이의 건강을 위해 좋습니다.

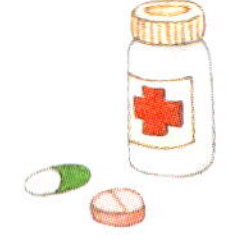 ## 다양한 식습관에 따른 문제들

밤중에 먹으려고 하는 아이

밤중 수유는 늦어도 3, 4개월 이후부터는 중단하는 것이 바람직합니다.

어떤 아이는 깨어 있는 동안에는 먹지 않고, 잘 때만 열심히 먹는데, 이런 현
상은 아이가 깨어 있는 시간이 늘어나면서 자연스럽게 사라집니다. 밤중에 충분
히 먹는다면 아이가 깨어 있는 동안 잘 먹을 수 있을 때까지 여유를 가지고 기다
려도 괜찮습니다. 하지만 체중이 덜 나가는 아이나, 체중 증가가 뚜렷하지 않은
아이라면 밤중이라도 먹어야 합니다.

밤중 수유를 중단하려면 아이가 잘 때 젖이나 젖병을 빼내고 보채도 주지 않
는 것이 좋습니다. 아이가 지나치게 보챈다면 빠는 욕구를 대신할 공갈 젖꼭지
를 물리도록 합니다.

4~6개월 이후 치아가 날 시기에도 젖이나 젖병을 물고 잠드는 습관이 있다면
충치가 생길 위험이 많기 때문에 밤중 수유를 제한하는 것이 좋습니다.

편식이 심한 아이

아이가 한 가지 음식만 먹으려고 하더라도 잘 먹는다면 대부분은 크게 문제가 없습니다. 아이가 돌이 지나면 좋아하는 음식과 싫어하는 음식이 뚜렷해지며 자기주장도 강해지고 독립심도 생깁니다. 어떤 음식을 1~2주간은 곧잘 먹다가도 특별한 이유 없이 거부하는 일이 흔해집니다. 이런 일은 아이의 심리적인 요인과 음식에 대한 맛을 알아가는 과정에서 자연스럽게 나타나는 현상으로 받아들여야 합니다.

아이가 한 가지 음식만 먹는 것처럼 보여도 네가지 음식군을 골고루 충분히 먹는다면 편식을 심각하게 걱정할 필요는 없습니다.

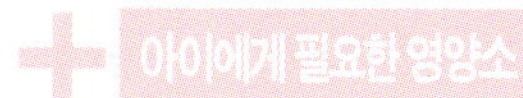

안 씹는 아이

아이가 음식을 허겁지겁 먹거나, TV나 책을 보면서 음식을 먹으며 씹지 않고 삼키는 일이 많아집니다. 이처럼 음식물을 잘 씹지 않는 아이는 제대로 씹는 연습을 해야 합니다. 잘 씹어서 삼키는 시범을 보여주고 따라 하게 하는 것이 좋습니다. 음식을 천천히 씹어서 삼키는 것이 익숙해져야 음식의 맛을 인지하고 구별하는 능력이 생깁니다.

아이들은 6개월이 되면 대부분 씹을 수 있습니다. 그래서 이때 이유식을 시작하기도 합니다. 제대로 음식을 씹기 위해서는 턱 주변의 근육이 조화롭게 발달해야 하는데, 아이가 12개월이 되면서부터 근육의 발달이 이루어지고, 48개월이 되면 완성됩니다. 아이가 만 4세가 되면 어른처럼 음식을 씹어 먹을 수 있습니다.

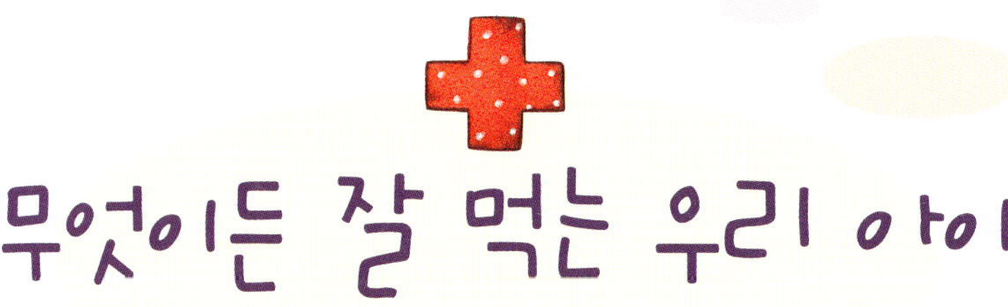

무엇이든 잘 먹는 우리 아이

>>> 잘 안 먹는 아이! 이렇게 해보세요

- 아이와 함께 필요한 영양소에 대해 알아보고, 식단을 만들거나, 신선한 과일이나 채소를 같이 고르도록 합니다.
- 아이가 좋아하지 않지만, 익숙하고 친숙한 음식을 제공합니다.
- 아이가 식사 시간을 즐길 수 있도록 음식에 장식을 하거나 즐거운 놀이를 하면서 식사를 합니다.
- 아이가 새로운 음식을 거부한다고 포기해서는 안 됩니다. 새로운 음식을 먹이기 위해서는 최소한 10~15회 정도 시도해야 하는데, 먹기를 강요하기보다는 아이에게 음식을 지속적으로 노출해야 합니다. 아이가 좋아하는 음식과 새로운 음식을 함께 주는 것도 도움이 됩니다. 아이와 가장 친밀한 엄마가 주는 것이 훨씬 효과적입니다.
- 식사와 간식을 규칙적으로 제공합니다.
- 어른들이 먹는 음식을 나눠주거나 먹으라고 강요하지 않습니다.

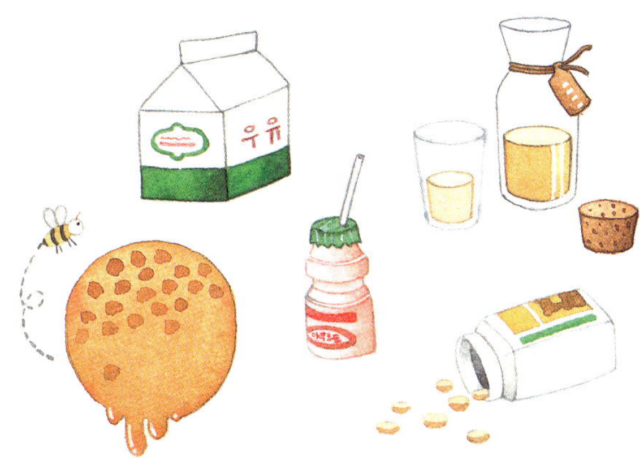

- 아이가 배고파할 때 음식을 줍니다.
- 아이의 식습관이 잘못됐다고 해서 지나치게 화를 내거나 벌을 주지 않습니다. 아이도 부모의 강압적인 반응에 반항하기 때문입니다.
- 음식의 맛 외에 색깔, 모양, 향기, 질감 등과 같은 다른 면에 대해서 이야기하면서 음식 자체에 흥미를 갖도록 유도합니다.
- 아침, 점심, 저녁 식사의 구분을 두지 않습니다. 아침이라고 간단하게 먹일 필요는 없습니다.
- 아이가 특정 첨가물의 맛을 싫어하면 첨가물 없이 음식만 제공합니다.

Check Point

- 생후 첫 몇 주간은 1회 60~90㎖를 3, 4시간 간격으로 하루 6~9회 수유하고, 생후 한 달이 되면 1회 120㎖까지 4시간마다 규칙적으로 수유를 합니다. 그리고 생후 6개월이 되면 1회 180~240㎖를 하루 4, 5회 수유합니다.

- 성장기 조제분유는 영아 조제분유에 비해 성장에 필요한 단백질, 칼슘, 철분의 함량을 늘린 것으로, 영아 조제분유를 먹고 있는 아이가 적절한 시기에 이유식을 시작해서 잘 먹는다면 굳이 먹일 필요는 없습니다.

- 분유를 진하게 타면 탈수와 설사 증상을 유발하고 신장에 부담이 될 수 있으며, 묽게 타면 적절한 칼로리와 영양분을 공급받지 못합니다.

- 분유를 탈 때는 찬물을 끓여서 70℃ 이상으로 식히는 것이 좋습니다.

- 분유는 차게 먹여도 좋지만, 따뜻한 물에 3~5분간 중탕해서 먹여도 좋습니다. 분유를 전자레인지로 데워서 주는 것은 바람직하지 않습니다.

- 냉장고에서 보관한 우유를 일단 꺼내면 세균 오염의 가능성 때문에 두 시간이 지나면 버려야 하고, 수유를 시작한 지 한 시간이 지나면 젖병에 남아 있는 분유도 버려야 합니다.

분유 수유의 모든 것

최근에는 기술의 발달로 모유에 근접한 분유가 만들어지고 있습니다. 분유 수유를 하면 아이에게 균일한 영양분을 공급할 수 있고 먹는 양을 정확하게 측정할 수 있는 장점이 있기도 합니다. 지금부터 분유에 대한 여러 가지 질문 중 엄마들이 가장 궁금해하는 것들에 대해 알아보도록 하겠습니다.

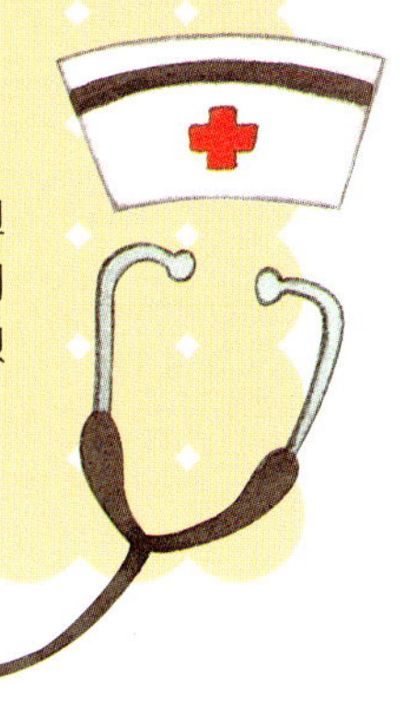

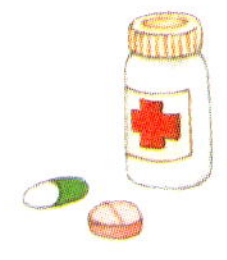

우리 아이 수유량, 적당할까요?

평균 수유량과 수유 간격을 안다면 우리 아이가 얼마나 잘 먹고 있는지 판단하는 데 도움이 됩니다. 젖병으로 수유를 하는 분유는 먹는 양을 정확히 측정할 수 있습니다. 하루 총 수유 횟수와 1회 수유량은 다음과 같습니다.

▶ 하루 분유 수유 횟수와 양

시기	하루 분유 수유 횟수	1회 수유량
생후 15일까지	6~9회	80㎖
1개월	6~7회	120㎖
3개월	6회	160㎖
5개월	5회	200㎖

위 표에서와 같이 생후 첫 몇 주간은 1회 60~90㎖를 3, 4시간 간격으로 하루 6~9회 생후 한 달이 되면 1회 120㎖를 네 시간마다 규칙적으로 수유를 합니다.

생후 6개월이 되면 1회 180~240㎖를 하루 4~5회 수유합니다.

이 외에도 아이의 체격(체중), 활동 정도, 성장 속도에 따라 수유량을 다르게 해야 하는데, 다음은 미국영양학회에서 권장하는 분유 수유량입니다.

▶ 분유 수유 권장량

체중	하루 양	1회 양	수유 간격
3.5 ~ 4kg	480 ~ 690ml	60 ~ 120ml	2~3 시간
4 ~ 5kg	630 ~ 780ml	90 ~ 150ml	3~4 시간
5 ~ 6kg	720 ~ 840ml	120 ~ 180ml	3~4 시간
6 ~ 8kg	870 ~ 1170ml	150 ~ 240ml	3~4 시간

참고문헌 : American Dietetic Association (Pediatric Nutrition Practice Group and Dietitians in Developmental and Psychiatric Disorders Practice Group), 2004. Children with Special Health Care Needs: Nutritiona Care Handbook, illinois: American Dietetic Association.

평균 수유량에 맞춰 먹이세요

신생아는 위를 비우는 데 걸리는 시간이 한 시간에서 4시간으로 차이가 많이 나므로 당분간은 아이가 원할 때마다 수유를 하는 것이 좋습니다. 대개 한 달이 지나면 규칙적인 수유를 하게 되는데, 3, 4개월 이후에도 수유를 규칙적으로 하지 않는다면 엄마가 시간과 양을 맞춰서 먹여야 이유식을 비롯한 앞으로 식사 패턴을 조절하기 쉽습니다.

분유 타는 방법

설명서에 맞춰 분량을 조절하세요

조제유의 수유 농도는 13~14%를 반드시 지켜야 합니다. 특히 제품에 따라서 스푼의 크기와 농축 정도가 다를 수 있기 때문에 설명서에 나와 있는 분량을 타야 하며, 제품과 함께 있는 스푼을 사용해야 합니다.

분유를 진하게 타면 신장에 부담을 줄 수 있고, 체내 수분 소실을 유발하여 탈수 위험성이 있으며, 과잉 공급된 지방과 탄수화물을 분해하지 못해서 과다한 가스와 설사를 유발할 수 있습니다. 또한 단백질 과다 섭취로 간 기능에 부담을 주어 단백질 중독을 일으키고 탈수를 동반한 발열 증상을 유도할 수 있습니다.

반면 분유를 묽게 타서 먹이면 아이의 변비 증상과 영아 산통 증상 완화에 도움이 된다는 의견도 있지만, 충분한 칼로리가 공급되지 못해서 성장 장애를 초래할 수 있고 과도한 수분 공급으로 수분 중독에 걸릴 위험이 있습니다.

물의 종류와 온도를 확인하세요

분유는 시판되는 생수와 정수된 물을 사용해 타야 합니다. 수돗물은 수도관의 파이프에 묻은 납 성분이 섞여 나올 수 있으므로 반드시 2분 정도 물을 흘려보낸 뒤 사용하는 것이 좋습니다. 이 외에 보리차, 미음, 육수 등은 영양 공급에 별다른 이점이 없으며 분유의 맛을 변하게 하거나 알레르기 반응을 유발할 수 있으므로 피해야 합니다. 분유를 탈 때는 생수나 수돗물 모두 반드시 끓인 뒤(최소한 1~2분) 70℃ 정도로 식혀서 사용합니다. 물을 5분 이상 끓이면 납이나 질산염의 농도가 높아지므로 주의합니다.

분말 분유는 먹기 직전에 타는 것이 가장 안전하지만 하루 분량을 미리 타놓을 때는 5℃ 미만의 냉장실에 보관하고 24시간 이내에 먹여야 합니다. 분말과

물을 따로 준비하거나 1회용으로 포장된 분유를 휴대하는 것이 좋습니다.

분유를 먹일 때도 방법이 있어요

분유는 차게 하거나 미지근하게 해서 먹여도 문제는 없습니다. 따뜻한 분유를 좋아하는 아이라면 3~5분간 중탕해서 먹입니다. 아이에게 주기 전에 엄마의 손목에 몇 방울 떨어뜨려 온도가 적당한지 확인하고 먹이도록 합니다. 분유를 데울 때는 전자레인지 사용을 피해야 합니다. 전자레인지를 사용하면 균일하게 데워지지 않아서 자칫하면 아이가 입에 화상을 입힐 수 있습니다.

모유를 먹이는 자세로 아이를 안고 분유를 먹이면 안정감을 줄 수 있습니다. 아이와 눈을 맞추고, 손을 살며시 잡아주면서 말을 건네는 것도 좋습니다. 수유 시간은 10~20분 정도가 적당합니다.

분유를 단계별로 바꿀 필요는 없어요

분유는 크게 영아 조제분유와 성장기 조제분유로 나눌 수 있습니다. 영아 조제분유는 태어나서 6개월까지의 아이에게 필요한 영양 처방을 한 것이고, 성장기 조제분유는 4개월 이후의 영아를 위해 단백질과 칼슘, 철분 함량을 늘린 것입니다. 영아 조제분유를 잘 먹고 있는 아이가 적절한 시기에 이유식을 시작해서 잘 먹고 있다면 굳이 성장기 조제분유로 교체할 필요는 없습니다.

국내에서 시판되는 분유는 1~2단계 분유가 영아 조제분유에 해당하고, 3~4단계 분유가 성장기 조제분유에 해당합니다.

단계별로 분유를 바꿀 때 아이가 잘 적응하지 못해 구토나 설사 등의 증상이 동반된다면 영아 조제분유를 이어서 먹여도 됩니다. 적절한 시기에 이유식을 잘 진행한다면 단계별로 분유를 바꾸지 않아도 되며, 분유를 바꿀 때에도 6개월 무렵에 1단계에서 3단계로 바꿔도 크게 문제되지 않습니다.

젖병과 젖꼭지는 잘 선택하고 관리하세요

젖꼭지 구멍의 크기 적절한 크기는 젖병을 뒤집었을 때 1초에 한 방울 떨어지는 것(신생아 젖꼭지는 3~4초에 한 방울 정도)이 이상적이며, 직접 빨아보았을 때 약간 힘들게 느껴질 정도가 적당합니다.

젖병의 선택 주둥이 부분이 약간 기울어져 있고, 내부를 진공 상태로 만들어 놓은 것이 수유 시 공기가 적게 들어갑니다. 수유 시 분유를 젖병목까지 가득 채우고, 젖꼭지 주변을 감싸서 공기가 들어가지 않게 해야 합니다. 젖병의 소재는 크게 유리와 플라스틱이 있습니다. 유리는 열에 강하고 환경 호르몬을 배출하지 않는 장점은 있지만 깨지기 쉽기 때문에 아이가 잡을 수 있는 나이가 되면 피하는 것이 좋습니다. 환경 호르몬을 배출하지 않는 플라스틱 소재로는 PP(polypropylene), PES(polyether sulfone), PA(polyamide), PPSU(polyphenylene sulfone) 등이 있습니다. 이 중 PPSU는 가볍고 내구성이 강해서 충격에 안전하며 내열성도 좋습니다. 아이가 스스로 잡고 먹을 수 있게 디자인된 젖병은 지속적인 수유를 유도해서 비만, 충치를 유발할 수 있기 때문에 추천하지 않습니다.

젖병과 젖꼭지 소독 젖병과 젖병 젖꼭지는 수유 후에 반드시 분리해서 틈새에 분유 찌꺼기가 끼지 않도록 잘 소독하고 말려야 합니다. 면역력이 떨어지는 생후 3개월 이전의 아이라면 가열 소독을 하는 것이 가장 안전합니다. 젖병과 젖꼭지는 구입 직후에는 5분간 끓는 물에 삶아야 하지만 매번 가열 소독할 필요는 없습니다. 자주 가열 소독하면 젖꼭지의 탄력성이 사라지므로 세제와 뜨거운 물로 잘 헹궈주고, 솔 등으로 구석구석 묻어 있는 분유 찌꺼기를 제거하는 정도로도 충분합니다.

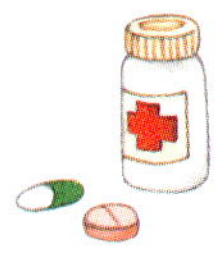

특수 분유란 무엇일까요?

아이의 질환 등의 이유로 분유 수유를 해야 한다면 아이가 앓고 있는 질환의 증상을 악화하지 않는 성분으로 구성된 분유를 사용해야 합니다.

조제 분유의 장점은 대사 장애나 알레르기 또는 설사 질환 등의 상황에 맞춰 조제가 가능하다는 것인데, 대표적인 것은 설사 분유, 콩 분유, 미숙아 분유, 단백가수분해 분유 등입니다.

꼭 필요한 분유 : 미숙아 분유, 대사이상 질환용 분유

미숙아의 체중이 1.8kg이 되기 전까지는 단백질, 칼슘, 아연, 구리, 인, 비타민 등이 강화된 미숙아 분유를 먹여야 하고, 모유 수유를 할 때는 모유 강화제를 추가로 먹여야 합니다.

대사이상 질환용 분유는 대사이상 질환 증세가 있는 아이가 먹는 특수 분유입니다. 대사이상 질환이 있는 아이는 선천적으로 특정 물질을 분해하는 효소가 부족해 특정 물질이 몸에 쌓여서 증상이 나타나게 됩니다. 이런 아이는 모유나 일반 분유를 먹이면 증상이 악화되므로, 질환별로 몸에 축적될 수 있는 성분을 제외한 개별 분유를 먹여야 합니다.

단백가수분해 분유 : 우유 알레르기 예방

단백가수분해 분유에는 완전가수분해 분유와 불완전가수분해 분유가 있는데, 이 중 완전가수분해 분유를 우유 알레르기가 있는 아이에게 먹입니다.

완전가수분해 분유는 맛이 없고 설사를 일으킬 수 있

으므로 우유 알레르기가 확인된 후에만 먹이도록 합니다. 반면 우유 알레르기가 확인되지는 않았지만 가족 중에 알레르기 환자가 있거나 아이가 아토피 피부염이 있을 때는, 예방을 위해서 맛이 더 좋고 영양도 일반 조제유와 큰 차이가 없는 불완전가수분해 분유를 먹입니다.

분유 보관 시 주의 사항

· 개봉한 액상 분유는 밀봉 조치한 후 냉장고에 48시간 보관 가능합니다.

· 개봉한 분유 분말은 밀봉 후 서늘하고 습기가 없는 곳에서 한 달간 보관 가능합니다.

· 미리 타서 냉장고에 넣어두었다가 꺼낸 분유는 세균 오염의 가능성 때문에 두 시간이 지나면 버려야 하고, 수유를 시작한 지 한 시간 뒤 젖병에 남아 있는 분유도 버려야 합니다.

· 냉장고에서 꺼낸 분유는 다시 데우지 않고 한 시간 전에 꺼내 실온과 온도를 같게 해주거나, 아이가 따뜻한 것을 좋아한다면 중탕을 합니다.

· 물에 탄 분유는 밀봉 조치 후 5℃ 미만의 냉장고에서 24시간 보관 가능합니다.

· 분유 분말은 냉동 보관하지 않습니다.

Check Point

- 생후 1주 이전에는 한 쪽 젖을 10분간 먹인 뒤, 다른 쪽 젖을 최소한 10분 이상 아이가 원할 때까지 먹입니다. 매번 수유 때마다 젖의 위치를 바꾸어주면 모유량이 빨리 늘어납니다.

- 수유모가 모유량이 어느 정도 늘어 생후 1주 이후에는 젖을 충분히(20분까지) 먹인 것 같은데도 아이가 더 먹기를 원한다면 다른 쪽 젖을 먹이는 것이 좋습니다.

- 첫 1개월은 8~10회, 2~3개월은 6~7회, 4~6개월은 5회 정도로 수유 횟수를 줄여나갑니다. 6개월 이후에 이유식이 진행되면 하루 4회의 수유가 적당하며, 점차 이유식 횟수를 늘려가는 것이 좋습니다.

- 모유량을 늘리는 가장 확실한 방법은 규칙적으로 수유를 하는 것과 수유 시 젖을 완전히 비우는 것입니다.

- 많은 권위 있는 육아 단체에서는 최소한 6개월간은 모유 수유만 할 것을 권장하고, 미국소아과학회에서는 돌까지, WHO와 유니세프에서는 두 돌까지 권합니다.

- 짜낸 젖은 주변의 온도가 15℃에서는 24시간, 19~22℃에서는 10시간, 25℃에서는 4~6시간, 30~38℃에서는 4시간 보관이 가능합니다. 냉장실(1~4℃)에서는 72시간 보관이 가능합니다.

- 전유는 단백질과 유당이 풍부한 반면 후유에 비해 지방 성분이 적고, 후유는 전유에 비해 지방 성분이 네 배나 많습니다. 따라서 후유까지 먹어야 아이의 몸무게를 늘릴 수 있습니다.

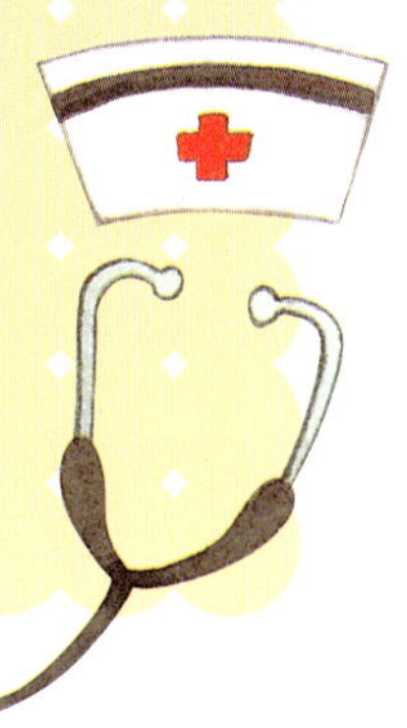

모유 수유의 모든 것

돌 이전의 아이에게 가장 적합한 완전식품은 모유입니다. 모유는 엄마가 아이에게 줄 수 있는 가장 중요하고 소중한 선물이기도 하지요. 간혹 모유 수유에 관한 잘못된 상식이 엄마들 사이에 마치 상식처럼 퍼져 있습니다. 모유에 대한 정확하고 올바른 정보를 습득해야 아이를 건강하게 키울 수 있겠죠. 이번에는 모유 수유에 관한 정확한 상식에 대해 알아보도록 하겠습니다.

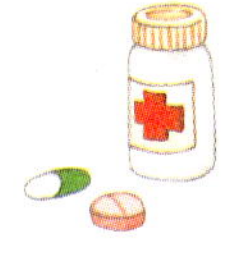 ## 모유를 만드는 호르몬

프로락틴(젖 분비를 조절하는 호르몬)은 출산 후 여성 호르몬의 감소와 더불어 증가하는데, 모유를 만드는 역할을 합니다. 수유 시에 아이가 유두를 자극하면 시상하부에서 이 호르몬의 분비가 증가하는데, 오직 유두 자극의 강도에 따라서 분비될 뿐, 심리적인 요인에 의해 영향을 받지는 않습니다. 프로락틴은 모유 분비에 필요하긴 하지만 모유량을 직접 조절하지는 않습니다.

옥시토신(자궁 수축 호르몬)은 유선을 둘러싸고 있는 근육 세포를 수축시켜서 프로락틴에 의해서 분비된 모유를 유선관을 따라 유두 쪽으로 보냅니다. 옥시토신은 아이가 유두를 빨 때 뇌하수체에서 분비되며 심리적 요인이 분비에 많은 영향을 줍니다. 이를 '모유사출반사'라고 하는데, 수유를 하지 않을 때도 아이 생각을 하거나, 아이 울음을 들으면 모유가 분비되는 현상을 말합니다. 옥시토신은 스트레스를 받으면 분비가 억제되고, 편안한 음악을 들으면 늘어납니다. 음주와 소음 등에도 분비가 억제되어 모유량이 감소할 수 있습니다.

모유의 종류

초유 분만 후 5일 이내에 나오는 노란색과 레몬색을 띠는 모유입니다. 초유의 분비량은 첫날은 50㎖ 정도이고, 2, 3일에 걸쳐서 600~700㎖로 빠르게 증가합니다. 초유는 β-케로틴과 미네랄의 함량이 높고 단백질과 칼슘, 면역 글로블린(특히 IgA)이 함유되어 세균이나 바이러스 감염에 저항할 수 있게 합니다. 또한 초유에 많은 비타민A는 장 완화제 역할로 태변의 배출을 도와 황달을 예방합니다.

이행유 생후 6~15일 사이에 분비되는 모유로 하루 1ℓ에 달하고, 성분에 변화가 오게 됩니다. 초유에 비해서 면역글로블린, 단백질, 지용성 비타민의 농도는 적지만, 유당과 지방 성분, 수용성 비타민의 농도는 높습니다.

성숙유 성분의 변화가 거의 없이 일정한 모유로서 생후 15일 이후에 나옵니다. 초유에 비해서 묽고 수분이 많습니다. 시간이 지남에 따라서 영양소의 농도가 감소합니다. 특히 철분은 4~6개월이 지나면서 두드러지게 저하되므로 이유식으로 보충해야 합니다.

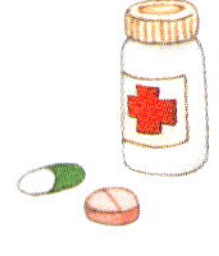

모유 수유 시간과 간격

적당한 모유 수유 시간과 양을 알아두세요

모유 수유 시에는 객관적인 양을 알 수 없기 때문에 시간으로 먹는 양을 짐작해야 합니다. 아이들마다 빠는 속도와 강도가 다를 수는 있지만 일반적으로 15분 정도면 한쪽 젖을 다 비우며, 다른 쪽 젖을 비우는 데는 5~15분 정도 걸립니다. 1회 수유 시간은 20~30분 정도면 충분합니다. 만약 1회 수유 시간이 5분 이내라면 지나치게 짧다고 볼 수 있으며, 한쪽만 먹을 때 20분, 양쪽 다 먹을 때 30

분 이상 걸린다면 습관적으로 젖을 물고만 있는 것으로 판단할 수 있습니다.

초유가 나오고 모유가 충분히 돌기 전에는 양쪽을 모두 빨도록 해서 젖을 빨리 돌게 해야 합니다. 젖이 충분히 도는 생후 1~2주 이후는 지방 함유량이 높고 칼로리가 높은 후유까지 충분히 먹이기 위해서 한쪽 젖만이라도 완전하게 비우는 것이 더 중요합니다.

생후 1주 이전에는 한 쪽 젖을 10분간 먹인 뒤, 다른 쪽 젖을 최소한 10분 이상 아이가 원할 때까지 먹이고, 매번 수유 때마다 젖의 위치를 바꾸어주면 젖의 양이 빨리 늘어납니다. 젖이 많아지는 생후 1주 이후에는 한 쪽 젖을 끝까지(20분까지) 먹여서 후유를 충분히 먹이고, 아이가 더 먹기를 원한다면 다른 쪽 젖을 먹이는 것이 좋습니다. 다음번에 수유할 때는 나중에 먹였던 젖부터 먹이는 것이 좋습니다.

개월별 적절한 수유 간격을 지키세요

수유는 원칙적으로 아이가 원할 때마다 하는 것이 좋습니다. 그렇게 해야 아이 스스로 먹는 양을 조절할 수 있어서 궁극적으로 비만을 예방할 수 있습니다. 하지만 아이가 배고파하는 신호를 엄마가 제대로 파악 못하는 때가 많기 때문에 시간이 어느 정도 지나면 챙겨서 먹이는 것도 필요합니다.

모유는 마지막 수유를 한 지 90분 정도면 소화가 되고, 건강한 아이라면 초기에는 하루 8~12회의 수유가 필요하기 때문에 수유 간격을 2~3시간으로 보아야 합니다. 아이가 네 시간이 지나도 먹지 않고 잔다면 초기에는 깨워서라도 먹이는 것이 좋습니다. 아이의 위가 늘어나면 한 번에 양껏 먹고 충분한 휴식을 취해야만 성장이 극대화되기 때문에 1회 수유량을 늘리고 수유 간격은 점차 늦추는 것이 좋습니다. 3, 4개월 이후에도 2, 3시간 간격으로 먹는다면 후유까지 충분히 먹지 못해 빨리 배가 고파지는 악순환이 이어질 수 있고, 종일 수유를 해야 하니 엄마와 아이가 피곤할 수밖에 없으며, 나중에 이유식을 진행하는 데도 어려움이 따를 수 있습니다.

따라서 첫 1개월은 8~10회, 2~3개월은 6~7회, 4~6개월은 5회 정도로 수유 횟수를 줄여나가고, 6개월 이후에 이유식이 진행되면 하루 4회의 수유가 적당하며, 점차 이유식 횟수를 늘려가는 것이 좋습니다. 또한 4~5개월부터는 밤중 수유가 단계적으로 사라지므로, 수유 간격을 조절해서 밤중 수유를 없애는 것이 좋습니다.

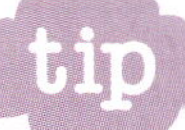

4주 이전 신생아에게 적당한 수유 횟수와 간격

- 분만실에서 첫 번째 수유를 합니다.
- 두 번째 수유는 깊은 잠에서 깨어나는 4~6시간 이후에 합니다.
- 모유 수유가 안정되는 4주 이전에는 아이가 울거나 배고픈 신호를 보내면 그때마다 수유합니다(대개 두 시간~두 시간 반 간격).
- 아이가 수유 뒤 두 시간 내에 보챈다면 다른 원인을 찾거나 다른 방법으로 달래야 하지만, 가끔은 실제로 배고파하므로 그럴 때는 먹이도록 합니다. 이전 수유 때 덜 먹었을 수도 있습니다.
- 수유 간격이 두 시간 반 이상 벌어지면 젖이 불고, 모유량이 줄 수 있습니다.
- 밤에는 수유 간격이 벌어져도 괜찮지만, 모유 수유 초기에는 밤에도 다섯 시간 이상 벌어지면 안 됩니다.
- 하루 수유 횟수가 8회 미만이면 아이의 체중이 잘 늘지 않습니다.
- 수유 간격이 한 시간 반 미만이면 아이도 먹느라고 잠을 못자고 엄마도 피곤하므로 적정 수유 간격을 잘 지켜야 합니다.

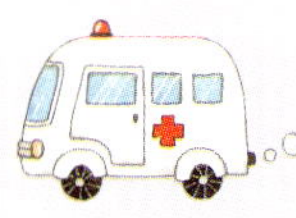

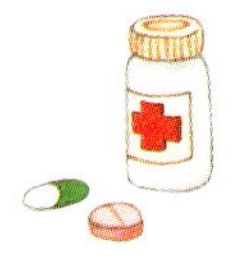

젖의 양을 늘리는 방법

규칙적으로 수유하세요

규칙적으로 수유를 하려면 가능하면 아이가 원할 때마다 먹여야 하기 때문에 모자동실을 하는 것이 도움이 됩니다. 이때 아이가 배고파하는 신호를 보내는 것을 엄마가 잘 알아채야 합니다. 아이가 똘망똘망해지고 활동량이 많아지며, 입맛을 다시거나 젖으로 고개를 돌리는 등의 행동을 보인다면 배가 고프다는 신호일 수 있으므로, 이럴 땐 수유를 해야 합니다. 사정이 여의치 않다면 2, 3시간마다 수유를 하여 자연스레 젖이 돌게 하는 것도 좋은 방법입니다. 하지만 2시간 이내로 너무 자주 수유를 하면 프로락틴의 분비를 감소시켜서 오히려 모유 분비를 억제시킬 수 있습니다.

산모와 아이가 모두 건강할 때 출생 직후부터 같은 방에 두는 것으로, 아이가 원할 때마다 수유를 할 수 있는 상황

수유 시 젖을 완전히 비우세요

모유량을 늘리려면 젖을 완전하게 비워야 합니다. 수유 직후나 한 시간 후에 젖을 짜면 도움이 될 수 있습니다. 아이가 젖을 제대로 물지 못하거나, 충분한 시간 수유를 하지 못하는 것은 젖을 충분하게 비우지 못하는 중요한 원인입니다. 따라서 아이가 수유하는 자세를 확인해야 합니다. 아이의 입술이 유두가 아닌 유륜(유두 주위의 둥글고 흑갈색인 부분) 전체를 물고 있는지 확인하고, 처음 먹은 젖을 완전하게 다 비운 뒤에 다른 쪽 젖을 먹이는 것이 중요합니다. 아이가 도중에 잠이 들어서 충분한 시간 수유하지 못한다면, 아이를 살짝 깨우거나 유방을 지그시 눌러서 모유의 흐름을 좋게 합니다.

직접 수유하는 시간을 늘리세요

모유량을 늘리려면 아이가 엄마 젖을 빠는 시간이 늘어나야 합니다. 보충식을 가능하면 주지 말고, 모유 수유를 방해할 수 있는 공갈 젖꼭지의 사용도 제한하도록 하세요. 아이가 엄마 젖을 빨 때는 유축기와 비교해서 1.5배가량 모유가 나오므로, 수시로 엄마 젖을 빨게 하는 것이 모유량을 늘리는 데 도움이 됩니다. 특히 아이가 배고플 때는 빠는 힘이 강하므로 직접 젖을 먹이는 것이 중요합니다.

엄마가 편해야 젖도 잘 나와요

엄마의 마음이 편안하고 스트레스가 없을 때 젖의 양이 늘어납니다. 따라서 다른 가족의 협조가 필요하며, 수유 중에는 조용하고 가벼운 음악을 듣고 수유하는 데 방해가 되는 요인을 피하는 것이 좋습니다. 아이가 잘 때는 엄마도 함께 충분한 수면을 취하는 것이 좋습니다. 충분한 수분 섭취는 모유의 생성을 도와주므로 물이나 주스, 우유 등을 하루 여덟 잔 정도 마시도록 합니다. 커피 등 카페인이 들어 있는 음료는 아이의 장을 자극할 수 있으니 제한하는 것이 좋고, 알코올을 마셨다면 최소한 두 시간은 젖을 짜지 않아야 합니다.

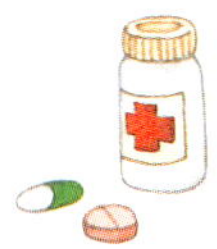 ## 모유의 보관과 해동

모유 보관 시간

짜낸 모유는 15℃에서 24시간, 19~22℃에서 10시간, 25℃에서 4~6시간, 30~38℃에서 4시간 정도 보관이 가능합니다. 냉장실(1~4℃)에서는 72시간 냉동실(-7~-2℃)에서는 3주, 독립된 냉동실(-15~-9℃)에서는 3개월, 초저온냉동고(-18

℃ 이하)에서는 6개월까지 보관이 가능합니다.

신선하게 짜낸 모유는 실험실에서 4℃로 보관하면 모유에 들어 있는 항감염 인자의 영향으로 8일까지 세균 성장이 억제됩니다. 하지만 냉장실에 4일 이상 보관할 경우 지질의 과산화가 일어날 수 있으므로 2일 안에 먹이지 않을 때는 냉동해야 합니다. 냉장고에 보관할 때는 용기에 젖을 짠 날짜와 양을 반드시 기록해두고, 온도 변화가 심한 냉장고 문 쪽은 피하는 것이 좋습니다. 1회 수유량인 90~120mℓ와 보충 수유량인 30~60mℓ의 용기에 따로따로 보관하는 것도 좋습니다.

보관한 모유 해동하기

얼린 모유를 해동할 때는 반드시 중탕을 해야 합니다. 아이가 엄마 젖을 직접 빨면 체온과 비슷한 온도로 먹는다는 것을 염두하여 최소 20~22℃ 실온까지는 데워야 합니다.

유리병에 든 85~90cc의 냉동 모유를 해동하는 데는 4분 정도 걸리며, 냉동 모유를 냉장실에 넣어두면 100mℓ를 해동하는 데 7~8시간이 걸립니다. 전자레인지로 해동하면 항감염인자가 파괴되고 아이가 구강에 화상을 입을 수 있으므로 절대로 하지 말아야 합니다. 언 모유가 녹으면 크림층이 분리되고 비누 냄새나 쩐 냄새가 날 수 있지만, 보관 과정에 나타날 수 있는 정상 반응이므로 걱정할 것은 없습니다.

해동한 모유는 세균에 대한 저항성이 떨어지므로 실온에서 한 시간 이상 방치해서는 안 되며, 실온에 꺼내놓은 지 한 시간 미만의 모유는 데워도 좋지만, 일단 아이가 입을 댔던 것은 버려야 합니다. 해동한 모유도 다시 냉동하지 말아야 합니다.

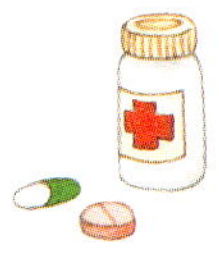# 아이가 엄마 젖을 제대로 물지 못할 때

아이가 엄마 젖을 제대로 물지 못하면 젖을 충분히 먹지 못하고, 엄마도 유두가 갈라져서 젖몸살을 일으킬 수 있습니다. 아이가 엄마 젖을 제대로 물게 하려면 아이를 엄마의 유두 높이로 안고, 유방으로 아이의 입을 자극하여 아이가 최대한 입을 크게 벌리게 합니다. 이때 엄마가 아이를 가슴 쪽으로 똑바로 끌어당기면, 아이는 유두뿐 아니라 유륜 부위(유두 기저부 1~2㎝)까지 충분히 물게 됩니다.

아이의 코가 거의 엄마 젖에 닿고(카드 한 장 정도의 거리), 아이의 입술이 벌어지고, 적어도 유륜을 1~1.5㎝ 정도 물고 있으면 제대로 문 것입니다. 또 젖을 잘 먹고 있다면 아이의 턱이 귀 쪽으로 움직이고, 아이의 관자놀이가 좌우로 움직이며, 젖을 삼키는 소리도 잘 들립니다.

젖이 지나치게 불어 유방이 커지면 아이가 유륜까지 물지 못할 수도 있는데, 이럴 때 수유 직전에 소량(약 30㎖)을 짜 내고 유방을 약간 부드럽게 한 후 젖을 물리면 잘 물게 됩니다.

사출(갑자기 젖이 분출되는 경우)이 지나치게 강할 때도 아이가 젖을 잘 물지 못합니다. 이런 경우에는 사출이 좀 감소할 때까지만 타월이나 천을 대고 있는 것이 좋습니다. 옆으로 누워서 수유를 하거나 손가락이나 손바닥을 이용해서 유두를 잡고 젖의 흐름을 제한하는 것도 도움이 됩니다.

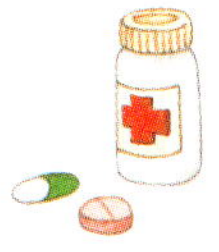
양질의 모유를 만들기 위한 좋은 음식

  엄마의 영양 상태가 좋으면 당연히 모유 분비량이 증가하지만, 영양 상태가 다소 좋지 않아도 아이에게는 크게 문제가 되지 않습니다. 심한 영양결핍 상태가 아니라면 모유는 엄마의 식사에 큰 영향을 받지 않고, 신생아에게 필요한 영양을 골고루 갖추도록 만들어집니다.

  모유 성분 중에 엄마의 식사에 영향을 받는 것은 수용성 비타민과 불포화 지방산입니다. 따라서 모유 내 수용성 비타민의 함량을 높이기 위해서 엄마는 과일이나 채소, 특히 녹색 채소를 매일 충분히 섭취하는 것이 좋습니다. 지방산의 성분 중 아이의 두뇌 발달에 중요한 DHA와 ARA와 같은 불포화 지방산의 함량을 높이려면 등 푸른 생선을 먹는 것도 도움이 될 수 있습니다.

- 트랜스 지방
- 튀긴 음식, 즉석 음식
- 알레르기 유발 음식

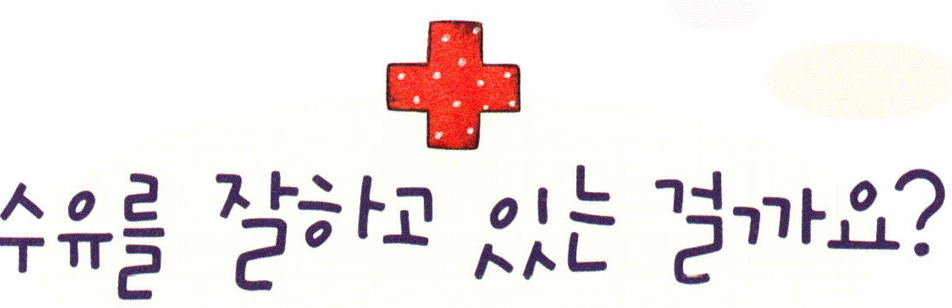

수유를 잘하고 있는 걸까요?

>>> 수유는 이렇게 하세요

아이가 충분히 먹고 있어요!

- 첫 2~3주 동안 최소한 두세 시간 간격으로 수유하고, 하루 8회 이상 하세요.

- 수유를 충분히 하면 생후 5일부터 한 달 사이에 하루 3회 이상의 겨자색의 변을 봅니다. 한 달 이후에는 변의 횟수가 줄어서 하루 이틀 건너 보기도 합니다.

- 생후 5일 이후부터 3개월까지 체중이 하루 30gm(매주 120~210gm) 이상에 증가합니다.

- 젖을 충분히 먹었다면 천기저귀를 쓰는 신생아는 하루 7~8회 이상, 1회용 기저귀를 쓰는 신생아는 5~6회 소변을 봅니다. 이때 1회 소변량은 천기저귀에 30~60ml를 부은 정도입니다.

- 조용한 방에서 수유할 때 아이가 젖을 삼키는 소리가 들립니다.

- 아이가 눈도 또렷하고 건강해 보이며, 피부색도 좋고 피부도 탱탱해요. 키와 머리둘레도 잘 발달하지요.

아이가 충분히 수유하지 못하고 있어요!

- 수유를 충분히 못하는 아이는 생후 5일째까지 출생 체중의 10%이상 감소합니다. 생후 5일부터는 하루 30gm 이상 체중이 늘어야 합니다.
- 아이가 젖을 삼키는 소리가 거의 들리지 않습니다.
- 수유 후에도 젖이 부드러워지지 않아요.
- 아이가 보채거나 축 처져 있어요.
- 아이의 뺨이 움푹 파여 있거나, 수유 시 '꺽꺽' 대는 소리를 냅니다.
- 생후 5일 이후에 하루 6회 미만의 기저귀를 적십니다.
- 생후 5일 이후에(한 달 미만) 하루 1회 미만으로 대변을 보거나 양이 적고 검은색 변을 봅니다.

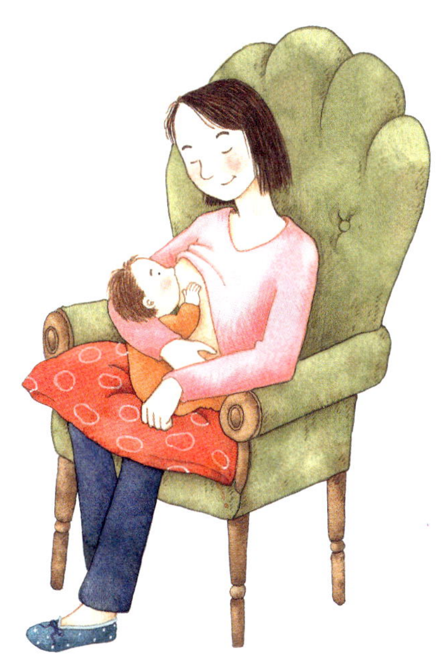

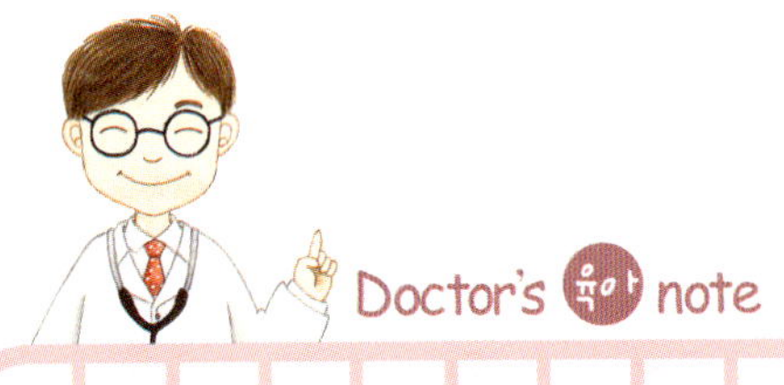

유두 뜯기, 모유 수유 하기

　모유 수유에 적극적인 아이들 엄마 덕분에 한울이와 한결이는 돌까지 엄마 젖을 먹을 수 있었습니다. 아이들 엄마가 모유 수유를 해서 제 아이들이 큰 덕을 보았다면 다른 아이들에 비해 감기에 덜 걸린 것이 아닐까 생각합니다. 특히 한울이는 유치원을 마칠 때까지 일 년에 한두 번 감염에 심하게 노출된 것 외에는 감기 증상 없이 자랐습니다. 둘째 한결이도 형이 감기에 걸리면 덩달아 걸리기는 했지만, 심각하게 병원에 입원할 정도로 앓은 적은 없습니다.

　아이들 엄마가 한울이에게 모유 수유를 할 때는 큰 어려움이 없었던 반면 둘째 한결이는 수유가 끝날 무렵 엄마 유두를 자꾸 물어뜯어서 아내가 상당기간 고생을 하기도 했습니다. 아내는 유두가 항상 헐어 있었지만, 아이가 분유는 먹지 않으니 아픈 유두를 아이의 입에 갖다 대야 했습니다. 그 고통을 제가 상상하기는 어렵지만, 심한 입병이 난 상태에서 매운 음식이 입안에 들어올 때와 비슷한 고통이 아닐까 추측해 보았습니다. 유두에 연고를 바르고 시간이 지나면 좋아지려니 했지만 날이 갈수록 심해졌습니다. 왜 한결이가 엄마 젖을 물어뜯는지 살펴보았습니다. 수유 과정을 지켜보았더니 한결이는 수유 도중에는 유두를 물어뜯지 않았으나 수유가 끝나갈 무렵에는 유두를 물어뜯는다는 것을 확인할 수 있었습니다. 그런데 희안한 것은 한결이가 엄마의 유두를 물어뜯고서는 꼭 엄마의 표정

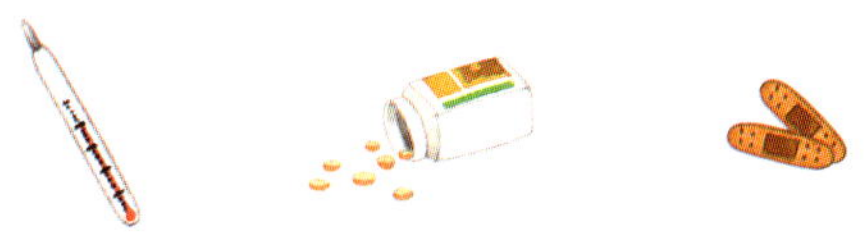

을 살피는 것이었습니다. 아마 한결이는 엄마와 장난을 치고 싶었고, 깜짝 놀라는 엄마의 모습을 보는 것이 재미있었던 것 같습니다. 그래도 수유를 못할 정도로 물어뜯고 있으니 못하게 말릴 방법을 찾아야 했습니다. 그래서 수유가 끝날 무렵이 되면, 아이 입에 손을 넣어서 엄마 젖에서 분리시켰고, 간혹 물 때는 더 빨리 분리시켜서 무는 기회를 줄였습니다. 그랬더니 어느 순간부터는 아이가 유두를 무는 일에 흥미를 잃어버리는 것 같았고, 돌이 가까워올 무렵부터는 수유 횟수가 줄면서 모유 수유를 중단하게 되었습니다. 수유를 한창 해야 되는 4~5개월 무렵에 이런 일이 있었다면 수유를 돌까지 이어서 하기는 어려웠을 것입니다. 어찌 생각해보면 아이가 유두를 물어뜯는 것은 이가 나고 다른 음식을 잘 먹을 수 있는 시기임을 알려주는 것인지 모릅니다. 그래서 저는 아이가 유두를 물어뜯는 것을 이제 모유 수유를 중단할 시기가 왔다고 엄마에게 알려준 것은 아닌가 하고 생각해보기도 합니다.

Check Point

- 아이가 수유 중이나 수유 후에 젖을 게웠다면 공기를 많이 마셨거나 과식, 수유 자세가 원인일 수 있습니다. 9개월 이전의 아이들에게 위식도 역류 현상은 흔히 있기도 합니다.
- 구토가 심한 아이는 조용한 환경에서 수유하고, 트림을 시켜주는 것이 좋습니다.
- 트림은 공기를 배출시켜 아이를 편하게 해주기는 하지만 반드시 해야 되는 것은 아닙니다.
- 누운 자세에서 수유를 할 때는 엄마와 아이가 모두 편한 자세여야 합니다.
- 수유 중 5분 이내에 잠이 든다면 아이를 가볍게 깨우거나 젖을 눌러서 젖의 흐름을 좋게 만들어야 합니다.
- 생후 6주 이전에는 하루 2~5회 변을 보는데, 하루 1회 미만으로 변을 본다면 수유량이 부족한지를 의심해야 합니다.
- 생후 6주 이후에는 초유 성분이 사라지면서 일주일에 1회 변을 보는 것도 정상입니다.
- 이가 나기 전, 또는 수유 후와 자기 전에 잇몸을 닦아주면 잇몸이 건강해지고 충치도 예방할 수 있습니다.

수유 시 문제점

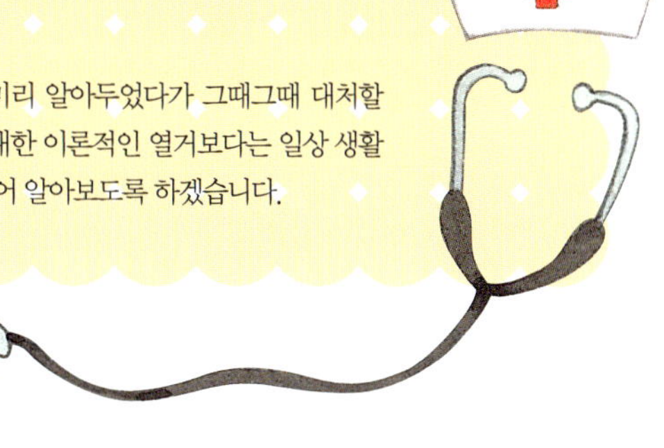

지금부터 소개하는 수유 시 나타나는 문제점들을 미리 알아두었다가 그때그때 대처할 수 있다면 엄마에게 유익한 정보가 되겠죠. 수유에 대한 이론적인 열거보다는 일상 생활에서 엄마들이 가장 궁금해하는 문제에 초점을 맞추어 알아보도록 하겠습니다.

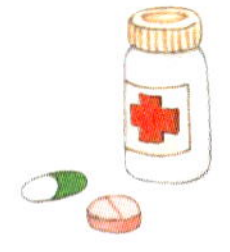

수유 후 게우거나 구토하는 증상

신생아가 분유나 모유를 먹은 후 게워내는 것은 의학적인 용어로 '위식도 역류'라고 합니다. 이는 일반적인 구토와는 다릅니다. 구토는 상당히 고통스럽지만 위식도 역류는 부모들의 생각과 달리 아이들에게는 매우 자연스러운 일입니다. 위식도 역류의 원인은 대부분 수유 중에 공기를 많이 마시거나 위가 소화할 수 있는 양 이상으로 먹었을 때 위의 내용물이 자연스럽게 올라오는 것입니다.

이런 증상은 대개 6~7개월이 지나면서 혹은 아이가 앉기 시작하면서 줄어들거나 사라지거나 드물게는 돌 이후까지 이어지기도 합니다. 만약 게워내는 아이가 체중이 줄거나 수유 시 잘 먹으려고 하지 않으며, 뿜듯이 구토를 하거나 초록색의 담즙이 섞인 구토를 한다면 다른 병적인 원인일 수 있으니 병원 진료를 받아야 합니다.

통계적으로 수유를 하는 아이들의 40% 이상이 수유 후에 게워내고, 이런 증상은 만 4개월까지 나타납니다. 특히 생후 8~9개월 이전에는 위에 있는 음식물이

식도로 역류하지 못하게 조이는 위식도 기능이 미숙해서 위식도 역류 증상이 더 쉽게 나타날 수 있습니다.

게우는 증상을 완화하는 방법

- 세운 자세에서 수유를 합니다.
- 시끄럽거나 배가 고파서 급하게 수유를 하면 공기가 많이 들어가서 더 잘 게울 수 있습니다.
- 젖병을 사용한다면 젖꼭지의 크기를 확인합니다. 젖꼭지의 구멍이 너무 작으면 수유 시 공기를 많이 마시게 되고, 너무 크면 급하게 먹어서 공기를 많이 마시게 되어 더 잘 게울 수 있습니다.
- 수유 후에 트림을 시켜줍니다.
- 기저귀나 옷을 입힐 때는 복부에 압박을 주지 않도록 합니다.
- 수유 후에는 과도하게 몸을 움직이지 않게 합니다. 세운 자세로 30분간 안고 있거나 아이를 캐리어에 앉혀 돌아다니는 것도 도움이 됩니다.
- 수유 후에 매번 게워낸다면 아이가 지나치게 과식한 경우일 수 있습니다. 이럴 땐 수유량을 약간 줄이거나 수유 시간을 줄이는 것이 도움이 됩니다.
- 자는 도중에 게워낸다면 아이의 머리 위치를 조금 높게 합니다.

제대로 트림 시키기

수유 중에 공기를 함께 삼키면 위가 지나치게 팽창해서 아이가 거북해하거나 더 먹고 싶어도 먹을 수 없습니다. 그럴 때는 아이를 세워 안고 등을 두드려주는 방법으로 트림을 시켜서 공기를 배출해주는 것이 좋습니다. 아이가 트림을 하지 않는다고 해서 계속 트림을 유도하면 오히려 아이를 힘들어 할 수 있습니다. 수유 후에 자고 있는 아이를 깨워서 트림을 시키는 것도 불필요한 일입니다.

트림을 시킬 때는 10~15분 이내에 끝내는 것이 좋습니다. 분유 수유아는 수유 후 3~5분마다, 혹은 60~90cc 먹일 때마다 실시하는 것이 적당합니다. 모유 수유아는 수유 중(한쪽 젖에서 다른 쪽 젖으로 옮길 때)에 1회, 수유 5~10분 후에 1회 하는 것이 적당합니다. 모유 수유아라도 자주 게운다면 5분마다 트림을 시키는 것이 좋습니다.

트림은 이렇게 시키세요

· 아이를 세워 안아서 머리를 엄마의 어깨에 기대게 한 뒤 한 손으로는 머리를 받치고 다른 손으로는 등을 가볍게 두드려 주세요.
· 아이를 엄마의 허벅지에 앉혀서 한 손으로는 아이의 머리와 가슴을 같이 받치고 다른 손으로는 등을 가볍게 두드려 주세요.
· 엄마가 앉아서 허벅지를 모은 뒤 무릎을 올린 자세에서 아이의 배가 부모의 허벅지에 닿도록 눕힌 뒤, 한 손으로는 머리를 받치고 다른 손으로 등을 가볍게 두드립니다.

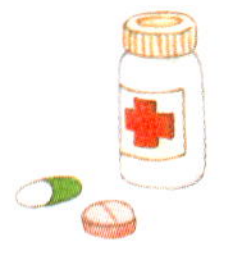

밤중 수유는 필요한가요?

밤중 수유가 필요한 시기

모유 수유를 하는 1개월 이전의 아이라면 밤에도 수유를 해야 합니다. 밤중 수유는 아이의 위 용량을 늘려 1회 먹는 양이 많아지겠으나 밤낮을 구분하기 시작하면서 자연스럽게 줄어듭니다. 그러니 다소 번거롭더라도 아이가 밤낮을 구분하기 이전인 생후 3~6주까지는 밤중 수유를 하도록 합니다.

3~4개월 이전의 아이가 낮 동안에 수유량이 적고 체중이 잘 늘지 않는다면 밤중 수유가 필요할 수 있습니다. 배가 고파서 깨는 아이를 습관을 들인다는 이유로 그냥 달래서 재워서는 안 됩니다. 1개월 이전의 아이라면 먹은 지 4시간이 지나면 깨워서라도 먹어야 하며, 1~2개월의 아이도 밤중에 적어도 1회는 수유를 해야 배가 고프지 않습니다.

밤중 수유를 중단해야 할 시기

체중이 잘 늘고 있고 자기 전에 충분히 먹은 3~4개월 이후의 아이라면 밤에 푹 재우기 위해서 밤중 수유 횟수를 줄이거나 중단해야 합니다. 2개월 아이는 밤에 5시간, 4개월 아이는 7시간, 6개월 아이는 9~10시간 이어서 자기도 하므로, 낮 동안 잘 먹은 아이를 일부러 깨워서 먹일 이유는 없습니다.

밤중 수유를 중단해야 할 시기에 아이가 너무 많이 먹으면 소화가 안 되어 잠을 푹 자지 못할 수 있고, 비만할 가능성도 있습니다. 밤중에 아이가 깨면 바로 수유를 하기보다는 아이가 불편할 만한 다른 이유는 없는지 우선 살펴보는 것이 필요합니다.

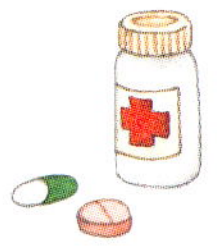 ## 모유에서 분유로 넘어가는 단계

피치 못할 사정으로 모유 수유를 돌 이전에 중단할 경우에는 분유를 꼭 먹여야 합니다. 이 경우 6개월 이전의 아이라면 젖병으로, 6개월 이후의 아이라면 컵으로 수유를 할 것을 권합니다.

모유에서 분유로 이행할 때는 서서히 하세요

매일 먹던 모유 대신 분유를 먹이면 아이에게 큰 스트레스일 수 있으니 1~2주 이전에 서서히 변화를 유도하는 것이 좋습니다. 모유를 먹던 아이에게 갑자기 분유를 먹이면 아이는 젖병으로 먹는 것에 익숙하지 않아서 수유가 제대로 이루어지지 않습니다. 설상가상으로 모유를 중단함으로써 모유도 말라버린다면 아이가 먹을 것이 없어지는 최악의 상황이 될 수도 있습니다.

모유에서 분유로 바꿀 때는 우선 모유를 젖병에 넣어서 먹이는 연습을 해야 합니다. 아침에 처음 먹일 때와 저녁에 마지막으로 먹일 때는 모유 수유를 하고 낮 동안에는 미리 짜놓은 모유를 먹이는 것이 좋습니다. 이 방법도 아이가 아프거나 스트레스가 있는 상황이라면 미루는 것이 좋습니다. 젖병도 엄마 젖꼭지와 유사한 고무 젖꼭지의 젖병이 좋고, 맨 처음 젖병 수유는 아이가 가장 배가 고플 때 시도하는 것이 도움이 됩니다.

모유 수유를 거부한다고 바로 분유로 바꾸면 안 돼요

간혹 아이가 모유를 거부하는 것을 모유 수유를 중단해야 할 시기로 오해하고 분유 수유로 바꾸는 경우가 있습니다. 잘 먹던 아이가 모유 수유를 거부하는 것은 엄마가 생리를 시작하거나 임신을 한 경우, 새로운 음식이나 약을 먹는 경우 등으로 모유의 맛이 변했기 때문입니다. 엄마가 비누나 화장품을 바꾸거나 스트레스를 받았을 때, 놀라거나 아픈 반응을 보일 때도 아이는 수유를 거부할 수 있습니다. 또 아이가 스트레스를 받거나 놀라거나 아플 때도 수유를 거부할 수 있습니다. 이런 경우 바로 분유 수유로 바꾸기보다 아이가 졸릴 때 분유 수유를 시도하거나 아이에게 편안한 새로운 수유 자세로 시도하는 것이 도움이 될 수 있습니다.

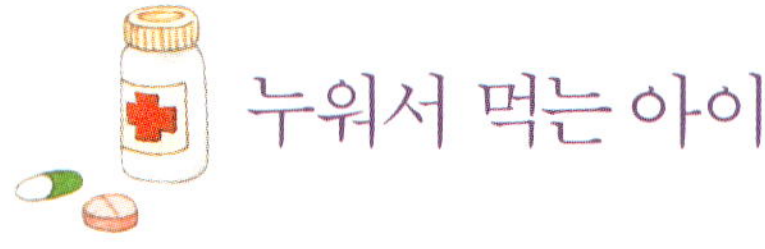

누워서 먹는 아이

젖병 수유 시

분유 수유아가 누워서 수유를 하거나 수유 도중에 잠이 들면, 입안에 분유를 장시간 머금고 있으면 충치가 생길 위험이 높습니다. 또한 젖병 수유 시 공기의 배출이 잘 이루어지지 않아서 구강 내의 압력이 진공 상태가 되기도 합니다. 이러한 환경은 (이관을 통해서 구강과 연결된) 중이강 내부를 음압으로 만들어서 중이염을 유발하기 쉽습니다. 따라서 젖병 수유를 할 때는 머리를 가능한 한 높게 유지하는 것이 좋습니다. 즉 분유를 먹일 때도 모유 수유 때처럼 안고 먹이는 것이 좋고, 누워서 아이에게 젖병을 물려주는 것은 피해야 합니다.

모유 수유 시

엄마와 아이가 서로 마주 보고 누워서 수유하는 자세는 권장하는 방법 중 하나입니다. 모유 수유 시에도 아이가 밤중에 수유를 하면서 잠이 들면 충치의 위험이 증가하지만 분유 수유를 하는 경우보다는 덜합니다. 직접 모유를 수유하는 경우에는 젖이 나오는 유두가 목젖 위치에 있어서 젖이 바로 목으로 넘어가므로 모유가 치아와 닿는 확률이 줄어들기 때문입니다. 중이염 유발과 관련해서도 모유 수유아가 유리합니다. 입과 혀 전체로 힘껏 빨아들이는 모유 수유는 입안 전체가 진공 상태로 바뀌지 않기 때문에 중이강 내부의 압력에도 영향을 미치지 않아 분유 수유아에 비해 중이염에 걸릴 확률도 낮습니다.

모유 수유 도중 자는 아이

수유 중 충분히 먹지도 않은 아이가 자꾸 잠이 들면, 칼로리 흡수가 떨어지고 탄수화물 성분이 많은 전유만을 먹게 됩니다. 이럴 경우 아이는 변을 지리고 빨리 허기지고 살도 찌지 않습니다. 그래서 충분히 수유를 하지 않은 채 아이가 자려고 한다면, 우선은 유방을 흉벽으로 지그시 눌러주어서 계속해서 모유를 나오게 하는 것이 필요합니다. 수유 도중에 잠드는 아이를 깨울 때에는 가벼운 자극을 주세요. 이를테면 아이의 손바닥과 발바닥을 문질러주거나 트림을 시키거나 기저귀를 갈아주는 것도 도움이 될 것입니다.

tip

젖을 깨무는 아이 예방법

- 수유하는 자세가 아이에게 불편하지는 않는지 확인합니다.
- 아이의 수유 속도가 느려지면서 수유를 다한 것 같다면 아이를 분리시켜 아이의 입 가장자리부터 손가락을 집어넣어서 유두를 감싸듯이 분리시킵니다. 이때 유두나 아이의 입에 상처를 내지 않기 위해서는 평소 손톱을 짧고 깔끔하게 잘라두는 것도 필요합니다.
- 아이가 재미있어서 무는 행위를 반복한다면 부드럽고 단호한 목소리로 "물면 안 돼!"라고 말합니다.
- 아이들은 코막힘에 상당히 예민하므로, 아이를 가슴 쪽으로 당기면 코가 막히게 되어 아이가 자연스럽게 입을 벌립니다. 혹은 코를 살짝 잡아주면 입을 벌리기도 합니다.
- 아이가 엄마의 관심을 끌기 위해 무는 것 같다면, 아이에게 수유 초기부터 말을 걸고 만져주며 눈을 마주치는 등의 관심을 보여서 아이가 수유에 집중할 수 있도록 합니다.
- 이가 나는 시기에는 본능적으로 무는 행위를 통해서 통증을 완화하려고 하기 때문에 자주 무는 아이라면 치아 발육기나 깨끗한 손수건을 차게 해서 물리는 것이 도움이 됩니다.

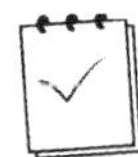

Check Point

- 이유식을 할 때 과일 중에서는 사과, 배, 바나나가 가장 안전하고, 8개월 이전에는 생과일을 주지 않습니다(단, 바나나와 아보카도는 예외).

- 채소는 돌 이전에는 반드시 요리해서 주어야 하고 당근, 순무, 호박, 비트, 시금치, 양배추는 빈혈을 일으킬 수 있는 질산염이 다량 함유되어 있어 6개월 이전에는 주지 않는 것이 좋습니다.

- 이유식은 아이의 연령이 만 6개월이 되고, 혀 밀어내기 반사도 없으며, 머리를 잘 가누고, 음식에 흥미를 보이면 시작할 수 있습니다.

- 새로운 음식에 대한 알레르기 반응에는 설사, 구토, 피부 발진 등이 있는데, 만약 이런 반응이 나타나면 해당 음식은 한두 달 후에 다시 시도하는 것이 좋습니다.

- 이유식을 처음 시작할 때는 어른 수저로 반 수저(약 7~8cc) 정도 먹이기 시작합니다. 이후 양이 늘어나는 7~8개월경에는 1회 50㎖, 9~10개월경이면 1회 120㎖, 돌 이후만 1~2세에는 150㎖로 어른 밥공기를 기준으로 반 공기까지 먹입니다.

- 고기는 이유식 초기에(6개월경부터) 시도할 것을 권합니다. 이는 철분과 아연을 보충하고자 하는 것입니다. 소화가 잘되고 지방이 적은 닭고기를 먼저 먹이고 쇠고기, 돼지고기 순으로 먹입니다.

- 요리한 음식은 즉시 먹이거나 냉장고에서 24시간, 냉동실에서는 한 달간 보관 가능합니다. 또한 고기나 생선이 포함된 이유식은 만들어놓은 지 혹은 냉장고에서 꺼낸 지 두 시간이 지나면 버립니다.

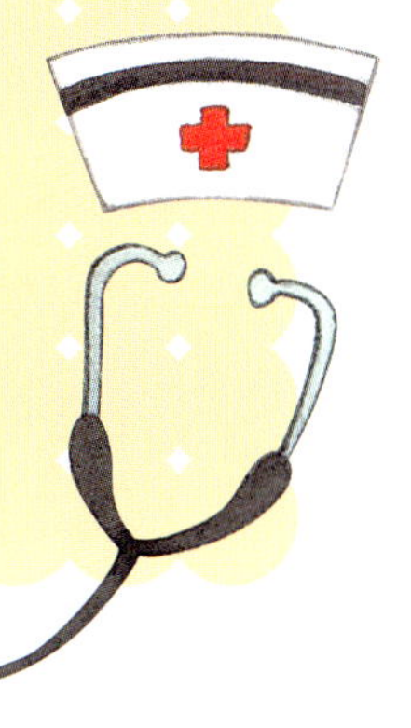

냠냠 이유식

아이가 4~6개월이 지나면 체중이 늘기 시작하여, 더 이상 모유나 분유 같은 액상 음식만으로 성장과 발달에 필요한 에너지와 영양분을 충당하기 어렵습니다. 그래서 이 시기가 지나면 고형 음식인 이유식을 먹이기 시작하지요. 이유식을 시작하면서 많은 엄마가 맞닥뜨리는 여러 문제에 대한 해결책을 찾아보도록 하겠습니다.

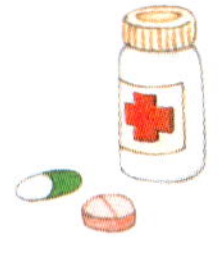

냠냠! 이유식을 시작했어요

최근 여러 연구결과를 토대로 WHO, CDC, AAP 등의 많은 건강 관련 전문 단체는 공통적으로 이유식을 만 6개월 이후에 시작하고, 6개월 이전에는 모유나 분유만 먹일 것을 권합니다. WHO의 연구에 따르면 6개월 이후에 이유식을 시작한 경우와 4~6개월에 시작한 경우를 비교해보았을 때, 성장 발육의 차이는 거의 없었고, 오히려 6개월 이전에 시작한 경우 위장관 감염의 빈도가 더 높았습니다. 따라서 굳이 6개월 이전에 이유식을 시작할 필요는 없습니다.

그밖에도 아이가 혀 밀어내기 반사를 하지 않거나, 머리를 잘 가눈다거나, 음식에 흥미를 보인다면 이유식을 시작할 준비가 되었다고 볼 수 있습니다. 이유식을 너무 빨리 시작하면 소화하기도 어려울 뿐만 아니라, 이유식을 먹는 만큼 수유량이 줄어들기 때문에 아이의 성장과 발달에 필요한 적절한 에너지와 영양분을 공급할 수 없게 됩니다. 반면 이유식을 늦게 시작하면 모유나 분유만으로는 아이의 성장에 필요한 에너지와 단백질 등의 영양분을 적절히 공급할 수 없기 때문에 철분 결핍 등의 문제가 나타날 수 있습니다.

마지막으로 만약 이유식을 시작하려는 시기에 새로운 환경으로 이사를 하거나, 아이를 돌보는 사람이 바뀌거나, 아이가 새로 난 이 때문에 자주 아파한다면 며칠 뒤로 미루는 것이 좋습니다.

6개월부터 시작하는 게 좋아요

우리 몸의 장 점막은 4~6개월에 급성장해서 제 기능을 발휘하기 시작합니다. 4~6개월 이전에는 미숙한 장 점막을 통해서 해로운 물질이나 알레르기 유발 물질이 쉽게 혈액 내로 침투하기 때문에 문제가 발생합니다.

그리고 아이는 생후 6개월이 되어야 스스로 음식물을 빨아들이고 삼키는 것을 조절할 수 있습니다. 이 시기에는 입으로 단단한 물질이 들어올 때 밖으로 밀어내는 반사가 줄어들고, 치아가 나기 시작하며, 복합 탄수화물을 분해할 수 있는 소화 효소가 증가합니다. 그리고 아이가 9개월이 되면 입술로 숟가락에 있는 음식을 깨끗하게 비울 수 있고, 혀의 움직임으로 치아 사이에 음식물을 이동시킬 수 있으며, 치아로 음식물을 씹기 시작합니다. 그래서 아이들은 6개월부터 쌀미음으로 이유식을 시작하고, 9개월부터는 씹어 삼킬 수 있는 음식으로 이유식을 합니다.

이유식 시작 시 주의 사항

새로운 음식 질감에 적응기간을 주세요 이유식 초기에 중요한 것은 영양적인 문제보다는 모유나 분유와는 다른 새로운 질감의 음식에 적응하는 것입니다. 하지만 돌 이전의 아이라면 여전히 수유가 주 영양 공급원임을 잊지 않도록 합니다.

이유식 양이 늘었다면 수유를 먼저 하세요 이유식을 많이 먹일 경우 이미 배가 불러서 더 중요한 수유량이 지나치게 줄 수 있기 때문입니다. 그러나 9개월 이후 이유식이 어느 정도 진행된 상태라면, 수유와 이유식을 분리해서 주어야 합니다. 그래서 9~10개월의 아이라면 수유 3~4회, 이유식 3회 정도가 적절합니다.

처음 시도하는 음식은 아침이나 오후 일찍 하는 것이 좋습니다　아침에 새로운 음식을 시도하면 음식에 대한 이상 반응이 있더라도 병원에서 빨리 진찰할 수 있기 때문입니다.

이유식 재료 순서는 특별히 없습니다　첫 이유식 재료로는 쌀죽이 가장 적당하고, 이후 채소, 과일, 고기 순으로 주는 것이 일반적이지만, 이 순서를 반드시 지킬 필요는 없습니다. 특히 어린아이일수록 단맛에 대해 더 발달해 있어서 상대적으로 맛이 덜한 쌀이나 채소, 고기를 싫어할 수 있습니다.

이유식을 거부하는 아이는 1~2주 정도 기다려보는 것이 좋습니다　맛있게 먹는 모습을 보여주는 것도 한 방법이고, 좋아하는 장난감을 손에 쥐어주는 것도 도움이 될 수 있습니다. 아이가 이유식을 거부한다고 해서 입을 열지도 않았는데 억지로 숟가락을 밀어 넣어서는 안 되며, 아이가 배고파하고 먹는 것에 흥미를 느껴 입을 충분히 벌릴 때 부드럽게 수저를 넣어주어야 합니다.

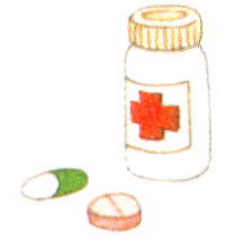

이유식의 진행

규칙적으로 양을 맞춰 먹이세요

이유식을 처음 시작할 때는 어른 수저로 반 수저(약 7~8cc) 정도 먹이기 시작합니다. 이후 양이 늘어나는 7~8개월경에는 1회에 50㎖, 9~10개월경에는 1회에 120㎖, 돌 이후 만 1~2세에는 150㎖로 성인 밥공기의 반 공기까지 먹입니다. 이유식을 주는 횟수는 이유식을 시작한 지 1~2개월이 지나는 7~8개월에는 하루 2회, 9~10개월부터는 하루 3회 먹이는 것이 좋습니다. 초기에는 이유식 양이 많지 않기 때문에 이유식 후에 수유가 필요하지만, 이유식 양을 늘리고 차츰 수유량을 줄이면서 수유를 끊어야 합니다. 그래서 이유식이 완료되는 돌 이후에는 하루 3회 식사와 간식 2~3회로 맞춰 먹이는 것이 좋고, 수유는 간식에 포함시키는 것이 적당합니다.

제대로 된 이유식 진행을 위해 지켜야 할 원칙

숟가락을 이용하세요　이유식 초기에는 미음과 같은 반유동식으로 시작하는 것이 좋습니다. 이후 고형식에 익숙해지면 숟가락을 이용해 먹어야 합니다. 이때 아이에게 주는 숟가락은 부드러운 고무로 된 것이 좋습니다. 치아가 날 시기에는 잇몸이 자극에 민감해지기 때문에 쇠로 된 것은 아이가 거부할 수 있습니다.

규칙적인 식사 시간을 지키세요　이유식을 줄 때는 시간을 정해놓고 주는 것이 좋습니다. 처음 시작하는 이유식은 오전 10시경에 주는 것이 좋고, 이때도 수유 전에 주어야 새로운 음식을 받아들이기가 쉽습니다. 하지만 지나치게 배가 고플 때 새로운 음식을 주면 실패하는 경우가 많기 때문에 주의해야 합니다. 먹는 것은 즐거운 일이라는 사실을 아이에게 느끼도록 해주는 것이 매우 중요합니다.

새로운 재료는 하나씩 첨가하세요　새로운 음식을 줄 때는 1~2주에 한 가지씩 새로운 재료를 첨가하는 것이 좋습니다. 그래야 아이가 설사나 구토, 피부 발진이 나타났을 때 원인 재료를 알고 피할 수 있습니다. 최소 2~3일 정도는 간격을 두어야 아이들이 새로운 음식을 받아들이는 데 무리가 없습니다.

앉아서 손으로 들고 먹이세요　초기부터 음식이 목에 걸리거나 사레드는 것을 방지하기 위해서는 앉은 자세에서 이유식을 주는 것이 좋습니다. 아이의 흥미를 유발하기 위해 손으로 집어 먹을 수 있는 어린이용 과자나 과일 같은 것을 함께 주는 것도 좋습니다.

수분 섭취도 중요해요 이유식을 먹게 되면 모유나 분유 섭취량이 감소하므로 하루에 60~120cc 정도 수분을 추가로 섭취하는 것이 좋습니다. 이때 수돗물이나 생수를 끓여서 식힌 것을 먹이는 게 좋습니다. 녹차와 같은 차들은 타닌 성분에 의해서 철분 흡수를 방해할 수 있고, 카페인 성분에 의해서 아이가 보챌 수 있으므로 피하는 것이 좋습니다.

정성 들여 집에서 만들어주세요 집에서 부모가 정성스레 만들어 먹인 이유식은 아이에게 음식 그 이상의 의미를 전해줍니다.

식단을 짜서 골고루 먹이세요 이유식 계획표를 만들어놓으면 큰 도움이 됩니다. 식단을 작성할 때는 영양소를 다양하게 배합해야 하며, 다섯 가지의 기초 식품군과 식품 교환표를 이용합니다. 식품 교환표는 식품을 곡류군, 어육류군, 채소군, 과일군, 우유군, 지방군으로 나누어 같은 군내에서 먹고 싶은 것을 마음대로 바꾸어 선택해 먹을 수 있도록 한 것입니다.

조미료는 NO! 아이가 돌이 될 때까지는 소금, 설탕 등의 조미료는 첨가하지 않는 것이 좋습니다. 아이의 입맛은 어른과 달라 간을 하지 않은 죽도 잘 먹으며, 멸치나 다시마 등 대부분의 음식 자체에 나트륨이 포함되어 있으므로 싱겁게 먹이는 것이 좋습니다.

먹을 만큼만 만드세요 이유식을 조리할 때는 미숙한 아이의 위장 기능을 고려해서 특히 위생 부분에 주의를 기울여야 합니다. 이유식은 먹을 만큼만 만들고, 먹다 남은 음식은 아이에게 다시 먹이지 마세요.

이유식 보관의 원칙

- 요리하지 않은 생선은 냉장고에서 1일, 고기나 닭고기는 1~2일간만 보관하며, 더 길어지면 냉동실에 보관합니다.
- 요리한 음식은 즉시 먹이거나, 냉장고에서는 24시간, 냉동실에서는 한 달간 보관이 가능합니다.
- 고기나 생선이 포함된 이유식은 만들어놓은 지 혹은 냉장고에서 꺼낸 지 두 시간이 지나면 버립니다.
- 요리한 음식을 실온(혹은 4℃~60℃)에서 두 시간 이상 보관하지 않습니다.
- 냉장고에 음식을 보관할 때는 반드시 랩으로 싸거나 뚜껑을 덮은 그릇에 보관하고, 만든 날짜를 기록해두세요.
- 요리하지 않은 재료나 덜 익힌 음식은 요리된 음식보다 밑에 보관합니다. 요리되지 않은 재료에서 흘러나온 액체가 요리된 음식을 오염시킬 수 있습니다.
- 냉동시킨 음식을 해동시킬 때는 73℃ 이상의 온도로 합니다.
- 일단 해동시킨 음식은 다시 냉동시키지 않고, 아이가 먹다 남긴 음식도 다시 보관하지 않습니다.
- 냉장실은 4℃ 이하, 냉동실은 −18℃ 이하를 잘 유지하는지 주기적으로 확인합니다.

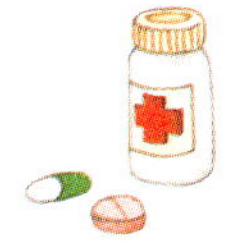# 이유식을 했을 때 발생하는 문제점

구토, 묽은 변, 설사 등의 소화기 증상이 나타날 때

새로운 음식에 대한 대표적인 알레르기 반응은 설사, 구토, 피부 발진 등이 있는데, 만약 이런 반응이 나타난다면 해당 음식은 한두 달 후에 다시 시도해야 합니다.

하지만 새로운 음식과는 무관하게 바이러스나 세균에 의한 장염 증상으로 나타난 것이라면 특정 음식을 피하기보다는 아이의 증상에 적절하게 이유식 양과 재료를 조절해야 합니다. 예를 들어서 구토 증상이 심하다면 일단 이유식 양을 평소보다 줄이는 것이 좋고, 변이 묽거나 설사 증세를 보인다면 사과, 배, 복숭아, 자두와 같은 과일은 피하고, 바나나, 요리된 당근, 요리한 감자 등을 먹이는 게 도움이 됩니다.

피부 증상이 나타날 때

이유식을 먹인 뒤에 피부에 두드러기와 같은 발진이 나타나는 것은 대표적인 알레르기 반응 증상입니다. 새로운 음식을 먹었는데 이런 반응이 나타난다면 해당 음식을 한두 달 정도 피해야 합니다. 이때 알레르기 반응이 없는 다른 재료의 이유식까지 중단할 필요는 없습니다. 간혹 전에는 반응이 없던 음식에서 새롭게 두드러기와 같은 증상이 나타나기도 하는데, 이것은 같은 음식이라도 요리하는 과정에서 새롭게 첨가된 재료가 있기 때문으로 추정됩니다. 이런 경우라면 1~2주 후에 해당 음식을 다시 시도해보세요.

이유식을 진행하면서 발진이 나타나는 경우가 있는데, 전신에 나타나기도 하지만 가끔은 입주변에만 나타나는 경우도 있습니다. 입 주변에만 나타나는 것도 알레르기 반응의 일종일 수도 있지만, 더 흔하게는 단순히 접촉에 의해서 나타나는 피부 반응일 수도 있습니다. 특히 신맛 나는 과일이나 자극적인 음식을 먹으면 항문 주변에도 발진이 나타납니다. 이 경우 알레르기 반응은 아니지만 아이가 이로 인해 힘들 수 있으므로 역시 한두 달 후에 다시 시도하는 것이 좋습니다.

먹었던 이유식 재료가 그대로 변으로 나올 때

돌 이전의 아이들이 이유식을 먹을 때 먹었던 음식물이 그대로 변으로 나오는 것은 비교적 흔한 일입니다. 이것은 돌 이전 아이의 장이 미숙하고 단백질, 탄수화물, 지방 등을 분해하는 소화 효소가 부족하기 때문에 나타나는 현상입니

사레 들리는 아이 예방법

· 4세 이하의 아이나 발달이 느린 아이는 땅콩버터, 씨, 감자, 토마토, 생과일이나 생채소(특히 익히지 않은 당근), 단단하고 끈적끈적한 캔디 등을 먹이지 마세요.
· 아이가 음식을 먹고 있을 때는 급하게 먹는지 항상 지켜봅니다.
· 아이가 작게 베어 물고, 완전히 씹도록 주의시킵니다. 아이들은 대개 자신이 씹을 수 있는 것보다 크게 베어 무는 경향이 있습니다.
· 음식을 먹을 때는 제자리에 앉아서 먹도록 주의시킵니다. 누워서 먹거나 입에 먹을 것을 문 채 돌아다니지 못하게 합니다.
· 아이의 접시에는 한 번에 먹을 수 있는 양으로, 작게(0.75cm 미만) 썰어서 올려줍니다.
· 가능하면 안전의자에 앉혀 벨트를 채운 다음 먹입니다.

다. 정상적인 성인도 흡수가 안 되는 섬유소의 일부가 그대로 변으로 나오는 경우는 흔합니다. 그래서 당근이나 시금치 같은 채소나 바나나를 먹인 뒤 그대로 변으로 나오거나, 제대로 소화되지 못한 고기나 쌀 등도 변에서 보일 수 있습니다. 특히 장염 등의 증상으로 소화기관의 기능이 떨어졌다면 더욱 자주 나타날 수 있습니다.

따라서 먹었던 음식이 그대로 변으로 나온다고 해서 해당 음식을 먹이지 말아야 할 이유는 없습니다. 하지만 제대로 요리하지 않은 채 주었다면 충분히 익힌 뒤에 주세요. 특히 장염 등의 증상이 있을 때는 재료의 선택에 신중을 기하는 것이 중요합니다.

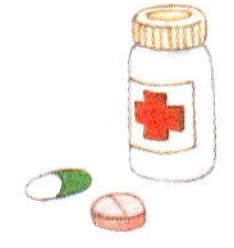 ## 다양한 이유식 재료

이유식 초기에 적당한 곡류, 쌀

쌀은 소화가 잘되고, 곡류에 포함된 알레르기 유발 물질인 글루텐 성분이 없기 때문에 안전한 재료입니다. 7개월경이 되면 감자, 스파게티 등을 먹일 수 있습니다. 하지만 국수와 빵(흰 빵보다 통밀로 만든 빵이 좋습니다)과 같은 밀가루는 알레르기를 일으킬 수 있으므로 이유식 후기에 먹이는 것이 좋고, 토스트는 치아가 날 때 먹이는 것이 좋습니다. 반면 잡곡이나 현미밥은 식이 섬유가 많아 아이가 소화를 못하고 무기질의 흡수를 방해할 수 있으므로 피하는 것이 좋습니다.

아이들이 가장 좋아하는 과일

과일은 달아서 아이들이 가장 좋아하는 이유식 재료입니다. 이유식 초기에는 과일을 익혀서 먹이는데, 과일 씨와 껍질을 다 제거한 뒤 갈거나 으깨 체에 걸러 먹여야 하며, 너무 신맛이 날 때는 희석하여 먹여도 좋습니다. 과일을 먹일 때는 그릇을 깨끗하게 소독하는 것도 잊지 말아야 합니다. 녹즙기를 이용할 경우 과일의 중요한 영양소 중 하나인 섬유질이 파괴될 수 있으므로, 반드시 믹서를 이용하거나 강판에 갈아서 먹이는 것이 좋습니다.

처음에는 잘 익은 바나나와 사과를 잘게 으깨어 분유에 섞어 먹이는 것으로 시작합니다. 배와 아보카도도 초기 이유식 재료로 적당합니다. 이후 6~8개월부터는 자두, 복숭아, 망고를 주고, 8~10개월부터는 블루베리, 수박, 멜론, 키위 등을 주며, 10~12개월부터는 크렌베리, 체리 등을 줄 수 있습니다. 귤이나 오렌지는 입자가 곱게 부서지지 않고 알레르기 물질도 함유하고 있으므로 초기 이유식으로는 좋지 않습니다. 토마토는 돌쯤, 딸기나 포도는 돌 이후에 먹이는 것이 좋습니다. 딸기와 토마토는 알레르기를 일으키는 히스타민 분비와 연관이 있으므로 너무 일찍 먹이기 시작하면 알레르기의 위험이 커집니다.

영양가가 풍부한 채소

단맛에 민감한 아이들에게 채소를 먹이는 일은 하나의 도전이 될 수 있습니다. 하지만 과일보다 미네랄, 비타민, 섬유소 등이 더 풍부하므로 채소는 이유식 재료로 매우 중요합니다. 녹황색 이파리 채소가 가장 좋지만, 채소 맛에 거부감을 느낀다면 단맛이 나는 당근이나 고구마부터 시작해도 좋습니다.

이유식 초기에는 채소를 푹 삶아서 체에 걸러 먹이고, 이유식 후기에는 삶아 으깨거나 작게 잘라서 먹입니다. 채소를 데칠 때는 물을 적게 사용해야 영양 손실을 줄일 수 있습니다. 소량밖에 먹지 못하는 6~7개월 때는 녹황색 채소가 좋은데 시금치, 호박, 당근이 여기에 해당되며, 이 채소들은 비타민 A · B · C와 철분이 많이 들어 있어 몸에 아주 좋습니다.

채소는 사온 날 당일만 이유식용으로 사용하고 나머지는 어른이 먹는 것이 좋습니다. 처음에는 감자, 완두콩, 당근, 브로콜리 등을 완전히 삶거나 죽에 넣어 끓여서 먹입니다. 질산염이 많이 들어 있는 시금치, 호박 등은 빈혈을 일으킬 수 있으므로, 8개월 이후부터 먹이는 것이 좋습니다.

과일과 채소로 만든 주스

시판되고 있는 100% 무가당 과일주스도 희석해서 먹이는 게 좋습니다. 하지만 대부분 산화방지제가 들어 있기 때문에 어린아이용으로는 적당하지 않고, 모유보다 삼투압이 2~3배 높아 설사 가능성도 높습니다. 그래도 먹이고 싶다면 처음에는 끓여서 식힌 물을 넣어 2~3배로 희석해서 먹이는 것이 좋고, 그 다음 서서히 원액으로 먹이는 것이 좋습니다. 처음에는 한 스푼으로 시작해서 6개월에는 50cc, 돌에는 120cc, 만 2세에는 240cc까지 먹이는 것이 적당합니다. 하지만 이 이상 먹이는 것은 좋지 않습니다. 과일주스를 많이 먹으면 우유나 이유식을 덜 먹게 되어서 영양이 부족할 수 있고, 과당과 솔비톨에 의한 복통, 가스가 차거나 설사 등의 증상이 나타날 수 있으므로 주의해야 합니다.

당근도 주스로 만들어 먹일 수 있지만, 너무 많이 먹이면 오히려 실제 채소를 덜 먹게 됩니다. 따라서 8개월까지는 하루에 30cc, 이후에는 60cc가 넘지 않도록 하고, 과일과 채소 주스를 합쳐서 90~120cc가 넘지 않도록 먹이는 것이 좋습니다.

단백질과 철분, 아연이 풍부한 육류

육류는 단백질, 비타민, 철분의 주 공급원으로 6개월 이후에 곱게 다져서 다른 음식과 섞어 먹이면 됩니다. 약 6개월부터는 살코기만 푹 고운 고깃국이나 간 고기와 쇠간을 먹이고 8~9개월부터는 양을 늘려 먹이면 됩니다.

육류에는 성장에 꼭 필요한 지방이 포함되어 있습니다. 하지만 아직 어린 영아에게는 지방이 위에 머무르는 시간이 길고, 고칼로리이며, 너무 많이 먹으면 설사의 원인이 되는 등 지방의 소화 흡수 능력이 미숙합니다. 그래서 소화가 잘되고 지방이 적은 닭고기는 이유식 중기부터 먹이기 시작하고, 그 후에는 쇠고기, 지방이 많은 돼지고기는 이유식 후기부터 지방을 제거한 뒤 먹이는 것이 좋습니다.

육류를 갈아서 먹이는 경우가 많은데, 간 고기는 상하기 쉬우므로 1~2일 이내에 사용하도록 하고 쇠고기는 냉장실에서 3~5일 이상, 닭고기는 2일 이상 보관하는 것은 권장하지 않습니다. 어떤 엄마는 소시지나 햄 등을 육류 대신 주기도 하는데, 첨가물이나 염분이 많이 함유되어 있으므로 이유식으로 적당하지 않습니다.

단백질과 불포화 지방이 풍부한 생선

생선은 육류보다 부드럽고 소화가 잘되기 때문에 아이에게 먹이기 좋습니다. 또한 단백질뿐만 아니라 몸에 좋은 불포화 지방산도 함유하고 있습니다. 하지만 상하기 쉬우므로 주의해야 하고, 완전히 익히거나 구워서 먹여야 합니다.

만약 가족 중 생선 알레르기가 있는 사람이 있다면 12개월 이후에 먹이는 것이 좋으며, 조개류도 12개월 이후에 먹여야 합니다. 처음에는 신선한 흰살 생선부터 시작해서 이후에 등 푸른 생선살을 먹이는 것이 좋습니다. 대표적인 흰살 생선에는 대구, 갈치, 명태, 조기 등이 있습니다.

아이들이 좋아하는 단백질 공급원, 달걀

6개월 이후에는 노른자만 완숙해서 주고, 흰자는 돌 이후에 먹이도록 합니다. 알레르기 증상의 가족력이 있다면 노른자도 돌 이후에 주는 것이 좋습니다. 달

갈은 완전 영양식품으로 흰자는 단백질이 주성분이며, 노른자는 단백질과 지방은 물론 철분과 비타민도 많습니다.

흰자의 주성분인 오브알부민과 오브뮤코이드는 알레르기를 일으키기 쉬운 물질로 가열하면 변성되지만 완전히 없어지지는 않고, 오브뮤코이드는 그대로 남습니다. 그래서 흰자는 12개월이 지나서 먹이는 것이 좋습니다. 반면 노른자는 흰자에 비해 지방이 많이 들어 있고, 비타민 A · B · D · E와 철분, 칼륨 등의 미네랄도 많이 들어 있습니다. 또한 두뇌 활동에 도움을 주고, 기억력 향상에 좋은 콜린도 많이 들어 있습니다. 노른자에 있는 지방은 단백과 결합된 리포 단백이라서 소화가 잘되므로 6개월부터는 완숙한 노른자를 조금씩 분유나 물에 으깨어 먹이면 좋습니다.

이유식으로 달걀을 먹일 때는 처음에는 노른자를 4분의 1개 정도 먹이다가 아이가 좋아하면 서서히 양을 늘려서 일주일에 세 개 정도를 먹입니다. 달걀은 오염이 잘되는 식품이므로 요리 전에 달걀 껍질을 잘 씻어 냉장고에 보관하도록 합니다. 덜 익은 달걀이나 반숙한 달걀, 다른 음식을 노른자에 찍어 먹이는 것도 피해야 합니다.

치즈와 요구르트

생우유는 빈혈이나 소화 불량 등의 이유로 돌 이전에는 먹이지 말아야 합니다. 하지만 가공을 한 치즈와 요구르트는 8개월 이후부터 가능합니다. 치즈는 양질의 단백질과 지방이 들어 있는 고칼로리 식품으로 소화 흡수가 잘되며, 칼슘이 많아 이유식으로 적당합니다. 다만 소금이 적게 들어간 저염 치즈를 먹이는 것이 좋습니다.

요구르트는 흡수가 잘되는 단백질과 칼슘이 많이 들어 있고, 지방은 많지 않습니다. 또한 요구르트에 들어 있는 유산균은 장내에서 젖산, 초산 등의 유기산을 생성해서 장내 pH를 낮추어 병을 일으키는 유해한 세균을 억제하는 효과가 있습니다. 유기산은 장을 자극해 연동 운동을 촉진하므로 배변을 용이하게 하고, 장 내에서 비타민B군을 합성하여 면역 기능 향상에 중요한 역할을 합니다.

하지만 맛이나 영양을 더 좋게 하기 위해서 여러 가지 과일 잼이나 설탕 등을 첨가한 시판 요구르트는 이유식 식품으로 적당하지 않습니다. 영아에게는 달지 않고 아무것도 들어 있지 않은 플레인 요구르트를 먹이는 것이 좋습니다. 요구르트는 8개월 정도가 되면 먹여도 되지만, 아이가 단맛에 익숙해지면 요구르트만 찾을 수도 있고, 다른 음식을 적게 먹게 됩니다. 따라서 먹는 시기를 가급적 늦추고 먹이더라도 적은 양을 먹이는 것이 좋습니다. 앞서 설명한 여러 장점에도 우유 알레르기가 있는 아이라면 유제품은 아예 먹이지 말아야 합니다.

▶ **이유식 식품군의 영양소에 대해 알아두세요**

영양소	쌀	강낭콩	팥	완두콩	옥수수	감자	고구마	토마토
기준량(gm)	160	184	197	145	154	369	133	149
칼로리(cal)	571	613	648	117	132	284	114	27
단백질(gm)	23.6	43.4	39.1	7.9	5.0	7.5	2.1	1.3
탄수화물(gm)	120	110	124	21.0	29.3	68.0	26.8	5.8
섬유소(gm)	9.9	45.8	25.0	7.4	4.2	8.1	4.0	1.8
당gm)	4.0	4.1	0	8.2	5.0	2.9	5.6	3.9
지방(gm)	1.7	1.5	1.0	0.6	1.8	0.3	0.1	0.3
콜레스테롤	0	0	0	0	0	0	0	0
비타민A(IU)	30.4	0	33.5	1109	288	7.4	18866	1241
비타민B1(mg)	0.2	1.0	0.9	0.4	0.3	0.3	0.1	0.1
비타민B2(mg)	0.4	0.4	0.4	0.2	0.1	0.1	0.1	0

비타민B3(mg)	10.8	3.8	5.2	3.0	2.6	3.9	0.7	0.9
비타민B6(mg)	0.6	0.7	0.7	0.2	0.1	1.1	0.3	0.1
비타민C(mg)	0	8.3	0	58.0	10.5	72.7	26.1	18.9
비타민E(mg)	1.3	0.4	0	0.2	0.1	0	0.3	0.8
비타민K(mg)	3.0	35.0	0	36.0	0.5	7.0	2.4	11.8
엽산C(mcg)	152	725	1226	94.3	70.8	59.0	14.6	22.3
칼슘(mg)	33.6	263	130	36.2	3.1	44.3	39.9	14.9
철분(mg)	3.1	15.1	9.8	2.1	0.8	2.9	0.8	0.4
마그네슘(mg)	283	258	250	47.9	57.0	84.9	33.2	16.4
인산(mg)	693	749	751	157	137	210	62.5	35.8
칼륨(mg)	683	2587	2470	354	416	1554	448	353
나트륨(mg)	11.2	44.2	9.9	7.3	23.1	22.1	73.2	7.5
아연(mg)	9.5	5.1	9.9	1.8	0.7	1.1	0.4	0.3
구리(mg)	0.8	1.8	2.2	0.3	0.1	0.4	0.2	0.1
망간(mg)	2.1	1.9	3.4	0.6	0.2	0.6	0.3	0.2
셀레늄(mcg)	4.5	5.9	6.1	2.6	0.9	1.1	0.8	0
불소(mcg)	0	0	0	0	0	0	0	3.4

영양소	당근	케일	비트	브로콜리	가지	오이	시금치	양배추	배추
기준량(gm)	128	67	136	91	82	133	30	89	76
칼로리(cal)	52	33	58	31	20	16	7	22	12
단백질(gm)	1.2	2.2	2.2	2.6	0.8	0.8	0.9	1.1	0.9
탄수화물(gm)	12.3	6.7	13.0	6.0	4.7	2.9	1.1	5.2	2.5
섬유소(gm)	3.6	1.3	3.8	2.4	2.8	0.9	0.7	2.2	0.9
당(gm)	6.1	0	9.2	1.5	1.9	1.8	0.1	2.8	1.1

지방(gm)	0.3	0.5	0.2	0.3	0.2	0.2	0.1	0.1	0.2
콜레스테롤	0	0	0	0	0	0	0	0	0
비타민A(IU)	21383	10302	44.9	567	22.1	95.8	2813	87.2	242
비타민B1(mg)	0.1	0.1	0	0.1	0	0	0	0.1	0
비타민B2(mg)	0.1	0.1	0.1	0.1	0	0	0.1	0	0
비타민B3(mg)	1.3	0.7	0.5	0.6	0.5	0	0.2	0.2	0.3
비타민B6(mg)	0.2	0.2	0.1	0.2	0.1	0.1	0.1	0.1	0.2
비타민C(mg)	7.6	80.4	6.7	81.2	1.8	4.3	8.4	32.6	20.5
비타민E(mg)	0.8	1.1	0.1	0.7	0.2	0	0.6	0.1	0.1
비타민K(mg)	16.9	547	0.3	92.5	2.9	9.6	145	67.6	32.6
엽산C(mcg)	24.3	19.4	148	57.3	18.0	18.6	58.2	38.3	60.0
칼슘(mg)	42.2	90.5	21.8	42.8	7.4	18.6	29.7	35.6	58.5
철분(mg)	0.4	1.1	1.1	0.7	0.2	0.3	0.8	0.4	0.2
마그네슘(mg)	15.4	22.8	31.3	19.1	11.5	16.0	23.7	10.7	9.9
인산(mg)	44.8	37.5	54.4	60.1	20.5	27.9	14.7	23.1	22.0
칼륨(mg)	410	299	442	288	189	181	167	151	181
나트륨(mg)	88.3	28.8	106	30.0	1.6	2.7	23.7	16.0	6.8
아연(mg)	0.3	0.3	0.5	0.4	0.1	0.2	0.2	0.2	0.2
구리(mg)	0.1	0.2	0.1	0	0.1	0.1	0	0	0
망간(mg)	0.2	0.5	0.4	0.2	0.2	0.1	0.3	0.1	0.1
셀레늄(mcg)	0.1	0.6	1.0	2.3	0.2	0.1	0.3	0.3	0.5
불소(mcg)	4.1	0	0	0	0	1.7	0	0.9	0

꼭 유기농 재료를 써야 하나요?

화학 물질이나 살충제 성분이 적은 유기농 채소가 건강이 이롭다는 것은 두 말할 나위가 없습니다. 특히 면역력이 약한 아이들의 이유식 재료라면 당연히 유기농 제품을 쓰는 것을 권장합니다. 연구결과에 따르면 유기농이 영양가도 더 높은 것으로 알려져 있습니다. 유기농 우유는 여름에는 60~80%, 겨울에는 50~60% 더 영양가가 높고, 유기농 치즈는 일반 치즈에 비해서 두 배 더 영양가 가 높습니다. 또한 유기농 밀, 토마토, 감자, 양배추, 양파도 20~40%가량 더 영 양가가 높습니다.

영양소	청경채	적채	상추	적상추	양상추	양파	마늘	무
기준량(gm)	70	89	47	28	72	160	136	338
칼로리(cal)	9	28	8	4.5	10.1	64	203	61
단백질(gm)	1.0	1.3	0.6	0.4	0.6	1.8	8.6	2.0
탄수화물(gm)	1.5	6.6	1.5	0.6	2.3	14.9	45.0	13.9
섬유소(gm)	0.7	1.9	1.0	0.3	0.4	2.7	2.9	5.4
당gm)	0.8	3.4	0.6	0.1	1.4	6.8	1.4	8.5
지방(gm)	0.1	0.1	0.1	0.1	0.1	0.2	0.7	0.3
콜레스테롤	0	0	0	0	0	0	0	0
비타민A(IU)	3128	993	4094	2098	361	3.2	12.2	0
비타민B1(mg)	0	0.1	0	0	0	0.1	0.3	0.1
비타민B2(mg)	0	0.1	0	0	0	0	0.1	0.1
비타민B3(mg)	0.3	0.4	0.1	0.1	0.1	0.2	1.0	0.7
비타민B6(mg)	0.1	0.2	0	0	0	0.2	1.7	0.2
비타민C(mg)	31.5	50.1	11.3	1.0	2.0	11.8	42.4	74.4

비타민 E(mg)	0.1	0.1	0.1	0	0.1	0	0.1	0
비타민 K(mg)	31.8	34.0	48.2	39.3	17.4	0.6	2.3	1.0
엽산 C(mcg)	46.2	16.0	63.9	10.1	20.9	30.4	4.1	94.6
칼슘(mg)	73.5	40.0	15.5	9.2	13.0	36.8	246	91.3
철분(mg)	0.6	0.7	0.5	0.3	0.3	0.3	2.3	1.4
마그네슘(mg)	13.3	14.2	6.6	3.4	5.0	16.0	34.0	54.1
인산(mg)	25.9	26.7	14.1	7.8	14.4	46.4	208	77.7
칼륨(mg)	176	216	116	52.4	102	234	545	767
나트륨(mg)	45.5	24.0	3.8	7.0	7.2	6.4	23.1	71.0
아연(mg)	0.1	0.2	0.1	0.1	0.1	0.3	1.6	0.5
구리(mg)	0	0	0	0	0	0.1	0.4	0.4
망간(mg)	0.1	0.2	0.1	0.1	0.1	0.2	2.3	0.1
셀레늄(mcg)	0.3	0.5	0.2	0.4	0.1	0.8	19.3	2.4
불소(mcg)	0	0	0	0	0	1.8	0	0

영양소	고추 (빨강)	고추 (초록)	파프리카 (빨강)	피망 (초록)	파프리카 (노랑)	주키니	느타리	양송이
기준량(gm)	45	45	149	149	186	124	148	70
칼로리(cal)	18	18	46	30	50	20	64	15
단백질(gm)	0.8	0.9	1.5	1.3	1.9	1.5	4.9	2.2
탄수화물(gm)	4.0	4.3	9.4	6.9	11.8	4.2	9.6	2.3
섬유소(gm)	0.7	0.7	3.1	2.5	1.7	1.4	3.4	0.7
당(gm)	2.4	2.3	6.3	3.6	0	2.1	1.6	1.2
지방(gm)	0.2	0.1	0.4	0.3	0.4	0.2	0.6	0.2
콜레스테롤	0	0	0	0	0	0	0	0

비타민 A(IU)	428	530	4666	551	372	248	71.0	0
비타민 B1(mg)	0	0	0.1	0.1	0.1	0.1	0.2	0.1
비타민 B2(mg)	0	0	0.1	0	0	0.2	0.5	0.3
비타민 B3(mg)	0.6	0.4	1.5	0.7	1.7	0.6	7.3	2.5
비타민 B6(mg)	0.2	0.1	0.4	0.3	0.3	0.3	0.2	0.1
비타민 C(mg)	64.7	109	190	120	341	21.1	0	1.5
비타민 E(mg)	0.3	0.3	2.4	0.6	0	0.1	0	0
비타민 K(mg)	6.3	6.4	7.3	11.0	0	5.3	0	0
엽산 C(mcg)	10.4	10.4	68.5	14.9	48.3	36.0	40.0	11.2
칼슘(mg)	6.3	8.1	10.4	14.9	20.5	18.6	4.4	2.1
철분(mg)	0.5	0.5	0.6	0.5	0.9	0.4	2.0	0.3
마그네슘(mg)	10.4	11.2	17.9	14.9	22.3	21.1	26.6	6.3
인산(mg)	19.4	20.7	38.7	29.8	44.6	47.1	178	60.2
칼륨(mg)	145	153	314	261	394	325	622	223
나트륨(mg)	4.0	3.2	6.0	4.5	3.7	12.4	26.6	3.5
아연(mg)	0.1	0.1	0.4	0.2	0.3	0.4	1.1	0.4
구리(mg)	0.1	0.1	0	0.1	0.2	0.1	0.4	0.2
망간(mg)	0.1	0.1	0.2	0.2	0.2	0.2	0.2	0
셀레늄(mcg)	0.2	0.2	0.1	0	0.6	0.2	3.8	6.5
불소(mcg)	0	0	0	3.0	0	0	0	0

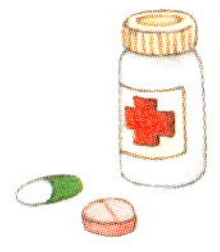# 이유식 재료로 피해야 할 것들

생우유

생우유에는 철분과 비타민D가 모유나 분유에 비해 적으며, 12개월 전의 영아는 장점막의 기능이 미숙해서 생우유에 함유된 이종단백을 흡수해 우유 알레르기를 일으키기 쉽습니다. 또 잠혈 반응에 의한 철결핍 빈혈을 일으킬 가능성도 높습니다. 그래서 12개월까지는 모유나 분유를 먹이고, 돌이 지나서 생우유를 컵으로 먹이는 것이 좋습니다. 돌 이후에는 적절한 단백질과 칼슘, 비타민D의 섭취를 위해서 하루 300~400cc 정도의 생우유를 먹이는 것이 좋습니다. 그 이상 먹일 경우 변비나 빈혈이 생기고 정상적인 다른 식사를 방해할 수 있습니다.

선식

자연 식품을 선호하는 엄마들은 간혹 '선식' 같은 것을 이유식으로 대체하기도 합니다. 하지만 대부분의 선식이 단순 가공식품인 경우가 많아서 탄수화물과 식이 섬유가 많고, 아이의 성장에 필수적인 지방과 단백질은 적으며, 일정한 규격이나 검사 없이 만들어지기 때문에 이유식으로는 부적절합니다. 더 큰 문제는 여러 가지 음식 재료가 같이 들어 있어서 다양한 맛에 길들여지지 않은 아이의 이유식 진행을 어렵게 만든다는 것입니다. 또한 우유병을 장기간 사용하게 만들며, 고탄수화물 식으로 인한 설사가 올 수도 있습니다.

시판 이유식

시판되는 이유식은 여러 가지 곡식과 과일, 채소, 견과류 등이 혼합되어 있어서 어린아이에게 좋은 이유식이라고 하기 어렵습니다. 아직 소화 기관과 면역 기능이 발달하지 않은 아이에게 이처럼 여러 가지 재료가 혼합된 이유식을 먹일 경우 설사를 일으킬 수 있고, 알레르기의 원인이 될 수 있습니다. 알레르기가 나타날 때 원인 음식물을 찾기 어려워 곤란해지기도 합니다. 하지만 어쩔 수 없이 먹일 경우에는 처음에는 단일 식품으로 된 이유식을 사용하고, 여러 음식에 대해서 별 이상 반응이 없다면 이후에 시판 이유식을 시도해봐도 좋습니다.

멸치와 사골국물

예전에는 칼슘을 보충할 목적으로 아이에게 멸치를 갈아서 먹이거나 사골국물을 먹이기도 했습니다. 하지만 오늘날에는 분유와 모유에도 충분한 칼슘이 포함되어 있으므로 굳이 보충할 필요까지는 없습니다. 게다가 멸치의 짠맛은 아이에게 부적절하며, 사골국물에는 지방이 지나치게 많이 들어 있어서 아이가 소화시키기에는 부담이 큽니다.

tip

돌이 되기 전까지 피해야 할 음식

- 달걀흰자, 생우유, 감귤류의 과일이나 주스, 꿀
- 달걀흰자와 생우유를 너무 이른 시기에 먹이면 알레르기가 생길 가능성이 많고, 감귤류는 산도가 강해서 기저귀 발진을 유발할 수 있습니다.
- 꿀은 어른에게는 별 문제가 없지만, 돌 이전의 아이는 영아 보툴리즘을 일으킬 수 있으니 피해야 합니다.
- 질식을 일으켜 아이를 위험에 빠뜨릴 수 있는 땅콩이나 포도, 팝콘, 날홍당무, 사탕 등도 피해야 합니다.

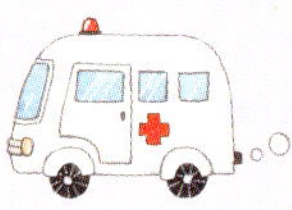

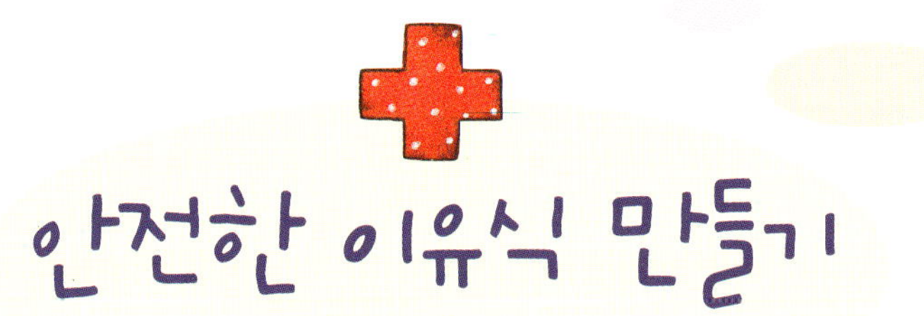

안전한 이유식 만들기

>>> 이유식 만들 때 이것만은 지켜주세요

- 모든 조리 기구는 세정제와 따뜻한 물로 씻은 뒤, 세제가 남아 있지 않게 철저하게 헹군 다음 공기 중에 잘 말립니다.

- 도마는 동물성 음식(고기, 닭고기, 생선 등)용과 비동물성 음식(채소, 과일, 빵 등)용으로 각기 다르게 준비합니다. 환경호르몬이 나오지 않는 플라스틱이나 유리로 된 것이 위생적으로 좋습니다.

- 모든 재료는 신선한 것을 사용하며 먹기 직전에 요리하고, 남은 재료는 아이의 이유식에 다시 사용하지 않습니다.

- 시금치, 비트, 순무, 당근 등은 질산염 함량이 높아서 6개월 이전의 아이에게 좋지 않습니다.

- 고기가 익었는지 확인하기 위해서 찔러본 조리 기구를 채소 등 다른 식재료를 다지는데 다시 사용하면 감염의 우려가 있습니다.

- 과일과 채소의 모든 껍질과 씨, 질긴 부분은 가능한 한 다 제거하고, 적은 양

의 물과 함께 찌는 것이 영양분 손실을
최소화합니다.

- 고기나 생선을 요리하기 전에 껍질,
  기름, 뼈 등은 모두 제거합니다.

- 달걀은 완전히 익혀 요리합니다. 덜
  익은 달걀에는 세균이 포함되어 있을
  수 있습니다.

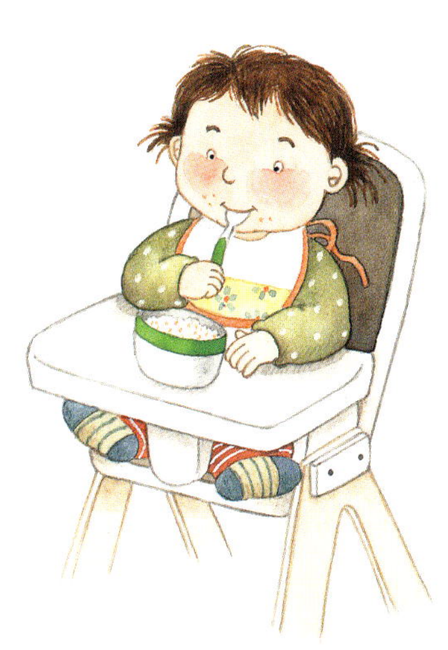

- 껍질이 있는 재료는 껍질을 벗기는 것
  만으로도 농약 성분 섭취를 예방할 수 있
  습니다. 전문가들에 따르면 잔류 농약의 99%는 껍질에 있으며, EPA(미국환
  경협회)에 따르면 농약이 껍질을 뚫고 내부에까지 침투하는 일은 드물다고
  합니다.

- 유기농 과일이라도 유기농 비료에 의해 껍질이 오염되었을 수 있습니다. 바나
  나는 껍질을 먹지 않더라도 껍질에 묻은 오염물질을 만지면서 손을 통해 감염
  될 수 있습니다. 따라서 유기농 과일이나 바나나도 씻어서 먹이는 것이 좋습
  니다.

Check Point

- 대부분의 감기약은 수유에 큰 문제가 없으나, 가능하면 수유 직후에 반 감기가 짧은 약을 먹도록 하고, 생후 2주 전의 아이에게 수유하는 경우에는 꼭 필요한 약이 아니라면 피하도록 합니다.
- 커피는 하루 세 잔 미만으로 마시고, 알코올을 한 잔이라도 마셨다면 두세 시간 수유를 피해야 하며, 수유 시에는 금연합니다.
- 엄마가 조심해서 먹어야 할 음식들로는 알레르기 유발 음식과 트랜스 지방, 수은 함유 생선 등이 있습니다.
- 수유 후 3~4일이 지났는데도 계속 유두가 아프다면 우선은 아이가 제대로 젖을 물고 있는지, 수유 시 자세가 안정적인지를 확인합니다.
- 출산 후 무리한 체중 감량은 젖 분비량 감소를 초래하고, 아이의 성장 발달에 해로운 영향을 미칠 수 있으므로 주의를 기울입니다.
- 모유를 통해 파마약이나 염색약이 전해질 확률은 극히 적지만, 파마나 염색 직후 바로 수유를 한다면 아이가 좋지 못한 냄새를 직접 맡을 수 있으므로 주의합니다.
- 가벼운 감기 증상으로 감기약만 복용한 상태라면 수유를 지속하는 것이 오히려 아이에게 더 좋을 수 있습니다.
- 적당한 운동은 엄마와 아이의 건강에 모두 도움이 됩니다.

CASE 6 모유 수유하는 엄마의 문제

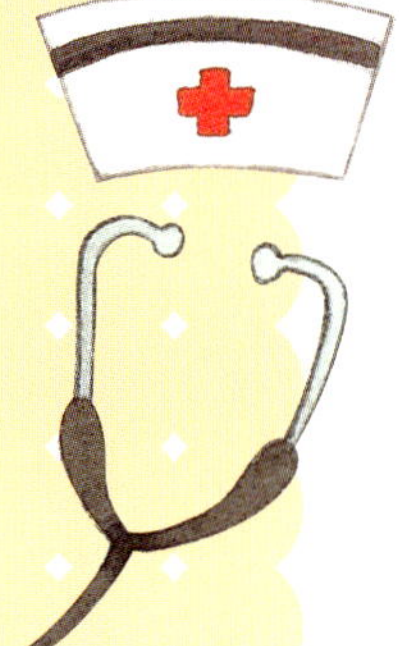

모유가 분유보다 우수한 것은 당연하지만, 한 가지 제약이 있습니다. 그것은 엄마가 먹은 음식이 그대로 모유로 나올 수 있다는 사실입니다. 이 때문에 엄마가 먹는 일반 식사나 기호 식품 등을 과도하게 제한하기도 하는데, 모유로 나오는 양이 적기 때문에 문제를 일으키는 경우는 많지 않습니다. 과학적인 데이터에 근거한 정보를 알고 있다면 모유 수유를 하는 데 훨씬 도움이 될 것입니다. 이외에도 모유 수유 중 나타날 수 있는 엄마의 여러 가지 문제에 대해서도 알아보도록 하겠습니다.

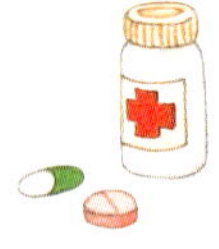

엄마의 약물 복용

엄마가 먹는 약 성분은 대부분 모유에 섞여 나오지만, 아주 소량이기 때문에 아이에게 영향을 주는 경우는 많지 않습니다. 그러나 아이의 개월 수에 따라 그리고 미숙아일 경우에는 어느정도는 고려해야 합니다. 정상으로 태어난 아이의 경우 생후 2주는 되어야 간 기능이 발달해서 약을 제대로 배설할 수 있기 때문에 엄마는 그 이전에는 꼭 필요한 약이 아니라면 먹지 않는 것이 좋습니다. 또한 임신 때와 마찬가지로 수유에 어떤 영향을 미치는지 정확하게 알려지지 않은 대체 약물이나 생약은 먹지 않도록 하고, 기분 전환을 위해 먹는 허브차나 과자 등도 주의해야 합니다.

엄마가 먹어도 크게 문제없는 약과 복용법

타이레놀, 부루펜, 항생제, 항히스타민제처럼 아이가 아플 때 먹는 약이라면 엄마에게도 안전하다고 볼 수 있습니다. 그렇더라도 가능하면 전문의에게 약을 처방받아야 합니다.

코가 막힐 때 먹는 코점막충혈제(슈다페드)는 수유량을 줄일 수 있고, 위장약(시메티딘과 같은 위염 약)은 수유량을 비정상적으로 늘릴 수 있기 때문에 전문의의 처방이 꼭 필요합니다.

엄마가 수유 직후에 약을 먹으면 다음번 수유 시 모유 내의 약물 함량을 줄일 수 있고, 반감기가 긴 약물(하루에 1~2회만 먹는 약)보다는 반감기가 짧은 약(하루 3~4회 복용하는 약)이 안전합니다. 먹는 약보다 흡입을 하거나 바르는 약으로 대체하는 것이 좋습니다.

엄마의 감기 바이러스가 모유를 통해 아이에게 항체로 만들어져요

엄마가 수유를 하기 어려울 정도로 컨디션이 좋지 않거나, 전염력이 강한 감기 등의 질환을 앓고 있다면 아이에게 전염될 가능성도 배제할 수 없기 때문에 수유를 피하는 것이 안전합니다. 그러나 가벼운 감기 증상이라면 수유를 지속하는 것이 오히려 아이에게 더 좋을 수 있습니다.

엄마에게 증상이 나타난 상태라면 이미 아이도 감염되었다고 볼 수 있는데, 이럴 경우 엄마의 몸에서 만들어지고 있는 해당 감염 바이러스나 세균에 대한 항체를 모유를 통해서 전해주는 것이 더 도움이 됩니다. 또한 일반 감기약 성분이 아이에게 문제를 일으키는 경우는 극히 드물기 때문에 엄마도 의사의 처방에 따라 약을 복용하면서 아이에게 수유를 계속 하는 것이 더 이상적입니다. 엄마가 감기 증상이 있다고 수유를 하지 않는 것은 아이에게 병은 주고 약은 주지 않는 것과 같습니다.

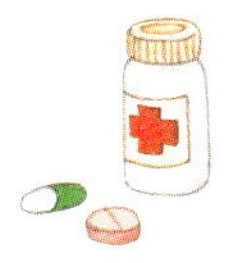

모유 수유 중 엄마가 피해야 할 음식

엄마가 조심해서 먹어야 할 음식들로는 알레르기 유발 음식과 트랜스 지방, 수은 함유 생선 등이 있습니다. 특히 가족 중에 심한 알레르기 환자가 있거나, 아이가 아토피 피부염으로 고생하고 있다면 엄마는 유제품, 생선, 달걀, 땅콩, 견과류 등을 피해야 합니다. 알레르기를 일으키는 음식이 아니더라도 처음 먹은 음식에 아이가 영아 산통, 복통, 두드러기, 구토, 심한 설사 등의 증상을 보인다면 원인이 되는 음식을 1~2주 정도 피해야 합니다.

피자나 햄버거와 같은 즉석 음식이나 튀김 음식에 포함된 트랜스 지방도 아이에게 영향을 줄 수 있습니다. 모유의 지방 성분은 엄마의 음식 섭취에 영향을 많이 받으므로 즉석 음식이나 튀긴 음식은 제한하는 것이 좋습니다.

수심이 깊은 곳에서 사는 상어, 황새치, 참치 등에는 수은 성분이 다량 함유되어 있어서 임산부, 영유아, 엄마는 먹지 않는 것이 좋습니다. 임산부의 경우 태아의 신경계 발달에 영향을 줄 수 있기 때문에 피해야 하지만, 수유 중인 엄마나 영유아의 경우 그 영향이 아직 논란의 대상이기 때문에 한 달에 1회 미만으로 제한하여 섭취합니다.

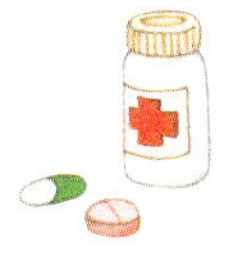

젖(유방, 유두)의 문제들

유두 통증

처음 수유를 시작하면 유두에 약간의 통증이 있을 수 있지만, 대개 2~3일이 지나면 사라집니다. 그러나 수유 후 3~4일이 지났는데도 계속 유두가 아프다면 우선은 아이가 제대로 젖을 물고 있는지, 엄마가 젖을 물리는 자세가 안정적인

지 확인해야 합니다. 대개는 자세 교정만으로도 통증이 사라지는 경우가 많지만 기존 수유 간격과 비교했을 때 젖을 늦게 먹이기 시작한 경우, 젖이 심하게 불어 있을 때, 처음에 젖병에 넣어 먹였을 때도 유두 통증이 있을 수 있습니다.

유두 통증이 있을 때는 라놀린(lanolin)연고를 바르거나, 수유 패드나 유방 덮개를 이용하는 것이 좋으며, 수유 시에는 처음에 안 아픈 쪽을 먼저 물리다가 젖이 잘 돌기 시작하면 아픈 쪽을 물리는 것도 도움이 됩니다.

유방 울혈과 치료

출산 후 3~5일쯤 유방이 단단해지면서 아픈 것을 '유방 울혈'이라고 합니다. 유방에서 젖이 충분히 비워지지 않아 생기는 증상으로, 하루에 최소한 8~12회 정도 자주 수유를 하면 예방할 수 있습니다. 유방 울혈이 생겼다면, 수유 전에 온찜질로 젖을 잘 돌게 하고, 수유 후에는 냉찜질로 부기를 가라앉히는 것이 도움이 됩니다. 냉장고에 넣어둔 양배추 잎을 유방에 덮어두거나 따뜻한 병을 이용해서 젖을 짜는 것도 도움이 됩니다.

유방 울혈 치료를 위해서는 통증이 있어도 지속적으로 수유를 해야 합니다. 따뜻하게 습포를 하거나 따뜻한 물로 샤워를 하면 유즙의 흐름이 원활해집니다. 울혈이 아주 심할 때는 젖을 짜낼 때 냉찜질을 하고, 수유를 하지 않는 중간에는 얼음 팩을 사용하면 불편함이 해소되고 울혈을 줄일 수 있습니다. 유방 정체로 통증이 있는 부위에 아이의 얼굴을 대고 수유를 하면 유선관의 팽대부를 혀가 누르게 되므로 정체된 젖의 배출이 수월해집니다. 통증이 심하면 아세트아미노펜을 사용하세요. 유방 울혈과 통증이 심하면 며칠 동안 체온 상승 등 유선염의 초기 징후가 있는지 관찰합니다.

유두 동통 대처법

- 엄마의 자세와 아이가 젖을 무는 자세가 적절한지 확인합니다.
- 아이가 입을 충분히 벌려서 유륜까지 잘 무는지 확인합니다.
- 아이에게 짧게 자주 수유를 하여, 수유 시 덜 강하게 빨도록 합니다.
- 가능하면 덜 아픈 쪽부터 수유합니다.
- 수유 전, 온찜질이 도움이 됩니다.
- 모유를 약간 짜서 유두에 발라주는 것이 도움이 됩니다. 모유에는 항감염인자가 들어 있습니다.
- 습한 상처에는 라놀린이나 하이드로젤 드레싱 등을 하는 것이 도움이 됩니다.
- 헤어 드라이어나 램프로 상처 부위를 말리면 피부를 더 건조하게 해서 상처를 갈라지게 할 수 있으므로 피합니다.

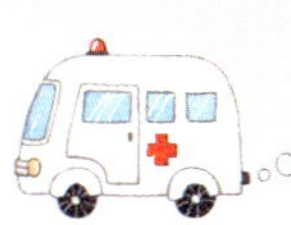

유선염

유방의 통증과 함께 발열과 오한 등의 감기 증상이 있다면 유선염을 의심할 수 있습니다. 이와 함께 유방에 홍반이 나타나며 만지면 열이 있고 압통이 따르기도 합니다.

유선염은 잘못된 수유 방법에 의해 유두에 상처가 나거나, 꽉 낀 브래지어나 옷이 모유의 흐름을 막아서 유선이 막히거나, 수유 시 유방을 완전히 비우지 않아서 2차 세균감염(포도상 구균, 대장균)이 일어나 발생합니다. 유선염의 치료는 항생제를 복용하는 것인데, 재발을

✚ 유선염 치료

- 젖을 자주 물리고 완전히 비웁니다.
- 충분한 기간(10~14일) 항생제를 복용합니다.
- 수유 시작 전에는 따뜻한 찜질을 합니다.

잘하고 항생제 치료에 잘 반응하지 않는다면 종양 결절에 의한 유선관 폐쇄를 고려해야 합니다. 유선염을 치료하지 않으면 유방 농양으로 발전할 수 있는데, 이 경우에는 유방을 절개하여 배농해야 합니다.

칸디다 감염과 치료

분민 한 달 후에도 유방 전체에 화끈거리는 통증이 있고, 만성적이라면 유두 주변의 칸디다 감염증을 의심해야 합니다. 칸디다 감염증은 아이에게 아구창이나 진균성 기저귀 발진을 유도할 수 있으므로 아이도 함께 치료를 받아야 하는 질환입니다. 칸디다 감염으로 확인되면 공기에 노출하여 완전히 건조시켜야 하고, 재감염을 방지하기 위해서는 위생 관리를 철저하게 하고, 습기를 줄이도록

tip

칸디다 감염 예방법

· 엄마와 아이는 특히 손을 자주 씻어야 합니다.
· 수유 전후 유두를 깨끗하게 말린 후 위생적으로 관리합니다.
· 아이 입으로 들어가는 용품과 유축기 등 모유와 접촉되는 부품은 매일 20분 이상 삶고, 일주일마다 새것으로 바꿉니다.
· 장난감은 뜨거운 물에서 전용 세제로 닦습니다.
· 수유 패드는 1회용으로 사용하고 수유 후 버립니다.
· 브래지어는 매일 깨끗한 것으로 교체합니다.
· 곰팡이와 접촉된 수건이나 옷은 삶습니다.
· 세탁물은 햇볕에 말립니다.
· 감염이 있을 때 짜두었던 모유는 모두 버립니다.

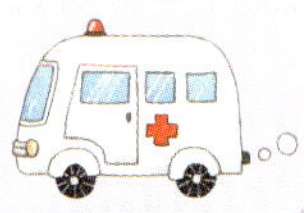

합니다.

칸디나 감염증 치료 시 아이에게 항진균제를 복용시키거나 발라줍니다. 엄마는 대부분 국소 치료로 가능하며, 수유 후에 약제를 도포하고 다음 수유 시 유방을 닦아내지 않도록 합니다.

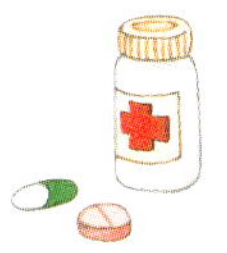

모유 수유를 하는 엄마가 가장 궁금해하는 것들

Q 파마나 염색을 해도 괜찮을까요?

A 엄마가 두발 제품을 사용하면 약간의 화학물질이 두피를 통해서 흡수될 수 있으나, 혈액을 통해서 모유로까지 전해질 가능성은 거의 없습니다. 그러나 엄마의 두피가 손상이 심하다면 더 잘 흡수될 수도 있으니, 두피 상태가 건강할 때 파마나 염색을 하는 것이 안전합니다.

파마나 염색 직후에 바로 수유를 하면 좋지 않은 냄새를 아이가 직접 흡입할 가능성이 있으므로 미리 짜 둔 모유를 먹이거나, 냄새가 충분히 제거된 뒤에 수유할 것을 권합니다.

Q 엄마가 운동을 하면 안 되나요?

A 수유를 하는 엄마가 격렬한 운동을 하면 몸에 쌓인 젖산이 모유 맛을 변하게 하기 때문에 예민한 아이는 수유를 거부하기도 합니다. 또한 운동의 강도가 심하면 너무 피곤해서 수유하는 것이 힘들어질 수도 있습니다. 그리고 최근 연구결과에 따르면 격렬한 운동을 할 경우 모유에서 중요한 항체인 면역글로블린A의 함량이 일시적으로 떨어진다고 합니다.

그러나 적당한 운동은 엄마와 아이의 건강에 모두 도움이 됩니다. 적절한 운동은 엄마의 심혈관 기능을 향상시키고, 당뇨병, 골다공증 등을 예방하며 심리적으로도 도움이 됩니다. 또한 엄마의 면역력이 좋아져서 모유를 통해 양질의 면역 성분이 아이에게 전해지게 되지요.

A 아이가 젖을 빨면 엄마의 두뇌를 자극해 '옥시토신'이라는 호르몬이 만들어집니다. 옥시토신은 유방 주변의 근육을 수축시켜서 젖을 유두 끝으로 보내고 출산이 가까워지면 자궁을 수축시키는 작용을 합니다. 하지만 임신 24주까지는 자궁이 이 호르몬에 의해서 거의 반응을 하지 않기 때문에 모유 수유를 하더라도 조산의 위험은 없습니다.

하지만 임신 후반기로 넘어가면 수유를 중단하는 것이 안전합니다. 또한 산모가 복통이 있거나 자궁출혈, 미숙아를 낳은 적이 있다면 전문의와 상의 후에 처음부터 수유를 중단할 수도 있습니다. 대개는 억지로 모유 수유를 중단하지 않더라도 임신을 하면 호르몬 분비에 변화가 생기기 때문에 모유량이 감소하고, 모유 맛이 변해서 아이가 저절로 젖을 먹지 않게 됩니다.

A 커피에 포함된 카페인은 아이를 자극하여 보채게 할 수 있고, 갈증을 일으켜 수유를 자주 하게 만들며, 수면의 문제를 일으킬 수도 있습니다. 아이들은 카페인 배설이 원활하지 않아 장기간 몸에 쌓일 우려도 있는데, 연구에 따르면 카페인의 체내 반감기는 생후 5개월 이후 아이의 경우 3~7시간, 3~5개월의 아이는 약 14시간, 3개월 이전의 아이는 3~6일 걸립니다. 따라서 커피는 하루 한두 잔이내로 마시거나 카페인이 제거된 커피를 마시는 것이 좋습니다. 특히 아이가 생후 5~6개월 이전이면 더더욱 조심해야 합니다.

A 알코올은 모유를 통해 아이에게 전해지기 때문에 모유 수유 중이라면 당연히 피해야 합니다. 엄마가 술을 마시면 아이의 체중이 늘지 않거나 취면 상태에 빠질 수도 있고 하루 종일 잠만 자기도 합니다. 또 엄마도 모유 사출 반사가 일어나지 않아 모유가 잘 나오지 않을 수 있습니다. 어쩔 수 없이 마셔야 한다면 한 잔 정도의 알코올(맥주 360㎖, 와인 120㎖, 소주 30㎖)을 수유 직후에 마시고 두세 시간 수유를 중단해야 합니다.

Q 담배는 아이에게 어떤 영향을 미치나요?

A 담배 연기는 아이의 호흡기를 자극하기 때문에 간접 흡연도 위험할 수 있습니다. 엄마가 하루 한 갑 이상 담배를 피우면 모유 생성량이 줄고, 아이는 구토, 설사, 빈맥, 보챔 등의 증상을 유발할 수 있습니다. 그러나 엄마가 담배를 끊을 수 없다면 수유 직전이나 아이와 함께 생활하는 공간에서는 피우지 않아야 합니다. 엄마가 담배를 줄이거나 끊기 위해 니코틴 패치나 껌을 사용하면서 흡연을 하면 니코틴 패치나 껌에 포함된 니코틴까지 모유를 통해 전해져서 아이가 심각하고 위험한 수준의 니코틴에 노출될 수 있습니다.

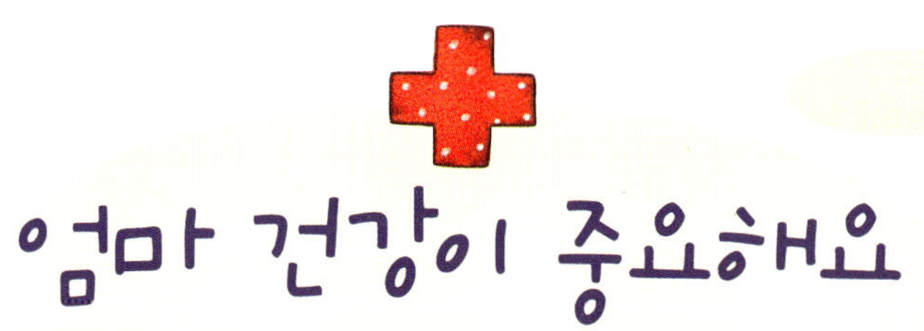

엄마 건강이 중요해요

>>> 수유모의 영양 관리 원칙

1 출산 후에 체중을 무리하게 감량하면 유즙 분비량이 감소하고, 아이의 성장 발달에 해로운 영향을 미칠 수 있으므로 조심해야 합니다. 엄마의 체중은 일주일에 0.5~1kg을 감량하는 것이 적당한데, 출산 6주 이후에 일주일에 1kg 이상 감량할 경우 더 많은 칼로리를 섭취합니다. 임신 전의 체중으로 돌아가는 데 걸리는 시간은 10개월에서 일 년 정도가 이상적입니다. 만약 6주 이전에 체중 감량을 위해 다이어트를 한다면 모유 생산량이 줄 뿐만 아니라 지방 속의 독소 등이 모유로 흘러갈 가능성이 큽니다.

2 엄마의 식사는 너무 철저하게 영양권장량에 맞추기보다 편안한 가운데 정상적인 식사를 하도록 하고, 건강상의 문제를 일으키는 부분에 대해서는 식사를 조절 합니다.

3 엄마의 저절한 비타민과 영양분 섭취는 아이를 돌보는 데 필요한 에너지를 제공합니다. 엄마의 체중과 활동량에 따라 추가 에너지 섭취를 고려해야 합니다.

4 유제품은 엄마에게 필요한 단백질은 물론 칼슘과 비타민 등이 풍부해서 가장
  훌륭한 영양소 공급원이며, 달걀과 대두제품 등도 좋은 영양소 공급원입니다.
  우유는 하루 두 컵, 달걀은 자주 섭취하도록 하며, 육류나 생선류, 콩도 단백질
  은 물론 철분의 공급에도 유리하므로 많이 먹는 것이 좋습니다. 단, 아이의 알
  레르기 상태를 고려해야 합니다.

5 수용성 비타민은 엄마가 섭취하는 음식에 영향을 많이 받기 때문에 과일과 채
  소류, 특히 녹색 채소는 매일 충분히 섭취하도록 합니다.

6 지나치게 맵거나 자극적인 음식, 강한 향이 있는 채소류는 모유의 맛에 영향을
  미칠 수 있으므로 가능한 한 피하도록 하세요.

7 엄마가 심한 영양결핍이 아니라면 모유는 신생아에게 필요한 영양을 골고루
  갖추도록 생산됩니다. 그러나 모유의 분비는 수유모의 심리적인 상태에 따라
  크게 변화하기 때문에 모유 수유에는
  심리적인 안정이 절대적으로
  필요합니다.

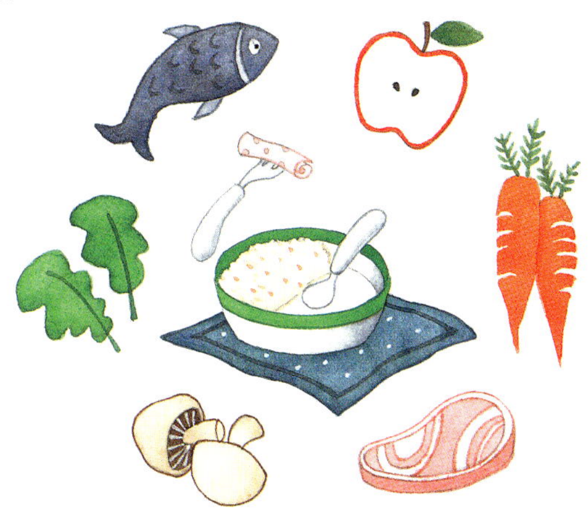

Check Point

- 혈액 검사를 통해 빈혈로 진단되었다면 이미 몸에 저장된 철분은 거의 소진된 상태이므로, 적극적인 철분제 복용이 필요합니다.

- 철분제를 복용하면 2~3주면 빈혈 증상이 호전되고, 한 달이 지나면 혈색소 수치도 상승하지만, 몸에 저장될 철분까지 보충하기 위해서는 3개월간 복용이 필요합니다.

- 철분제는 하루 2~3회 나누어 먹되 공복에 먹는 것이 좋습니다. 하지만 위장관 부작용을 예방하기 위해서 식사 후 먹기도 합니다. 비타민C와 함께 복용하면 흡수율을 높일 수 있습니다.

- 철분이 풍부한 음식으로 육류, 가금류, 어패류, 달걀, 마른 과일, 감자, 전곡, 견과류, 콩, 땅콩버터, 들깨, 쑥, 미나리, 호박나물, 근대, 무청, 다시마, 당밀, 그리고 시금치나 브로콜리와 같은 녹색잎 채소 등이 있습니다.

- 헴철은 주로 육류, 가금류, 어패류에 있는 철분으로 15~35% 정도 몸에 흡수됩니다. 비헴철은 식물에서 얻을 수 있는 철분으로 2~20% 흡수됩니다. 대개 헴철이 비헴철에 비해 흡수율이 2~3배 높습니다.

우리 아이 빈혈이면 어쩌죠?

이유식을 제대로 진행하지 못할 때 나타나는 대표적인 건강 문제가 바로 '철결핍성 빈혈'입니다. 철분 부족은 두뇌 발달, 신체 발달에 영향을 줄 수 있기 때문에 특히 주의를 기울여야 합니다. 그래서 이유식은 고기를 먹이는 데 초점을 맞추고, 9개월경에는 빈혈 검사를 해야 합니다. 아이 건강에 중요한 비중을 차지하고 있는 빈혈에 관해서 알아보도록 하겠습니다.

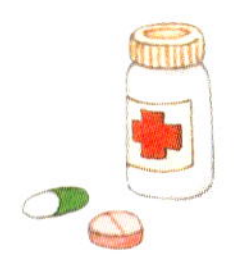

빈혈은 정기 검사를 통해 알 수 있어요

빈혈은 대부분 검사를 통해서 우연히 발견됩니다. 특히 9개월에서 24개월의 아이는 철결핍성 빈혈이 흔하므로 정기 검사를 통해서 발견할 수 있습니다.

아이에게 다음과 같은 증상이 있다면 검사를 통해서 빈혈 유무를 확인해야 합니다.

- 피곤해 보이고 운동 능력도 떨어졌다.
- 최근 들어 식욕이 떨어지고 키와 몸무게도 늘지 않는다.
- 피부와 점막이 지나치게 창백해 보인다.
- 밤에 잠을 잘 자지 않고 심하게 보챈다.
- 음식이 아닌 것을 먹으려고 한다.
- 입 주변 피부가 거칠거칠해지고, 혀에 염증이 잘 생긴다.
- 감염이 잘 된다.

아이에게 꼭 필요한 빈혈 검사

임신 중에 엄마에게 전해 받은 철분은 만삭아의 경우 생후 4~6개월, 미숙아의 경우 생후 2~3개월이 되면 소멸됩니다. 이후부터 철분이 풍부한 이유식을 통해서 보충하지 않으면 철결핍성 빈혈이 나타나는데, 대개 9~24개월에 나타나므로 생후 9~12개월에 빈혈 검사를 하게 됩니다. 영유아가 철결핍성 빈혈이 있으면 아이의 운동 능력과 학습 능력에도 영향을 줄 수 있기 때문에 많은 전문가는 정상 출생한 아이들도 생후 9~12개월에는 혈색소와 헤마토크리트 검사로 빈혈의 유무를 확인해야 한다고 주장합니다. 특히 미숙아, 저체중아, 6개월 이후에 철분이 강화된 이유식을 시작하지 못한 아이는 반드시 검사를 하는 것이 좋습니다.

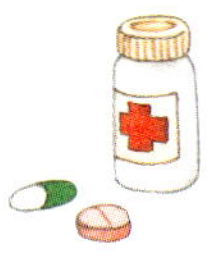

빈혈약 복용

혈액 검사를 통해 빈혈로 진단되었다면 몸에 저장돼 있던 철분은 거의 소진된 상태이므로 적극적인 철분제 복용을 통해 보충해주어야 합니다.

철결핍성 빈혈의 경우, 철분제를 복용하면 2~3주면 빈혈로 인한 증상이 호전되고 한 달이 지나면 혈색소 수치도 상승하지만 몸에 철분을 보충해두기 위해서는 3개월간은 복용해야 하며, 철분제 복용을 중단한 뒤 6개월 뒤에는 다시 빈혈이 생겼는지 확인하는 검사가 필요합니다.

철분제는 공복에 먹어야 가장 흡수가 잘되지만, 속이 쓰릴 수 있기 때문에 가능하면 음식과 같이 먹는 것이 좋습니다. 또한 철분제를 하루에 먹을 양을 2~3번으로 나누어서 식사와 식사 사이에 먹이는 것이 좋습니다. 이때 철분제의 흡수를 촉진하는 비타민C와 함께 먹는 것은 도움이 되지만 철분의 흡수를 방해하는 칼슘이 든 우유와 함께 먹는 것은 피해야 합니다.

철분제는 장기적으로 복용하는 약이기 때문에 아이가 약에 잘 적응하는 것이 무엇보다도 중요합니다. 위장 장애가 심할 때는 의사와 상의해 다른 종류의 철분제로 교체하는 것이 좋습니다.

철분제는 부작용이 있을 수 있어요

철분제 복용으로 인한 변비를 예방하기 위해서는 섬유질을 함유한 음식을 먹이는 것이 도움이 되지만, 일부 섬유질 성분은 철분 흡수를 방해하기 때문에 너무 많이 먹기보다는 변비약을 함께 복용하는 것이 좋습니다.

액상으로 된 철분제를 먹는 아이는 치아가 회색이나 검은빛으로 착색이 되기도 합니다. 또 철분제를 복용하면 대변의 색이 짙은 검은색을 띠기도 하는데 단지 변의 색만 변한 것이니 걱정하지 않아도 됩니다.

빈혈 검사 없이 무조건 철분제를 먹이지 마세요

일부 엄마들은 철분제가 영양제라고 잘못 생각하여 임의로 약국에서 철분제를 구입해서 아이에게 먹이기도 합니다. 그러나 철분제는 과량 복용 시에는 심각한 부작용을 일으킬 수 있기 때문에 의사의 처방을 받아 복용해야 하고, 보관할 때는 아이들의 손이 미치지 않는 곳에 두어야 합니다.

철분이 우리 몸에 필요 이상으로 많이 축적되면 암세포 성장을 돕는다는 연구 결과도 있으므로 불필요한 철분약 복용은 피해야 합니다.

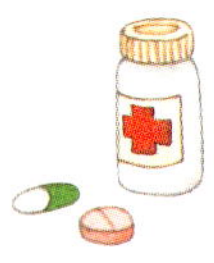

음식을 통한 철분 공급

아이가 처음 태어났을 때는 약 0.5g의 철분이 몸에 존재하고, 성인이 되면 약 5.0g의 철분이 존재하게 됩니다. 또한 아이가 출생 후 약 15년 동안 신체에서 소실되는 양과 성장에 필요한 양을 모두 충족하려면 하루에 약 0.8mg의 철분을 흡수해야 합니다. 그런데 우리 몸이 식품을 통해서 흡수할 수 있는 철분의 양은 10% 내외이기 때문에 효과적으로 섭취할 수 있는 방법을 알아야 합니다.

철분이 풍부한 음식을 효과적으로 먹는 방법

음식에 있는 철분의 종류가 헴철(heme iron)인지 비헴철(non-heme iron)인지에 따라서 흡수율이 다릅니다. 주로 육류, 가금류, 어패류에 들어 있는 헴철은 15~35%가 우리 몸에 흡수되지만, 식물에서 얻을 수 있는 비헴철은 2~20% 정도만 흡수됩니다. 헴철이 비헴철에 비해서 2~3배 흡수율이 높지만 실제로 우리가 음식을 통해서 섭취하는 대부분의 철분은 비헴철입니다.

헴철은 함께 먹는 다른 음식에 의해 흡수율이 영향을 받지 않지만, 비헴철은 먹는 음식에 의해 흡수율의 영향을 받습니다. 즉, 식물이나 과일에 포함된 철분인 비헴철은 육류, 가금류, 어패류의 단백질과 비타민C와 함께 먹으면 흡수율이 증가하지만, 차에 포함되어 있는 타닌산, 콩류나 통밀에 많은 피틴산, 우유에 많은 칼슘, 콜라 등에 많은 인산, 커피에 있는 카페인 등에 의해서는 흡수를 방해받습니다.

모유, 분유, 생우유에 포함된 철분

모유에는 1ℓ당 0.4mg 정도의 적은 양의 철분이 함유되어 있으나 흡수율이 50%에 이르기 때문에 4~6개월까지는 모유만으로도 충분한 양의 철분을 섭취할 수 있습니다. 대부분의 아이에게 먹이고 있는 철분 강화 조제분유도 흡수율은 4%에 불과하지만, 1ℓ당 10~12㎎의 철분이 들어 있어서 모유 수유아에 비해서 철분 결핍이 발생할 위험이 적습니다.

생우유는 1ℓ당 0.5㎎의 철분이 들어 있고, 흡수율도 10%에 불과해서 돌 이전의 아이에게는 필요한 철분을 보충할 수 없습니다. 생우유에 다량 포함된 칼슘은 비헴철의 흡수를 방해하고, 드물게는 돌 이전의 아이에게 우유 단백에 의한 위장관 출혈을 일으키기도 합니다. 또 생우유를 먹음으로써 철분이 풍부한 다른 음식을 먹을 기회가 줄어들 수도 있습니다.

따라서 돌 이전의 아이에게는 생우유나 산양유나 두유를 먹이지 말아야 합니다. 그 이유는 모유는 철분 강화 조제 분유를 대신할 수 없기 때문입니다. 또한 돌 이후의 아이에게 생우유가 단백질과 칼슘의 훌륭한 공급원이기는 하지만, 하루 300~400㎖ 정도면 충분하고 이 이상 먹는 것은 효과적인 철분 흡수의 측면에서도 바람직하지 않습니다.

▶ 하루 철분 권장량

나이	철분 권장량 (㎎)
0~5개월	0.3
6~7개월	6
1~2세	6
3~5세	7
6~8세, 남자 / 6~8세, 여자	8 / 8
9~11세, 남자 / 9~11세, 여자	11 / 10
12~14세, 남자 / 12~14세, 여자	14 / 13
15~18세, 남자 / 15~18세, 여자	15 / 17

Check Point

- 돌 이후의 아이에게 생우유는 훌륭한 칼슘 공급원이나 두 돌 이후로는 저지방 우유를 주는 것이 좋습니다.

- 2세 이전의 아이에게는 두유보다 우유를 적극적으로 권하고, 돌 이전의 아이에게 모유나 분유 대신 아이용 두유를 먹이는 것은 피해야 합니다.

- 유당, 포도당, 비타민C 등이 함유된 음식을 섭취하면 칼슘의 흡수를 돕지만 인산, 수산, 피틴산, 식이섬유, 지방 등은 칼슘의 흡수를 방해합니다.

- 취학 전 아이는 500~800㎎, 초등학교 아이는 800㎎, 사춘기가 시작된 청소년은 1200~1500㎎의 칼슘을 하루에 섭취해야만 충분한 성장을 할 수 있습니다.

- 유산균은 급성 설사, 항생제 사용으로 인한 설사에 효과가 있으며 아이에게는 알레르기 예방과 면역력 강화에도 효과가 있는 것으로 밝혀졌습니다.

- 돌 이전의 아이에게 꿀을 먹이면, 꿀에 포함된 독소가 영아 보툴리즘을 일으킬 수 있으므로 피합니다.

우리 아이 먹을거리

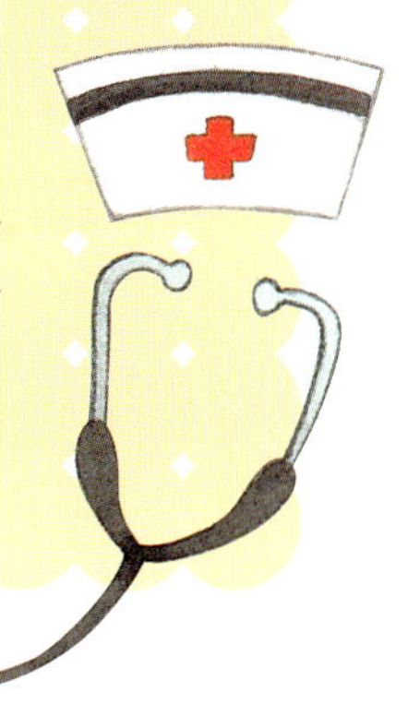

아이에게 영양가 있는 음식을 먹이고 싶은 것은 모든 엄마의 공통된 마음입니다. 하지만 이런 마음이 지나쳐 아이의 발달 상태나 건강 상태를 고려하지 않은 채 영양가 높은 음식을 강요한다면 아이만 괴로울 수 있습니다. 많은 엄마가 좋다고 생각하는 음식을 과연 우리 아이에게 먹여도 되는지 과학적인 근거를 통해 알아보도록 하겠습니다.

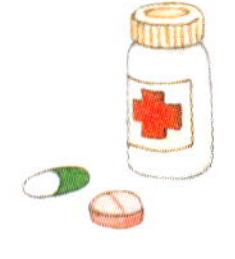

생우유, 두유, 성장기 분유 먹이기

분유를 생우유로 바꾸려면 돌 이후가 좋아요

돌 이전 아이가 모유를 먹지 못할 때에는 분유를 먹이고, 돌 이후에 생우유로 바꾸는 것이 좋습니다. 돌 이후에 분유를 먹여도 큰 문제가 발생하지는 않지만 조제 과정에서 오염이 있을 수 있고 분유보다는 신선한 생우유가 안전하기 때문입니다. 또 6개월 이후 이유식에 잘 적응하고 돌 이후에 밥도 잘 먹는 아이라면 분유에 첨가된 여러 가지 영양소는 이미 다른 음식으로 얻고 있기 때문에 굳이 분유를 먹일 필요가 없습니다.

아이가 이유식을 늦게 시작하고, 영양소가 부족하거나 결핍이 의심될 때는 철분이 함유된 분유를 먹이는 것이 도움이 되기는 합니다. 하지만 이것은 일시적일 뿐이고, 안 먹는 아이의 영양을 분유로 보충할 수는 없기 때문에 정규 식사량을 늘리는 것이 좋습니다.

생우유의 장점과 단점

생우유의 장점은 아이의 성장에 필수 요소인 지방과 탄수화물, 단백질, 비타민, 미네랄(단 철분은 제외) 등이 골고루 적정량 들어 있어서 가장 간편하게 여러 가지 영양소를 얻을 수 있는 식품이라는 점입니다. 특히 칼슘 보충 측면에서 생우유는 두유와 산양유, 주스 등에 비해 돌 이후의 아이에게 가장 적절한 액상 음식이라고 할 수 있습니다.

하지만 생우유에 함유된 지방이 포화지방이라서 향후 심장병을 비롯한 혈관 질환을 일으키는 원인이 될 수 있고, 오염된 젖소에서 나온 우유라면 살충제나 공해 물질이 지방에 포함될 우려가 있습니다. 그리고 생우유를 적정량인 하루 400~500㎖ 이상 섭취하면 변비, 빈혈 등을 일으킬 수 있고, 다른 영양가 있는 음식을 먹을 기회를 줄이기 때문에 조심하는 것이 좋습니다.

> **tip**
>
> ### 돌 이전에 생우유를 먹이면 안 되는 이유
>
> - 생우유에는 단백질과 미네랄(나트륨, 칼륨, 인, 마그네슘)의 함량이 높아서 신생아의 신장에 부담이 될 수 있습니다. 특히 일사병, 열, 설사 등으로 신장의 부담이 높아질 때는 큰 문제를 일으킬 수 있습니다.
> - 생우유에는 신생아에 필요한 철분, 비타민C, 비타민E, 구리가 부족하고, 두뇌 발달에 필수적인 필수 지방산인 리놀렌산이 적습니다.
> - 생우유의 단백질이 위와 장의 점막을 자극해 미세 출혈을 일으킬 수 있습니다.
> - 생우유의 지방은 동물성 지방으로 신생아가 소화하기 어렵습니다.

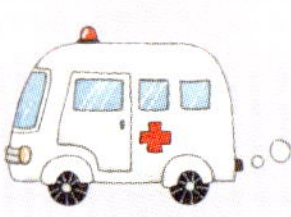

생우유 vs 분유

많은 엄마가 과연 '분유가 생우유보다 영양가가 높을까?' 하며 궁금해합니다. 이것은 분유와 우유의 포장지에 붙어 있는 영양 조성표를 비교해보면 쉽게 이해할 수 있습니다. 결론부터 말하자면 돌 이전의 아이는 분유의 KO 승이지만 돌 이후의 아이는 생우유의 판정승이라고 할 수 있습니다. 다음의 표에서 보듯이 분유와 생우유의 단위 용적당 칼로리는 같습니다. 다만 분유에는 돌 이전의 아이에게 필요한 여러 가지 미세 영양소가 좀 더 들어가 있을 뿐이고, 일반 우유나 유아용 우유에 비해 칼슘은 더 적게 포함되어 있습니다.

▶ **분유와 생우유의 칼로리**

	유아용 생우유	일반 우유	저지방 우유	페디어슈어	분유 4단계
열량(kcal)	65	65	40	98.77	68.71
탄수화물(g)	5	5	5	10.7	7.1
단백질(g)	3	3	3	2.9	2.77
지방(g)	3.5	3.6	1	4.9	3.25
칼슘(mg)	120	105	110	99	98
철분(mg)	0.6	0.1	0.2	1.38	1.12

성장기 분유(페디어슈어)란?

성장기 분유는 돌 이후의 아이가 먹는 분유로 칼로리가 100㎖당 100kcal 정도 높고, 탄수화물과 지방의 비율이 높습니다. 아이가 밥을 잘 먹지 않아서 영양이 부족하거나 체중이 잘 늘지 않다면 생우유나 분유 대신 먹이는 것을 추천합니다. 하지만 성장기 분유도 유제품의 일종이므로 우유 알레르기가 심하거나, 아토피가 심한 아이에게 추천하지 않습니다.

두유가 생우유보다 더 우수하지는 않아요

두유에는 레시틴과 비타민E가 풍부하고, 유단백 알레르기를 일으키는 카세인이 없으며, 포화지방산이 없어서 심장 건강에 유리한 측면도 있습니다. 또한 영양소 구성이 우유와 유사해서 우유의 대체 식품으로 가장 적절하다고 할 수 있습니다.

그러나 두유가 우유보다 낫다고 말할 수 없는 이유는 우유에는 더 많은 영양분이 압축되어 있고, 더 많은 비타민과 미네랄이 포함되어 있으며, 우유의 칼슘이 더 몸에 흡수되기 쉬운 형태이기 때문입니다. 또 단백질의 질도 뛰어난 반면 두유는 지방의 비율이 저지방 우유와 유사할 정도로 낮습니다. 그래서 두유는 두뇌 발달을 위해서 지방이 필요한 2세 이전의 아이에게는 추천하지 않습니다. 요즘에는 두유 제품에도 칼슘을 충분히 보강하지만 우유에 비해 흡수가 잘 되지 않습니다. 특히 두유에 있는 피트산(phytic acid)은 칼슘, 마그네슘, 철분, 아연과 같은 무기질의 흡수를 방해하기도 합니다.

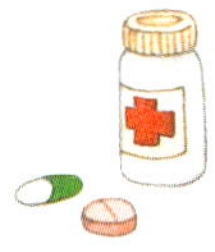# 유산균제(정장제) 먹이기

유산균제를 먹이면 도움이 될 수 있어요

유산균제는 과량 복용하지만 않는다면 큰 부작용이 없고 장염 예방, 알레르기 예방 등에 효과가 있다는 연구결과가 보고되고 있기 때문에 건강한 아이라면 먹여도 문제가 없습니다. 장 내 유익한 세균인 비피더스균이 모유 수유아에 비해서 적은 분유 수유아나 미숙아에게는 더 필요할 수 있습니다.

효과적인 유산균 섭취법

섭취한 유산균이 장에 도달하기 위해서는 위액과 답즙액으로부터 파괴되지 않아야 합니다. 유제품에 포함된 유산균은 덜하지만, 약으로 된 유산균제를 주스나 수프와 함께 먹을 경우 위액을 자극해서 과도한 위산이 분비되면 유산균이 파괴될 수 있으니 주의해야 합니다. 유산균이 장에 도달해 장 세포에 장착을 하면, 장내 정상 미생물과 공존하면서 병원성 세균과 알레르기를 일으키는 물질의 침투를 막을 수 있습니다.

장 내 유산균의 증식을 도우려면 올리고당을 섭취하는 것이 좋습니다. 음식으로 섭취한 당이 대장에 도달하면 해로운 세균이나 유산균이 다 이용하는데 복합당인 올리고당은 유산균만 이용할 수 있기 때문입니다. 유산균 증식을 돕는 천연 식품으로는 바나나, 양파, 아스파라거스, 마늘 등이 있습니다.

유산균제 과량 복용을 할 때 문제점

아이가 유산균제에 예민하거나 과량 복용하면 설사와 가스 생성 증가, 배변 습관의 변화가 올 수 있는데 이럴 경우 용량을 조절하거나 중단해야 합니다. 또한 드물기는 하지만 선천적인 면역 결핍 상태에서는 유산균제의 균주 자체가 위험한 감염을 일으킬 수 있다는 연구 결과가 있으므로, 면역 결핍의 증상이 나타나는 4~5개월 이전에는 분유에 유산균제를 타서 먹이는 것은 피할 것을 권장합니다.

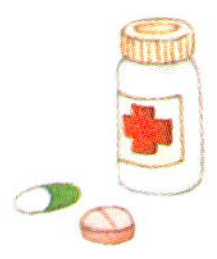

보리차와 영양제 그리고 꿀 먹이기

보리는 고농도의 식이섬유와 항산화제인 셀레늄의 함량이 높고, 나쁜 콜레스테롤인 LDL 콜레스테롤의 수치를 낮추는 등 심혈관 질환의 예방에 효과가 있습니다. 특별한 문제가 없다면 물 대신에 마시는 것은 권장할 만합니다.

그러나 보리 알레르기를 일으키는 아이도 있으므로 이유식을 어느 정도 진행하기 전까지는 보리차를 먹이지 않는 것이 좋습니다. 보리차는 가능하면 6개월 이후 이유식이 잘 진행되고 특별한 아토피 증상이 없다면 먹여도 좋지만 억지로 먹이거나, 4개월 이전에 먹이는 것은 피할 것을 권합니다.

영양제의 효과적인 사용

밥도 잘 먹고 체중도 잘 느는 아이라면 습관적인 영양제 복용은 피하는 것이 좋습니다. 영양제에도 맛을 내기 위해 감미료 성분이 있어서 아이의 입맛을 바꿀 수도 있고, 철분이나 지용성 비타민을 과잉 복용할 경우 체내에 쌓여서 나중에 문제가 될 수 있습니다.

모유 수유아에서의 비타민D 보충, 철결핍성 빈혈이 있는 아이에서 철분제의 복용, 호흡기 감염이나 소화기 질환을 자주 앓는 아이에게 아연제 복용, 소화기 증상이 있는 아이에게 유산균제의 복용 등은 의학적 효과를 인정받고 있습니다. 잘 안 먹고 체중이 늘지 않는 아이라면 비타민제 복용은 상관없지만 철분이 함유된 영양제를 먹일 때는 의사와 상담한 후에 결정해야 합니다.

돌 이전에 꿀을 먹이면 위험해요

영아 보튤리즘은 대개 6주에서 6개월 사이에 나타나고 드물게는 생후 6일, 돌까지 나타난 것으로 보고된 바 있습니다. 큰 아이나 성인은 위장관에서 이 세균이 만드는 포자를 제거할 수 있기 때문에 전혀 무해하지만, 돌 이전의 아이는 위장관의 기능이 발달하지 않아 포자를 제거하지 못하므로 세균이 번식하게 됩니다.

보툴리눔균은 먼지나 지저분한 곳, 공기 등 어느 곳에나 있을 수 있는데 가장 잘 알려진 원인으로는 꿀입니다. 그래서 돌 이전의 아이들에게는 꿀을 먹여서는 안 되는 것입니다. 이 외에도 이 세균은 상처를 통하거나 오염된 캔에 담긴 음식을 통해서 문제를 일으킬 수 있습니다.

영아 보툴리즘 – 이럴 땐 병원으로!

· 아이가 갑자기 숨을 쉬지 않을 때
· 눈꺼풀이 처져 있고, 몸도 축 늘어졌을 때
· 머리를 특히 가누지 못하고 앉아 있지도 못할 때
· 아이가 심하게 아픈데도 울음소리가 약할 때

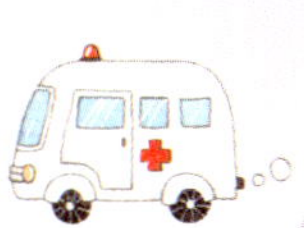

수면과 심리 그리고 습관들

Check Point

- 아이의 수면을 방해하는 요인으로는 배고픔과 젖은 기저귀, 지나친 자극 등이 있습니다. 그리고 아플 때, 주변 환경이 시끄럽거나 지나치게 온도가 높을 때, 잠자리가 바뀌거나 낮잠을 너무 많이 잤을 때, 분리 불안이 있을 때도 아이들은 잠을 자지 못합니다.

- 2~3개월 된 아이가 오래 이어 자지 못하고 약간 보채면서 밤중에 깨는 것은 아직 수면 패턴이 자리 잡지 못해서 생기는 정상적인 현상입니다.

- 생후 2주부터 밤낮을 구분하는 능력이 생기고, 생후 6~8주부터는 밤잠이 길어지며, 3~6개월부터는 밤잠과 낮잠 시간이 규칙적이 됩니다.

- 잠을 잘 자지 못한다면, 원인에 관계없이 취침 시간을 포함한 하루 전체의 일과를 규칙적으로 유지하고, 적절한 취침 의식을 반복해야 합니다.

- 아이는 수면을 통해 신체 기능을 회복하고 성장 호르몬이 분비되며 학습과 관련한 기억을 재정비하고, 감정을 순화시킵니다.

- 아이의 수면 시간이 평균보다 적어 보여도 밤에 20분 이내에 쉽게 잠들고, 아침에 규칙적인 시간에 잠에서 깨고, 낮잠을 충분히 잤다면 수면이 부족하다고 보기 어렵습니다.

수면에 대한 모든 것

아이를 키우는 데 가장 힘든 일 중 하나는, 아이가 잠을 자지 않아서 온 가족이 덩달아 잠을 자지 못하는 상황입니다. 숙면은 아이의 건강한 성장을 위해 필수적이기 때문에 푹 자게 해주는 것이 매우 중요합니다. 아이가 숙면을 취할 수 있도록 하는 여러 가지 방법에 대해 알아보고, 또 우리 아이가 잠을 제대로 자고 있는지에 대한 기준도 제시하도록 하겠습니다.

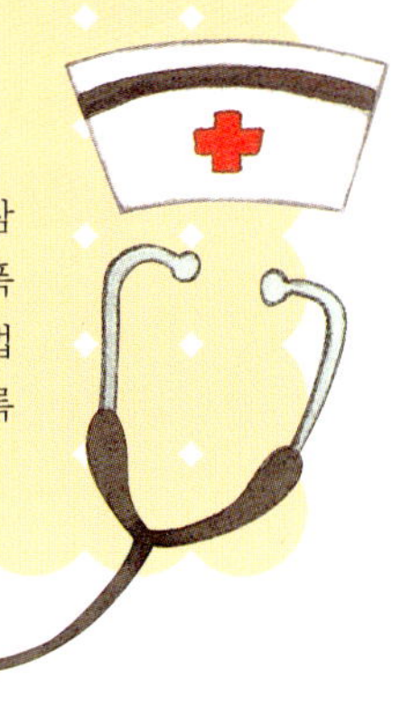

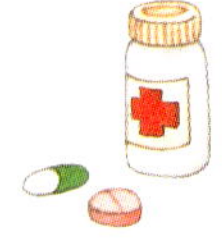

잠을 푹 자야 잘 크고 똑똑해요

수면은 크게 REM(Rapid Eye Movement) 수면과, NREM(Non–REM) 수면으로 나뉩니다. REM 수면 시에는 급속한 안구 운동이 나타나고, 빠르고 불규칙한 호흡과 맥박이 동반되며, 소리를 내거나 꿈이나 악몽을 동반합니다. 반면 NREM 수면은 조용하고 깊은 잠으로 호흡과 맥박이 서서히 규칙적으로 되고 몸의 움직임도 줄어들며, 야경증, 몽유증 같은 수면장애가 나타나기도 합니다.

잠을 푹 자야 하는 이유

신체 회복 기능 수면은 낮 동안 소모되고 손상된 부분, 특히 중추신경계 부분을 회복하는 기능을 합니다. NREM 수면 시에는 주로 신체 근육을 회복하며, REM 수면 시에는 단백질 합성을 증가시켜 뇌의 소모된 기능을 회복합니다. 상처 회복이나 면역 기능도 수면 시간과 연관이 있습니다.

성장과 관련한 기능 REM 수면은 성장과 밀접한 관계가 있는데, 성장이 활발한 신생아에게서 높은 비율을 차지합니다. REM 수면은 특히 두뇌 발달과 관련이 많아서 REM 수면이 부족하면 행동장애, 발달장애가 나타날 수 있고, 두뇌의 무게도 작을 수 있습니다. 수면 시에는 호르몬의 분비도 왕성한데, NREM 3단계의 깊은 수면 상태에서는 성장 호르몬이 많이 분비됩니다.

학습과 기억에 관련한 인지적 기능 우리의 뇌는 수면을 통해 낮 동안 학습된 정보를 재정리해서 불필요한 것은 버리고 재학습과 기억 능력을 향상시킵니다. 의식적으로 습득하는 모국어나 자전거 타는 기술 등과 관련한 절차기억(procedual memory)은 REM 수면 시에 더 잘 만들어지고, 낮 동안 경험하는 학습 내용이나 사건 등과 연관된 서술 기억(declarative memory)은 NREM 수면 시에 더 잘 만들어집니다.

감정 조절 기능 수면을 통해 불쾌하고 불안한 감정이 꿈과 정보 처리를 통해 정화되어 아침이면 상쾌한 기분을 갖도록 도와줍니다. 아이들은 잠을 조금만 못 자도 통제가 불가능할 정도로 산만한 행동을 보일 수 있습니다.

아이들의 수면 시간

아이들의 정상적인 수면 시간은 상당히 넓은 편이기 때문에 단순히 수면 시간만으로 판단할 수 없으므로, 아이가 낮 동안에 많이 졸려하는지 혹은 수면 부족으로 인해 일상생활에 지장이 있는지 살펴보아야 합니다. 다시 말해서 원래 잠이 많은 아이인지, 또는 잠이 없는 아이인지 파악하는 것이 더 중요하다고 할 수 있습니다. 다음의 표를 기준으로 아이가두 시간 이상 덜 자면 수면이 부족한 것이니, 아이의 성장과 건강을 위해 좀 더 재우는 노력이 필요합니다. 또한 아이가 충분히 자기는 하지만 다음과 같은 증상이 있다면 잠을 푹 자지 못하는 것이므로 아이의 수면 환경을 점검할 필요가 있습니다.

- 차로 이동하는 도중 대부분 잠이 든다.

- 아침마다 아이를 깨워야 일어난다.

- 낮 동안 아이가 짜증을 많이 내고 보채며 많이 피곤해한다.

▶ 수면 시간의 정상 범위

나이	총수면 시간 (hr)		밤잠 시간 (hr)		낮잠 시간 (hr)	
	평균	정상 범위	평균	정상 범위	평균	정상 범위
6개월	14.2	10.4~18.1	11.0	8.8~13.2	3.4	0.4~6.4
9개월	13.9	10.5~17.4	11.2	9.2~13.3	2.8	0.2~5.3
1세	13.9	11.4~16.5	11.7	9.7~13.6	2.4	0.2~4.6
18개월	13.6	11.1~16.0	11.6	9.7~13.5	2.0	0.5~3.6
2세	13.2	10.8~15.6	11.5	9.7~13.4	1.8	0.7~2.9
3세	12.5	10.3~14.8	11.4	9.7~13.1	1.7	0.8~2.6
4세	11.8	9.7~14.0	11.2	9.6~12.8	1.5	0.7~2.4
5세	11.4	9.5~13.3	11.1	9.6~12.6		
6세	11.0	9.3~12.6	10.9	9.5~12.3		
7세	10.6	9.2~12.1	10.7	9.3~12.0		
8세	10.4	9.0~11.7	10.4	9.1~11.7		
9세	10.1	8.8~11.4	10.2	8.9~11.4		
10세	9.9	8.6~11.1	9.9	8.6~11.2		
11세	9.6	8.3~10.9	9.6	8.3~10.9		
12세	9.3	8.0~10.7	9.3	8.0~10.6		
13세	9.0	7.7~10.4	9.0	7.6~10.4		
14세	8.7	7.3~10.1	8.6	7.2~10.1		
15세	8.4	7.0~9.9	8.3	6.8~9.7		
16세	8.1	6.6~9.6	7.9	6.4~9.4		

* 출처 : Pediatrics 2003;111:302-307

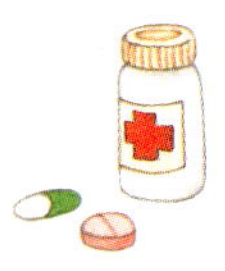

쉽게 잠들게 하기 위한 훈련

아이들이 잠들기까지 힘들어하는 것은 대부분 스스로 잠드는 훈련이 되어 있지 않기 때문입니다. 몸은 피곤하고 잠은 쏟아지는데 어떻게 해야 잠이 드는지 몰라서 잠을 잘 때 힘들어하는 경우가 많습니다. 아이가 쉽게 잠들고, 충분한 숙면을 취하기 위해서는 태어나면서부터 수면에 대한 준비가 필요합니다.

생후 2개월부터는 스스로 잠드는 훈련이 필요해요

아이가 생후 6~8주까지는 두 시간 연속 깨어 있지 않을 수 있으나, 이후부터는 대부분의 아이가 수유를 위해 잠시 깨는 것을 제외하고는 밤에 쭉 이어서 자기 시작합니다. 하지만 일부 아이들은 5~6개월까지도 밤에 쭉 자는 것이 힘들 수 있는데, 이것은 잠이 올 때 스스로 자는 방법을 아직 모르기 때문입니다.

아이가 자주 하품을 하거나, 눈을 비비거나 귀를 잡아당기면서 행동이 느려지면 잠자리에 눕혀서 스스로 자게 하는 것이 좋습니다.

생후 2개월 정도부터는 아이의 몸에서 멜라토닌이라는 호르몬이 분비되기 때문에 어두운 밤에 잠이 들 수 있는 능력이 생기고 주기적인 취침 시간을 유지하게 됩니다. 따라서 이 시기 아이가 잠이 들 때까지 안고 있기보다 아이가 졸려할 때 잠자리에 눕히는 것이 좋습니다. 아이들은 정상적으로 5~7회 정도 잠에서 깨는데, 밤에 처음 잘 때 스스로 잠이 든 아이는 밤중에 깨더라도 스스로 진정시킬 수 있는 능력이 생겨서 쉽게 다시 잠들 수 있게 됩니다. 아울러 밤중에 아이가 깨었을 때도 아이가 다시 스스로 잘 수 있도록 최소한 5분 정도는 기다려주는 것이 좋습니다. 아이가 울기 시작하면 5분 후에 아이를 안지 말고 달래주면서 엄마는 필요하면 언제든지 올 수 있다는 것만 아이에게 인식시켜주면 됩니다. 다음번에 울 때는 5분을 더 기다리도록 합니다.

3~6개월부터는 밤잠과 낮잠 시간을 일정하게 정할 수 있습니다. 아침마다 30분 이상 일찍 깨우는 것은 아이에게 무리한 일이니 피해야 합니다.

취침 의식을 만드세요

아이들이 쉽게 잠들게 할 수 있는 가장 좋은 방법은 매일 밤 자기 전에 부모와 함께 일련의 행동을 반복하는 것입니다. 이것을 '취침 의식'이라고 하는데, 아이의 건강한 수면 습관을 길러주는 데 가장 효과적인 방법입니다. 신생아가 어느 정도 규칙적인 수면 패턴을 보이는 2~3개월부터 이런 의식을 준비하는 것이 필요하고, 본격적으로는 6~9개월부터 이런 취침 의식을 통해 잠을 재우는 것이 좋습니다.

취침 의식은 아이가 능동적으로 참여해야 하며, 10~15분 정도로 지루하지 않을 정도면 됩니다. 예를 들어 아이가 잘 시간이 되면 간단하게 샤워를 시킨 후 아이가 좋아하는 책을 읽어주거나 아이가 좋아하는 노래를 틀어준 뒤 아이의 볼에 뽀뽀를 하고 불을 끄는 것입니다. 이 모든 것을 처음부터 시행하면 2~3개월밖에 안 된 아이들에게는 이 자체만으로도 힘들 수 있으므로 한두 가지부터 시작해서 일주일에 하나씩 추가하는 방식으로 늘려가야 합니다.

취침 의식은 일정한 시간에 진행하는 것도 좋으나 아이가 하품을 하거나 보채는 등의 잠이 오는 신호를 보낼 때 시작하는 것도 좋습니다. 취침 의식은 자는 법뿐 아니라 나중에 오는 분리 불안에 대비해서 신뢰를 배우게 하는 바탕이 되기도 합니다.

취침 의식은 아이가 나이가 들면서 바꾸고 아이 스스로 결정하게 해야 아이가 덜 지루합니다.

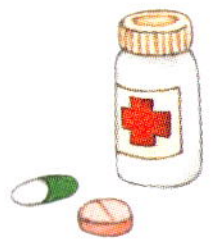# 아이들의 수면을 방해하는 요인과 해결책

아이가 보채면서 깨는 데는 크게 두 가지 이유가 있습니다. 어린아이라면 영아 산통이나 허기, 젖은 기저귀 등이 대표적이며, 좀 더 큰 아이라면 너무 덥거나 추울 때 또는 수면 환경을 방해하는 시끄러운 소음이 있을 때, 그리고 아프거나 악몽을 꿀 때 등입니다.

아이가 오래 자지 못하고 약간 보채면서 밤중에 깨는 것은 아직 수면 패턴이 확립되지 않아서 생기는 정상적인 현상이라고 보아야 합니다. 그리고 큰 아이는 잠자리가 바뀌거나 낮잠을 너무 많이 잤을 때, 8~9개월 아이라면 분리 불안일 때 이런 증상이 나타나기도 합니다.

배가 고파서 깨는 아이, 낮에 충분히 수유를 하세요

아이가 급성장기에 들어서는 시기이거나 낮 동안에 충분한 수유를 하지 못했을 때는 밤중에 배가 고파서 깨기도 하는데, 대개 불규칙적으로 깨어나며, 수유를 하면 허겁지겁 먹고 잠이 드는 경우가 많습니다. 이럴 때에는 아이가 개월 수에 적절한 양의 수유를 하고 있는지, 이유식 양은 충분한지 확인하고 자기 전과 낮 동안에 충분히 먹이는 것이 도움이 될 수 있습니다.

2~3개월 이전의 아이는 위에서 소화할 수 있는 양이 작기 때문에 빨리 배가 고플 수밖에 없습니다. 생후 한 달 이전 아이라면 3~4시간, 3~4개월 아이라면 6~7시간을 먹지 않고 견디기가 어렵습니다. 따라서 신생아는 잠들기 전에 충분히 먹이고 재우되 3개월 이전에는 2회 정도, 3~6개월 아이도 1회 정도는 밤중에 수유를 하는 것이 필요합니다. 낮 동안의 수유 패턴이나 활동량도 아이의 밤중 수면에 영향을 줄 수 있습니다. 아이가 방귀를 자주 뀌고, 수유 후에 잘 게운다면 영아 산통 때문일 확률이 높습니다. 이 경우 급하게 먹지 않도록 도와주고,

수유 후에 트림을 시켜주며, 배 마사지를 자주 해주면 도움이 될 수 있습니다.

코가 막히거나 중이염이 있어서 보채는 것일 수 있어요

아이가 콧물과 기침 등의 감염 증상을 보인다면 코가 막혀서 깨는 경우가 흔하며, 상기도 감염 증상의 기간이 길어지거나 과거 중이염을 앓았던 아이라면 중이염으로 귀가 불편해서 깨기도 합니다. 또한 4~6개월 이후에는 치아가 날 때 불편해서 잠에서 깨기도 합니다. 이 경우 소아과에서 진찰을 받고 적절한 처방을 받는 것이 우선입니다.

분리 불안이 수면을 방해하기도 해요

이전까지는 잘 자던 8~9개월 이후의 아이가 갑자기 잠을 자지 않는다면 분리 불안의 증상일 수 있습니다. 특히 돌 이후의 아이가 아예 잠을 자지 않으려 하는 것도 분리 불안 증상의 일종으로, 잠이 들면 부모와 헤어지는 것으로 오해하고 두려워하기 때문으로 이해할 수 있습니다.

잠을 자고 나면 내일 다시 엄마를 볼 수 있다는 사실을 인식하지 못하기 때문에 잠들기를 거부하거나 밤에 수시로 깨어나 확인하기도 합니다. 이 경우 아이가 잠이 푹 들 때까지 곁에서 지켜주거나 아이 옆에서 당분간 함께 자도록 합니다. 아울러 낮 동안에도 아이의 불안감을 덜어주기 위해 노력하고, 아이를 안심시켜 줍니다.

스트레스가 있다면 낮 동안에 아이를 안심시키는 것이 좋아요

규칙적으로 잘 자던 아이가 잠을 잘 자지 못한다면, 아이에게 스트레스를 주는 원인을 찾아서 아이가 안심할 수 있게 해줍니다.

그러나 원인을 알기 어려운 경우라면 규칙적인 취침 시간을 유지하고, 낮 동안 다른 일과(수유 시간, 노는 시간 등)도 원래대로 유지하며, 적절한 취침 의식을 유지하는 것만으로도 도움이 됩니다. 또한 부모의 부드러운 목소리로 아이를 안심시키고, 잠이 든 후에도 일정 시간 아이 옆에 있거나 당분간 아이와 함께 자는 것이 좋습니다. 엄마가 아이와 함께 잘 때는 아이의 요구에 지나치게 민감하게 반응해서 규칙적인 수면 패턴을 방해하는 것은 피합니다.

유아기 아이는 다양한 이유로 잠자기를 거부할 수 있어요

유아기의 아이가 갑자기 잠자기를 거부할 때, 부모는 무조건 아이의 요구를 받아주거나 윽박지르기보다는 아이가 잠자기 어려워하는 이유가 무엇인지 찾아야 합니다. 하지만 원인을 알아낼 수 없을 때는 아이가 좋아하는 장난감을 함께 가지고 놀거나 게임을 함께하면서 문제를 유도하거나, 여러 가지 가능한 원인을 다른 장난감이나 색깔에 비유해서 물어보는 것도 좋은 방법입니다. 이 시기 아이가 잠을 못 자는 흔한 이유로는 어둠이 무섭거나 게임이나 만화에서 본 무서운 괴물이 집에 숨어 있지 않을까 하는 두려움, 새로 태어난 동생에 대한 질투심, 엄마와 함께 자고 싶은 마음 등이 있을 수 있습니다. 이런 원인들에 따라 적절한 대처를 해야만 아이의 편안한 수면을 도울 수 있습니다.

낮잠을 지나치게 잘 때는 줄여주세요

낮잠을 많이 잘 경우 많은 부모는 우선 낮잠 시간을 줄이려는 시도를 합니다. 3~6개월의 아이는 낮잠 시간이 총 5~6시간 이상 되지 않게 시간을 조절하는 것이 도움이 됩니다. 낮잠을 줄이려면 REM 수면이 더 많아서 뇌가 더 휴식을 취할 수 있는 오전 수면보다는 밤잠에 가까운 오후 수면을 줄이는 것이 더 유리합니다.

그러나 대부분의 아이는 낮에 충분히 자면 밤에도 잘 자는데 오히려 낮에 충분히 자지 못하면 밤에 피곤해서 잠을 자지 못합니다. 따라서 지나치게 낮잠을 줄이는 것보다는 밤에 푹 재우고 스스로 잠이 들게 도와주며 밤낮을 구분해주는 시도가 더욱 필요합니다.

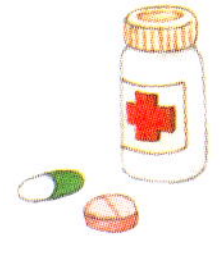

다양한 수면 습관

가능한 한 엎드려 재우지 않도록 하세요

5~6개월 이상인 아이가 목을 잘 가누고 평평한 바닥에서 엎드려 자면 큰 문제는 없지만 목을 제대로 가누지 못하는 3~4개월 이전의 아이나 선천적으로 장애가 있는 아이를 엎드려 재우면 문제를 일으킬 수 있습니다. 3~4개월 이후의 아이도 엎드려 자면 위험할 수 있습니다.

엎드려 재울 때 아이의 턱에 압력이 가해져 기도가 좁아져서 숨 쉬기가 불편해질 수 있으며, 푹신한 베개나 이불에서 엎드려 재우면 아이가 질식할 수도 있습니다. 엎드린 자세에서는 아이가 내쉴 때 나오는 이산화탄소를 다시 마시기 때문입니다. 특히 어린 영아는 이산화탄소가 체내에 높아져서 산소 공급이 안 되는 위험한 상황을 만들게 됩니다. 아이의 두뇌는 인지하는 속도가 느리기 때문에 더 위험합니다. 또한 고개를 돌리려고 해도 목의 근육이 발달되지 않아서 산소를 마시려는 시도조차 못합니다. 이는 평소에 건강하던 아이가 갑자기 아침에 사망한 채로 발견되는 '신생아 돌연사 증후군'이 원인이기도 합니다.

뒤통수가 납작할 땐 눕히는 방향을 바꿔주세요

'신생아 돌연사 증후군'이 아이가 엎드려 자는 것과 큰 연관이 있다고 알려지면서 3~4개월 이전의 신생아는 똑바로 눕혀서 재우는 것이 원칙이 되었습니다. 그러다 보니 뒷머리가 납작해지는 아이도 많아졌습니다. 돌 이전의 아이들은 아직 뼈 자체가 무르고, 머리뼈를 이루는 뼈들이 융합되어 있지 않습니다. 따라서 아이의 머리가 비대칭이라면 눕히는 자세를 바꿔주는 것만으로도 교정할 수 있습니다.

잘 때마다 눕히는 방향을 바꾸어주거나 한쪽 면에 베개를 대어주는 방법이 도움이 되기도 합니다. 깨어 있을 때는 자주 엎드려놓아서 머리 한쪽이 눌리는 일이 없도록 합니다. 사경(목이 한쪽으로 기울어지는 질환)이 있는 경우에도 한쪽으로만 쳐다보아서 머리 모양이 비대칭으로 보이기도 합니다. 평소에도 고개가 기울어져 보인다면, 병원 진단 후 물리치료를 병행할 수도 있습니다.

드물게는 두개골 조기 융합이 있는 경우 머리 모양도 비대칭일 수 있는데, 만약 머리 모양이 고르지 않은 아이가 머리 둘레도 자라지 않을 때는 병원에서 정밀 검사가 필요합니다.

너무 늦게 재우지 마세요

아이가 너무 늦게 자려고 하는 것은 부모가 규칙적으로 아이를 재우거나 취침 의식을 진행하는 것을 게을리하기 때문입니다.

늦게 자더라도 수면 시간이 충분하고 수면 환경도 양호하다면 문제는 덜 심각합니다. 일부 부모들이 걱정하는 것처럼 성장 호르몬이 특정 시간에만 분비되는 것이 아니라, 깊은 잠(NREM 수면 중 N3기)에 주로 분비되므로, 푹 잔다면 문제될 것은 없습니다.

늦게까지 자지 않는 아이들은 아침에도 사소한 자극에 일찍 깨거나 수면 중에 더 쉽게 깨는 경향이 있으므로, 규칙적인 취침 시간과 취침 의식을 재정비해야 합니다. 수면이 부족한 아이들은 낮 동안에 학습 능력이 떨어지고, 자주 보채고 사소한 일에도 짜증이 늘게 마련입니다.

잘 때 이상 행동을 보인다고 해서 무조건 걱정할 필요는 없어요

정상 수면 주기 중에서 얕은 잠을 잘 때는 외부 자극에 민감해지고, 각 수면 주기가 끝날 무렵 아이가 살짝 깨기도 합니다. 이때 스스로 진정하는 아이는 쉽게 잠이 들지만, 그렇지 못한 아이는 외부 자극에 민감하게 반응하거나 스스로 진정시키는 행동으로 몸을 뒤척이는 경우가 많아집니다. 또한 아이들은 꿈의 내용에 따라 몸을 더 자주 움직이게 됩니다. 더욱이 어린 아이일수록 REM 수면의 비율이 높아서 움직임이 많습니다.

아이가 잠들 무렵 머리를 흔들거나 몸을 흔드는 행동은 율동성 운동 장애라고 하는데, 돌 이전에 흔히 나타나며 아이가 졸릴 때부터 시작해서 1단계 수면 시까지 이어질 수 있습니다. 1~2분 내에 멈추면 아이가 자라면서 사라질 증상(4세 이후에 자연스럽게 사라짐)으로 보아도 좋으나, 5분 이상 지속되거나 자주 나타난다면 간질과 구분하기 위해 검사가 필요합니다.

2세 이전에는 가급적 베개 사용은 피하세요

베개의 사용은 질식사의 위험을 일으킬 수 있기 때문에 소아과 전문의들은 만 2세 이전에 사용하는 것을 금하고 있습니다. 신생아 돌연사의 위험이 줄어드는 돌 이후에도 적당한 재료로 만든 베개가 아니거나 큰 아이나 어른용 베게를 사용할 경우 1~4세의 아이들도 질식사할 가능성이 있으므로 주의해야 합니다.

아이들이 사용하기에 적당한 베개는 아이의 머리 크기보다 작아야 하며, 베갯속은 단단한 소재가 좋고 베개 커버는 면이나 실크가 적당합니다. 특히 베개에 여러 가지 장식이나 구슬, 혹은 줄이 달린 것은 피해야 합니다.

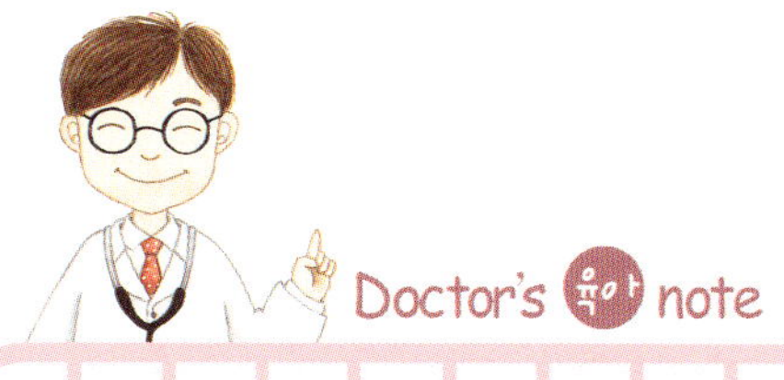

취침 의식(bedtime routine) 활용

큰 문제없이 잘 자라고 나날이 예뻐지는 아이를 돌보는 것은 큰 행복입니다. 하지만 가끔은 힘든 일이 찾아오기도 합니다. 많은 엄마가 아이들의 수면 문제로 고민을 하는데, 한울이는 잠이 들면 푹 자기는 하는데 밤낮이 바뀌는 일이 자주 있었습니다.

어릴 때 한울이는 엄마랑 새벽까지 놀다가 아침에 제가 출근하는 것을 보고서야 잠이 들기도 했습니다. 그리고 낮에는 자고, 저녁에는 깨어서 놀다가 새벽에 자는 일을 반복했습니다. 한울이는 별로 피곤하지 않겠지만 아이를 돌보는 엄마는 정말로 죽을 맛입니다. 또 안고 있으면 잘 자다가 살짝 내려놓으면 깨기 일쑤고 차를 타면 쉽게 잠들어서, 새벽에 시내를 여러 번 드라이브한 적도 많습니다.

이렇게 밤낮이 뒤바뀌었던 아이가 유치원에 다닐 시기가 다가오자 밤낮을 구분하기 시작했습니다. 유치원에 다니는 규칙적인 일상도 물론 도움이 되었지만, 이 무렵 아이에게 일종의 취침 의식을 진행한 것이 더 도움이 되었던 것 같습니다. 취침 의식이란, 아이가 잠들기까지 일련의 행위를 반복하는 것으로 이런 행위를 반복하다 보면 아이가 스르르 잠이 들게 되는 것을 말합니다.

요즘도 한울이, 한결이는 이런 취침 의식을 하고 있습니다. 구체적으로 소개하자면, 취침 시간이 되어가면 우선 샤워를 시키고 잠옷으로 갈아입힙니다. 그리고

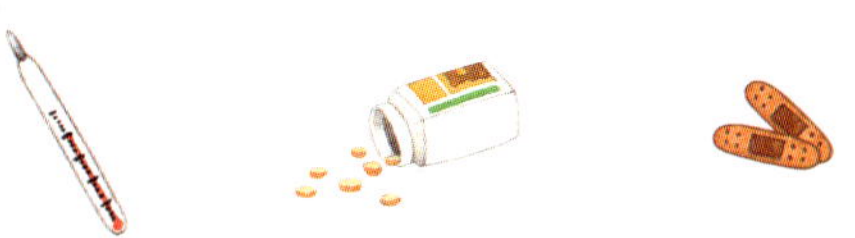

나서 시원한 물 한 잔을 마시고 침대에 눕게 하는데, 침대에는 아이들이 좋아하는 쿠션, 베개, 장난감이 놓여 있습니다. 아이가 침대에 누우면, 아이가 좋아하는 책을 읽어줍니다. 한울이는 제가 읽어주고, 한결이는 아이 엄마가 책을 읽어주다 보면, 10~20분 이내에 잠이 듭니다.

아마 대부분의 가정에서도 밤에 이런 풍경이 펼쳐질 것이라고 상상이 됩니다. 이런 취침 의식을 빨리 아이에게 시도할수록 아이는 더 규칙적으로 수면을 취하는 것 같으니, 여러분 자녀에게 시도해보기를 권합니다.

- 낯가림이 있다면 새로운 환경에 서서히 적응할 수 있도록 도와주고, 분리 불안이 있는 아이에게는 '까꿍' 놀이나 '바이바이' 놀이처럼 사물의 연속성 개념을 가르쳐주는 것이 필요합니다.

- 아이가 떼를 쓸 때는 일단 아이의 관심을 다른 곳으로 돌리고, 혼을 내기보다는 아이 행동의 한계를 명확하게 지적해주는 것이 좋습니다.

- 돌 이전의 아이가 소리를 지르는 것은 정서 불안이기보다는 자신의 의사를 표현하는 것으로 이해해야 합니다.

- 동생이 생기기 전에 미리 아이에게 일어나게 될 변화를 차분히 알려주고, 동생이 생긴 뒤에는 큰 아이만을 위한 특별한 시간을 갖는 것이 필요합니다.

- 아이가 자해 행동을 보일 때는 혼을 내기보다는 행동의 근본 원인인 아이의 감정을 달래주어야 합니다. 특히 아이가 다치지 않게 안전한 주변 환경을 만들어야 합니다.

- 공격적인 성향을 가진 아이라면 폭력을 유발할 수 있는 상황을 피하고, 다른 아이와 어울릴 때는 주의 깊게 살펴야 합니다.

알쏭달쏭한 아이의 심리

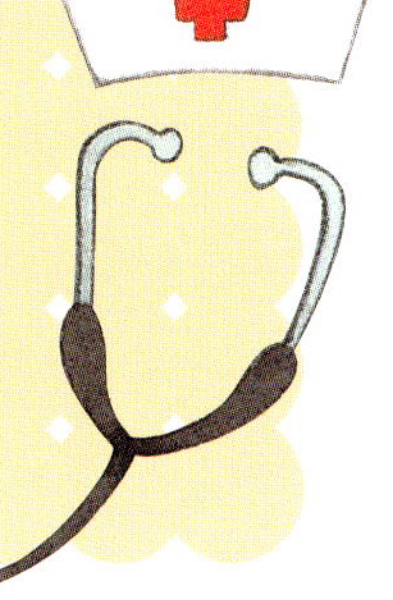

엄마는 아이가 비상정상적인 행동을 하면 아이가 왜 이런 행동을 하는지, 아이의 심리 상태를 잘 관찰해 보아야 합니다. 아이가 자라면서 나타나는 심리적인 불안과 그 불안이 행동으로 어떻게 나타나며, 엄마가 어떤 방법으로 대처해야 하는지에 대해 알아보도록 하겠습니다.

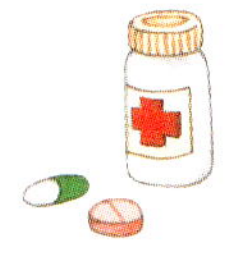

낯가림과 분리 불안

아이가 평소와 다르게 불안해 보이거나 소리를 지르는 행동을 한다면 이러한 증상이 왜 나타나는지 관찰해 보아야 합니다. 대부분 스트레스, 낯가림(외인불안), 분리 불안 등이 아이 심리 변화의 원인이 되기도 합니다. 이때는 빨리 해결책을 찾아 아이를 안심시키는 것이 중요합니다.

낯가림이나 분리 불안 증상을 보이는 아이라면 인지 기능이 어느 정도 발달해야 이러한 증상이 나타납니다. 그 이유는 낯가림과 분리 불안 증상은 아이가 타인을 알아보는 지적 능력인 두뇌가 발달했음을 의미하기 때문입니다.

최소한 6개월 이후, 더 흔하게는 8~10개월 이후 아이의 증상과 연관이 있습니다. 따라서 6개월 이전이라면 아이를 불안하게 하고 보채게 만드는 다른 원인을 생각해보아야 합니다.

낯가림과 분리 불안은 달라요

낯가림(외인 불안)과 분리 불안(seperation anxiety)은 증상이 비슷해 보이고, 비슷한 시기에 나타나기 때문에 혼동하는 경우가 있습니다.

낯가림은 아이가 자신에게 익숙하지 않은 것, 특히 엄마가 아닌 낯선 대상을 두려워하고 경계하는 증상으로 대개 8개월에 나타나서 18개월 정도 지속됩니다. 반면 분리 불안은 엄마와 떨어지는 것을 두려워하는 증상으로 6~12개월에 첫 번째 정점을, 18~24개월에 두 번째 정점을 이룹니다. 분리 불안은 2~4개월간 이어지는데 두 번의 정점이 중복되어 6개월 이상 이어질 수 있습니다.

분리 불안은 낯가림보다 늦게 나타나는데 남자아이는 만 4세에 나타납니다. 여자 아이는 만 3세에 사라지는 것으로 알려져 있습니다. 하지만 이러한 현상도 아이의 기질에 따라서는 초등학교에 입학하는 시기까지 이어지기도 합니다. 어떤 아이는 분리 불안을 아예 겪지 않기도 하고, 스트레스에 의해서 다시 증상이 나타날 수도 있습니다.

대표적인 스트레스는 새로운 보모를 만나거나 유아원, 유치원에 갈 때, 동생이 생길 때, 이사를 갈 때, 아이를 불안하게 만드는 집안 환경(이혼 등) 등이 있습니다.

낯가림과 분리 불안이 무조건 부정적인 것은 아니에요

낯가림과 분리 불안은 부정적인 의미만 있는 것은 아닙니다.

낯을 가린다는 것은 자신에게 익숙한 것과 그렇지 않은 것을 구분할 수 있을 만큼 아이의 두뇌가 발달했음을 의미하며, 분리 불안이 나타나는 것은 엄마와의 애착관계가 정상이라는 의미이기도 합니다. 오히려 분리 불안이 전혀 나타나지 않고 아무에게나 잘 안긴다면 부모와의 불안정한 애착관계를 의심해야 합니다.

또한 분리 불안이 정상 범위를 넘어서서 나타난다면 이것 또한 엄마와의 관계가 불안정하거나 아이를 불안하게 만드는 요인이 있다는 것을 의미합니다.

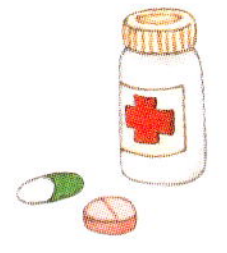

아이를 어떻게 도와주어야 할까요?

낯가림이 있다면 새로운 환경을 보여주세요

엄마는 아이가 낯을 가린다는 것을 자연스러운 심리 발달 과정으로 여겨야 합니다. 따라서 서서히 낯선 환경에 익숙해지도록 도와주는 것이 현명합니다. 간혹 아이의 낯가림을 치료한다는 명목하에 아이를 새로운 환경에 자주 노출시키거나 처음 보는 친척에게 맡기고 자리를 비우기도 하는데, 그러면 아이를 더 불안하게 만들어 상황을 악화시키기 때문에 주의해야 합니다.

분리 불안이 있는 아이, 이렇게 도와주세요

아이에게 엄마가 눈에 보이지 않아도 존재한다는 사실, 전문적인 용어로는 '사물의 연속성' 개념을 가르치는 것입니다. 우리가 흔히 하는 까꿍 놀이나 바이바이 놀이는 아이에게 사물의 연속성 개념을 일깨워주는 아주 좋은 놀이입니다. 이와 유사하게 집에서 잠시 동안 떨어져 있는 경험을 하는 것도 도움이 됩니다. 예를 들어 아이가 옆방으로 기어가면 1~2분 정도 기다려봅니다. 아이가 보채면서 엄마를 찾으며 운다면 바로 달려가기보다는 아이 이름을 부르면서 금방 갈 테니 기다리라고 한 뒤 천천히 살펴보는 것입니다. 이런 일을 반복하면 아이는 잠시 동안 엄마와 떨어져 있어도 무서운 일이 일어나지 않는다는 사실을 배우게 되고, 언제든지 부르면 엄마가 나타난다는 것을 알게 됩니다.

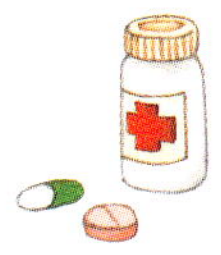# 분리 불안이 있는 아이와 쉽게 떨어지는 법

부모와 떨어져본 일이 없는 아이가 어린이집이나 유치원에 홀로 남겨진다는 것은 매우 두려운 일입니다. 엄마도 우는 아이를 남겨두고 가는 것이 어려운 일이겠지만, 떨어져야 할 아이한테 미안한 마음에 계속 아이를 달래려고만 한다면 아이는 더 불안감을 느껴 떨어지지 않습니다. 이때는 엄마가 아이를 돌보는 사람이 잘 돌볼 것이라는 믿음을 가져야 합니다.

분리 불안이 있는 아이, 이렇게 도와주세요

다음과 같은 원칙을 지킬 수 있다면 아이와 잠시 떨어져 있는 것을 좀 더 수월하게 할 수 있습니다.

시기가 중요합니다 분리 불안이 처음으로 나타나는 8개월에서 돌 사이에는 어린이집에 보내지 않는 것이 좋습니다. 또한 아이가 피곤하거나 배가 고프거나 불안 심리를 나타낼 때도 피해야 하고, 낮잠이나 식사 후에 시도하는 것이 좋습니다.

미리 연습합니다 새로운 보모가 돌봐준다면 미리 보모를 집으로 초대해 부모가 있는 자리에서 아이와 먼저 놀게 해서 익숙하게 합니다. 새로운 어린이집에 간다면 엄마가 아이와 함께 며칠간 어린이집을 방문하여 분위기를 미리 익히게 하는 것도 좋습니다.

조용하고 일관되게 반응합니다 아이와 작별인사를 한 뒤에는 단호하게 돌아서고 아이에게는 일정 시간 후에 엄마가 다시 온다는 믿음을 주어야 합니다. 이런 방법으로 하다 보면 아이가 처음에는 울겠지만, 아이는 곧 울음을 그치게 되고 헤어짐 뒤에 행복한 만남을 기대하게 됩니다. 이것이 오히려 아이와의 신뢰를 얻는 방법입니다.

약속은 지킵니다   아이는 엄마가 반드시 돌아오는 시간을 지켜야만 확신을 가지고 안심할 수 있습니다.

낮가림이 있는 아이를 위한 대처법

- 주변 사람들이 아이에게 시간을 갖고 익숙해질 때 다가오게 합니다.
- 새로운 사람과 만날 때는 아이를 안고 있으세요.
- 아이를 새로운 사람에게 맡기지 마세요.
- 아이가 새로운 사람과 친해질 수 있도록 엄마가 옆에서 안심시켜 주세요.
- 새로운 사람을 많이 만날 수 있는 장소를 자주 데려갑니다.
- 아이가 낯선 것을 두려워하는 감정을 이해합니다. 아이에게 두려움은 실제 상황입니다. 아이의 감정을 무시하거나 자극하면 아이가 더 두려워할 수 있습니다.
- 아이가 겁이 많다거나 잘 놀란다고 단정해서 아이에게 이 사실을 자주 주지시켜서는 안 됩니다. 또한 이 일로 아이에게 꾸지람을 하거나 창피를 주어서도 안 됩니다.

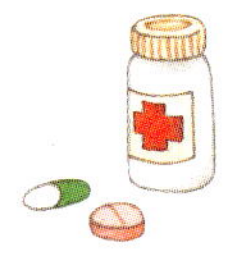

심하게 떼쓰는 아이, 분노 발작

18개월에서 3세 사이의 아이들이 자기가 원하는 것을 부모가 들어주지 않을 때 울면서 떼를 쓰는 것을 '분노 발작'이라고 합니다.

이 시기의 아이는 세상이 자기중심으로 돌아간다고 생각하며 자기가 정말 하고 싶은 일을 못하거나 가지고 싶은 것을 가질 수 없다는 사실을 이해하지 못합니다. 더욱이 이런 부정적인 감정을 말로 표현하는 능력이 떨어지므로, 울면서 떼를 쓰는 것이지요.

분노 발작은 부모의 도움이 필요해요

분노 발작이 대개 사라지는 4세 이후에도 증상이 나타날 수 있는데, 이때 아이가 자해를 하거나 타인을 공격하거나 극도로 불안해하면 소아 정신과 상담이 필요합니다. 하지만 전형적인 분노 발작의 경우는 부모가 아이의 곁에서 아이가 부정적인 감정을 조절할 수 있게 도와주어야 합니다. 부모가 너무 강압적으로 아이의 제압하는 것은 역효과를 부를 수 있기 때문에 아이를 이해하고 끊임없는 관심과 사랑이 필요합니다. 또한 아이에게 규칙의 한계를 명확하게 일러주는 것만으로도 아이의 증상을 완화할 수 있습니다.

떼쓰는 아이에게 필요한 단계적인 대처 방안

실제로 아이가 떼를 쓰는 일이 벌어진다면 부모는 냉정하게 몇 가지 원칙을 지켜야 합니다. 우선 아이의 관심을 다른 곳으로 돌려야 합니다. "어디서 전화 소리가 들리는데" 같은 다소 엉뚱한 말로 아이의 관심을 돌리거나 아이가 좋아하는 식사를 하러 가자고 유혹하는 것도 효과적입니다.

이런 시도에도 아이가 반응을 보이지 않는다면 아이의 행동을 무시하는 것도 방법입니다. 아이의 행동은 원하는 것을 얻기 위한 일종의 퍼포먼스로, 자신의 행동을 지켜봐줄 관객이 없다면 스스로 멈추게 됩니다. 집 밖이라면 아이를 사람이 없는 곳으로 데려가거나 집 안이라면 멀리 떨어져서 아이 스스로 진정하기를 기다립니다.

아이가 혼잡한 곳에서 분노 발작을 일으키면 빨리 화장실이나 차로 데려가서 아이를 꼭 껴안아주며 진정시키는 것이 도움이 됩니다.

아이의 행동이 폭력적이어서 다른 사람을 공격한다면, 그 자리에서 단호하게 잘못된 행동임을 일깨워주어야 합니다. 시간이 지난 뒤에 혼을 내면 아이는 자신의 행동과 지금 혼나는 것을 서로 연관 짓지 못하기 때문입니다. 2~3세의 아이들도 부모와 떨어지는 것을 두려워해서 분노 발작을 일으키기도 하는데, 이럴 땐 혼을 내기보다는 곧 부모가 돌아올 것이라는 믿음을 주는 것이 좋습니다. 아이가 왜 그런 행동을 했는지 차근차근 물어보고, 앞으로 하고 싶은 일이 있을 때는 부모에게 먼저 이야기하라고 말해줍니다. 아이가 너무 무리한 요구를 할 때는 '네가 하고 싶거나 원하는 것이라도 엄마 아빠가 보기에 적절하지 않으면 들어주지 않을 수 있다는 것'을 아이에게 정확하게 일러주어야 합니다. 아이의 요구가 사소한 것이라면 요구대로 해주는 융통성도 꼭 필요합니다.

tip

아이가 길에서 떼를 쓸 경우

- 아이의 관심사를 돌려 보세요. 또는 화제를 바꾸세요.
- 아이의 태도를 무시하세요. 바꾼 화제의 이야기만 하세요.
- 계속 심하게 떼를 쓴다면 아이를 진정 될 때까지 안아주세요.

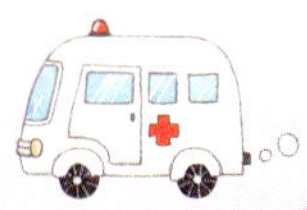

떼쓰는 아이를 대할 때 주의할 점

아이가 과도하게 피곤하거나 흥분하거나 당황스러워하는 상황을 만들지 않는 것도 분노 발작의 빈도와 지속 시간, 강도 등을 줄일 수 있는 중요한 방법입니다. 또한 아이의 행동에 대해서 적절한 선을 정해놓고 지키려 노력하는 것도 중요합니다.

부모가 아이의 행동에 대해서 적절한 선을 정해놓지 않았거나 아이의 행동을 지나치게 제지할 경우, 또 아이를 훈육한 후 지속적으로 그 분위기를 조성하면 분노 발작의 빈도와 강도를 심해질 수 있으니 주의해야 합니다.

tip

왜 아이들은 소리를 지를까요?

언제나 조용하기만 하던 아이가 갑자기 소리를 지르기 시작하고, 목소리도 커지면 부모들은 우리 아이가 어떤 정서불안이 있는 것은 아닌지 걱정합니다. 만약 이런 행동이 3~4세 이후의 아이에게서 나타난다면 정서불안을 생각할 수도 있으나, 돌 무렵이나 돌 이전의 아이라면 문제는 다릅니다. 이는 단지 아직 자신의 의사를 제대로 표현하지 못하는 아이가 소리를 지름으로써 기분이 좋다는 것을 표현하는 것일 수도 있고, 자신의 의사를 전달하는 수단 일 수 있습니다. 정리하자면, 아이가 소리를 지르는 것은 몸짓 언어라고 생각하면 됩니다. 이제부터 아이가 소리를 지른다면 엄마가 반갑게 대답해주는 것으로 반응하고, 아이의 요구가 무엇인지 자세히 살펴보세요. 아이에게는 소리도 하나의 소통 언어입니다.

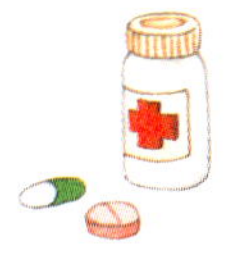# 동생이 생긴 아이를 위한 준비

아이에게는 동생이 생긴다는 사실이 부모가 이혼을 하거나 사별을 하는 것과 비슷한 강도의 심리적인 스트레스일 수 있습니다. 특히 이 시기에는 아이가 폭력적인 행동을 할 수 있고 또 배변 훈련 중이라면 실수를 하는 경우도 있습니다.

이때는 엄마가 아이를 야단치거나 아이에게 조급함을 주면 반복적으로 일어날 수 있으니 주의해야 합니다. 동생이 태어난 뒤 아이에게 문제 행동이 생기거나 더 심해졌다면 아이에게 더 많은 관심과 심리적인 안정감을 주는 조치를 취하는 것이 중요합니다.

동생이 생긴 아이, 이렇게 대처하세요

우선 엄마가 큰아이와 함께 보내는 시간을 만들어야 합니다. 낮 동안에 엄마 혼자 두 아이를 돌보기는 어렵기 때문에 아빠가 퇴근하면 큰아이와 단둘이서 놀아주거나 책을 읽거나 자전거를 타는 등의 특별한 시간을 갖는 것이 좋습니다.

이런 방법으로 아이가 어느 정도 안정감을 찾았다면 동생을 돌보는 일에도 아이를 참여시킵니다. 부모가 지켜보는 가운데 동생과 같이 놀아주거나 기저귀를 가져 오도록 시켜 아이 스스로 뭔가를 하고 있다는 생각과 함께 동생을 돌본다는 책임감을 갖도록 합니다. 또한 아이가 동생 돌보는 일을 도와줄 때 칭찬을 해주는 것도 중요합니다.

엄마가 임신하고 있을 때부터 아이에게 동생이 생긴다는 것을 미리 알려주고 마음의 준비를 하게 해줍니다. 병원에서 초음파를 볼 때 아이에게 태아를 보여주거나, 새로 태어날 아이 용품을 살 때도 데려가서 함께 고르도록 하는 것도 좋은 방법입니다.

동생으로 생기는 큰 변화를 겪고 있는 아이에게 또 다른 변화(이사, 새로운 어

린이집의 적응, 배변 훈련, 잠자는 시간 변경)는 잠시 뒤로 미루거나 강요하지
않는 것이 좋습니다.

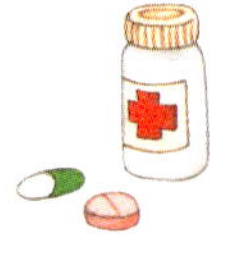 ## 자해 행동을 하는 아이

2~3세 이전 아이들의 자해 행동은 대개 의도적으로 부모를 화나게 하거나 자
해할 목적보다는 하고 싶은 일이 마음대로 되지 않을 때, 부정적인 감정을 어떻
게 해결해야 할지 모를 때 나타나는 행동입니다.

자해 행동을 하는 아이, 이렇게 대처하세요

아이들이 자해 행동을 보일 때는 혼을 내기보다는 아이의 감정을 잘 달래주는
것이 필요합니다. 또 아이가 자해 행동을 하는 원인을 찾아서 함께 해결하는 노
력이 중요합니다. 아이가 자해를 할 때 엄마는 냉정을 유지한 채 아이의 행동을
무시하고 관심을 두지 않는 것이 무엇보다 중요합니다.

부모가 놀라서 아이의 요구를 먼저 들어주거나 반대로 아이의 행동을 고치려
거나 혼내는 것은 역효과를 낼 수 있습니다. 그리고 아이의 안전을 고려하는 것
을 잊어서는 안 됩니다. 아이가 머리를 바닥에 찧으려고 한다면 방석을 대 주거
나 머리에 안전 모자를 씌워주고, 얼굴을 긁으려고 한다면 손에 장갑을 씌워주
는 등의 대처가 필요합니다.

이 외에도 아이가 자해 행동의 조짐이 보일 때 빨리 아이의 관심을 다른 장난
감이나 놀이로 돌리는 것도 도움이 됩니다.

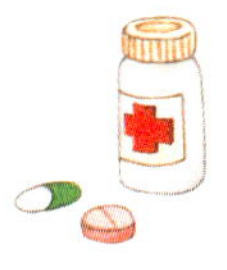

폭력적이고 과격한 아이

아직 공격적인 성향을 나타내지 않는 1~2세 이후의 아이 중에도 화가 나면 자신의 감정을 주체하지 못해서 소리를 지르거나 물건을 집어 던지는 등의 폭력적인 행동을 보이는 경우가 있습니다. 이는 아직 자신의 부정적인 감정을 어떻게 다스려야 하는지 잘 모르기 때문입니다.

간혹 아이의 잘못된 행동을 부추기는 엄마도 있는데, 그럴 경우 아이가 자라면서 비행 행동할 가능성이 크기 때문입니다.

처음으로 나타난 아이의 과격한 행동, 이렇게 대처하세요

아이가 과격한 행동을 한다면 엄마는 아이의 감정을 이해한다는 태도를 취하는 한편, 적절한 방법으로 대안을 제시해주면서 공격적으로 표현하는 것은 옳은 일이 아니라는 것을 알려주어야 합니다. 어느 정도 의사 표현을 할 수 있는 아이라면, 그 자리에서 혼을 내는 것보다는 아이의 흥분이 가라앉은 다음에 화가 난 이유에 대해서 이야기를 들어주고 적절한 해답을 제시해주는 것도 좋은 방법입니다. 이때 그 자리에서 시시비비를 가리는 것은 아이를 더욱 흥분시킬 수 있기 때문에 하지 말아야 합니다.

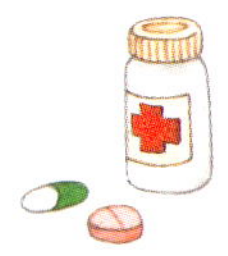

폭력적인 아이, 이렇게 대처하세요

대부분의 아이는 상대를 해한다는 의식 없이 폭력을 행사하는 경우가 많습니다. 아이가 폭력을 행사하는 상황을 목격하면 빨리 제지하고 아이의 행동을 교정해주는 것을 반복해야 합니다.

지속적인 행동제안으로 아이를 교육시켜야 해요

아이가 흥분하거나 다른 아이와 다툼의 조짐이 보이면 빨리 그 상황에서 분리시키고, 아이 행동의 잘못된 점을 지적해주어야 합니다. 아직 옳고 그른 것을 정확하게 이해하지 못하고, 말귀를 제대로 알아듣지 못해도 지속적인 행동 제한으로 아이의 폭력적인 행동을 완화해주어야 합니다.

훈육을 할 때는 감정을 실어서 심하게 혼을 내는 것은 자제해야 합니다. 단호하고 명확한 어투로도 부모의 의지를 전달할 수 있어야 합니다. 강압적으로 혼을 내면 아이가 심리적으로 충격을 받아 행동을 더 자제할 수 없게 됩니다.

그리고 우리 아이의 폭력적인 행동으로 피해를 받는 다른 아이의 입장도 고려해야 합니다. 폭력적인 아이가 다른 아이와 어울려 놀 때는 곁에서 아이의 행동을 관찰하고, 폭력의 조짐이 보이면 아이를 재빨리 상황에서 분리해야 합니다. 그리고 피해를 받은 아이와 그 부모에게도 사과하는 것을 잊어서는 안 됩니다. 이때 가능하면 아이에게 직접 사과하도록 유도하는 것도 좋습니다.

공격적인 아이, 에너지를 분출할 대안을 찾아보세요

폭력적인 행동을 예방하기 위해서 평소에 아이의 에너지를 분출할 만한 다른 대안을 찾아주는 것이 필요합니다. 예를 들어 안전한 곳에서 장난감을 던지거나 난타처럼 물건을 두드리는 놀이를 하는 것 등이 도움이 됩니다. 그리고 아이의 부정적인 감정을 말로 표현하도록 도와주는 것도 좋습니다.

평소 폭력적인 아이가 다른 아이와 어울릴 때 다툼 없이 잘 보냈다면 칭찬을 아끼지 않는 것도 중요합니다. 상당수의 아이는 부모의 관심을 받기 위해서 폭력을 행사하기 때문에 칭찬이라는 긍정적인 관심을 받으면 아이는 당연히 좋아합니다.

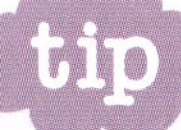

과격한 행동이 심해지는 원인

· 공격적인 성향을 가진 아이일수록 1~2세가 되면 과격한 행동을 보이기 시작하고, 폭력을 행사합니다.

· 처음에는 자신의 행동으로 어떤 반응이 나타나는지 알아보기 위한 호기심에서 시작합니다.

· 폭력적인 행동으로 원하는 장난감을 얻거나 부모의 관심을 얻는 등의 보상이 따르면 반복적으로 폭력을 씁니다.

· 어른들의 행동을 모방해서 폭력을 쓰기도 합니다.

· 아이가 여러 가지 이유로 체벌을 받는 경우 아이는 폭력을 정당한 감정 표현의 방법으로 이해하고, 자신보다 약해 보이는 상대에게 폭력을 행사하기 시작합니다.

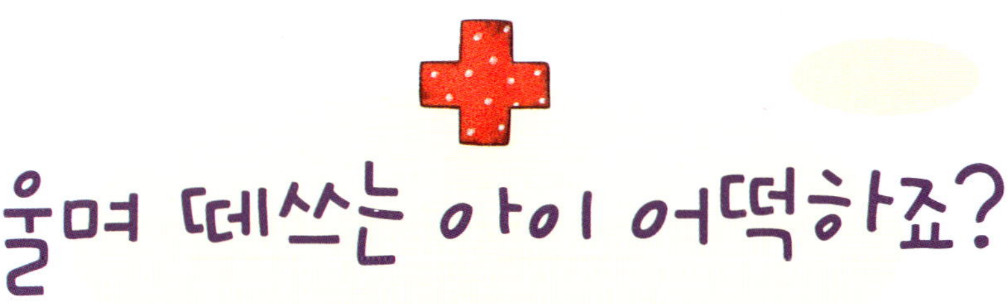

울며 떼쓰는 아이 어떡하죠?

>>> 분노 발작 예방법

● 　　분노 발작은 흔히 18개월에서 3세 사이에 나타나며 이 시기 아이들은 대개 자기 주장 또한 강합니다. 무조건적인 반대나 "싫어!"를 반복하게 되는데, 이는 독립적인 존재가 되기 위한 정상적인 심리 발달 과정입니다. 이 시기에는 언어 발달이 감정 변화를 따라가지 못해서 아이가 떼를 씀으로써 의사표현을 하는 경우가 많습니다. 엄마가 다음과 같이 행동하면 아이의 감정 표출은 완화될 수 있습니다.

1 아이에게 요구할 때는 부드럽고 친절한 목소리 톤을 유지하고 강압적인 말보다는 동의를 구하는 어투가 좋습니다.

2 아이의 "싫어!"라는 말에 과민 반응하지 마세요. 아이들은 단순히 습관적으로 모든 일에 "싫어!"라고 말하는 시기가 있습니다. 아이 스스로 상황을 통제하고 싶기 때문입니다. 이럴 땐 조용하고 명확하게 아이에게 지시해야 합니다.

3 아이와 싸움을 쉽게 시작하지 마세요. 부모가 시작하지 않으면(반응을 보이지 않으면) 분노 발작을 내지 않을 수 있습니다.

4 아이에게 다른 대가를 주지 마세요. 아이들은 이를 노리고 같은 행동을 반복한답니다. 특히 자는 시간, 식사 시간 등의 경우 이 원칙을 꼭 지켜야 합니다.

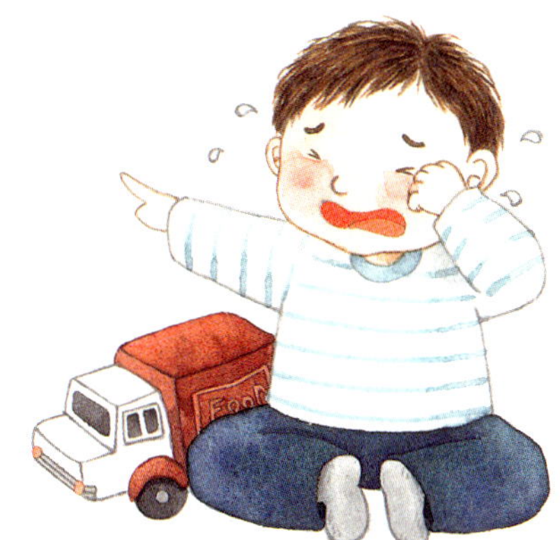

5 제한된 범위에서 아이 스스로 선택할 수 있게 해주세요. 어떤 책을 읽을지, 어떤 장난감을 가지고 놀지를 아이가 스스로 결정하게 하세요.

6 아이가 분노 발작을 일으키는 장소나 상황이 있다면 피하세요. 아이는 피곤하고 배가 고플 때 분노 발작이 심해집니다.

7 아이는 생각대로 되지 않을 경우 좌절감을 느끼며 심하게 떼를 쓸 수 있습니다. 아이의 연령에 적절한 놀이나 장난감을 사용하고 있는지 확인해보세요. 이때 아이가 제대로 하지 못하면 엄마가 조금 도와주거나 다시 해보라고 격려해주는 센스도 잊지 마세요.

8 뭔가 바뀌는 것이 있으면 아이에게 미리 알려주세요.

9 칭찬을 많이 해주세요. 부모가 정한 한계와 규칙을 잘 따르면 칭찬과 격려를 해주는 것이 아이에게 긍정적인 효과를 줄 수 있습니다.

(출처 : 미국소아과학회)

Check Point

- 손가락을 빠는 습관을 가진 아이들은 절반 이상이 6~7개월에 저절로 멈추고, 4~5세에는 90% 이상이 멈춥니다. 손가락을 빠는 습관이 문제가 되는 것은 영구치가 나오는 5세 이후입니다.
- 6개월 이전의 아이가 손가락을 빠는 것을 강제로 못하게 할 필요는 없으나, 손가락 질병 등의 문제가 염려된다면 손가락 대신 공갈 젖꼭지나 치아 발육기를 사용하는 것이 좋습니다.
- 만 2세 이전에는 가능하면 TV나 비디오를 보여주지 말고, 2세 이후에도 평균 하루 두 시간은 넘기지 말 것을 권합니다.
- 생후 6개월 이후의 아이는 손으로 성기를 만지고, 이러면 기분이 좋아진다는 것을 알고 반복하기도 합니다. 이러한 행동은 아이가 스트레스를 받거나 심심할 때 나타나는 습관일 뿐입니다.

아이들의 자연스러운 습관들

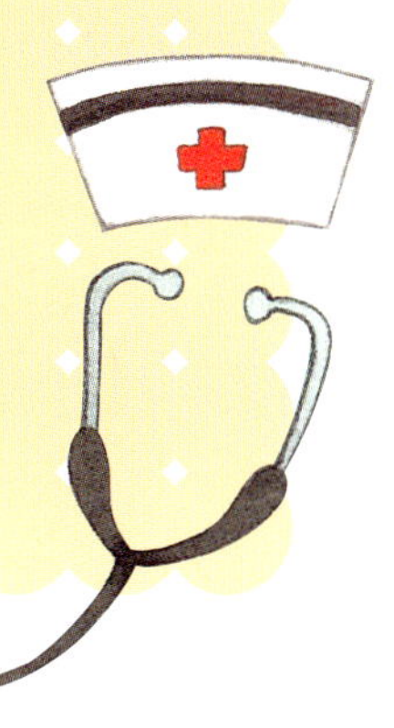

'세 살 버릇 여든 간다'는 속담처럼 엄마는 아이의 단순한 반복적인 행동, 그리고 본능에 의한 자연스러운 행동이 버릇으로 이어질까 봐 걱정을 합니다. 손을 빨거나 성기를 만지는 행동은 돌 이전의 아이들에게는 비교적 흔하고 본능적인 행동으로 크면서 자연스럽게 사라집니다. 엄마가 심하게 제지한다면 아이의 스트레스는 더 커질 수 있습니다.

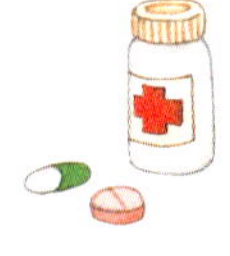

손가락을 빠는 행동

손가락을 빠는 습관은 대부분 저절로 멈춰요

손가락을 빠는 것은 임신 15~18주부터 초음파를 통해 관찰되고, 신생아의 80~90%에서 나타나는 지극히 본능적인 행동입니다. 아이들은 손가락이나 공갈 젖꼭지를 빠는 행동을 통해서 근육의 긴장을 풀어주는 등 스스로를 진정시키고 위안받게 됩니다.

이러한 습관은 특별한 조치를 취하지 않더라도, 아이가 자라면서 손가락을 빠는 것보다 더 흥미 있는 것들을 만나기 때문에 6~7개월이면 거의 절반 이상 손가락을 빠는 행동을 멈추고 4~5세 이전에는 대부분의 아이가 멈추게 됩니다.

3~4세에도 손가락을 빤다면

6개월 이전의 아이가 손가락을 빨 때 위험하거나 지저분한 것이 손에 묻어 있지 않은지 살피면서 지켜만 봐도 괜찮습니다. 그리고 5세 이전까지는 한두 가지의 가벼운 조치로 아이의 손가락 빠는 횟수를 줄일 수 있습니다.

아이들은 심심하거나 불안할 때, 졸릴 때 손가락을 더 자주 빱니다. 따라서 평소에 엄마가 아이와 잘 놀아주고, 아이의 주변 환경을 안전하고 친근하게 만들어주는 것이 필요합니다. 아울러 손가락을 빨 때는 아이의 손가락을 살짝 빼내서 딸랑이나 장난감을 쥐어주는 것도 좋은 방법입니다.

그러나 3~4세 정도가 되는 아이가 여전히 손기락을 빤다면 적당한 방법으로 손가락을 빨면 안 되는 이유를 알려주는 것도 필요합니다. ‘손가락을 빨면 보기 싫고, 병에 걸릴 수 있으니 빨면 안 된단다.’ 라고 충고해주는 정도면 적절합니다. 하지만 혼을 내거나 벌을 주면 오히려 행동을 부추길 수 있고, 아이의 손가락에 기구를 끼우거나 붕대나 반창고 등을 붙이면 심리적인 부담을 줄 뿐만 아니라 큰 효과도 없기 때문에 하지 않는 것이 좋습니다.

공갈 젖꼭지나 치아 발육기를 사용해보세요

6개월 이전의 아이가 손가락을 빨면 굳이 말릴 필요는 없지만, 손가락 대신 공갈 젖꼭지나 치아 발육기를 사용하는 것도 좋은 대안입니다. 아이는 공갈 젖꼭지를 빨면서 동시에 엄지손가락을 빨 수 없으며, 일부 전문가들은 손가락 빨기는 아이의 통제력에 달려 있지만, 공갈젖꼭지는 부모의 통제하에 있기 때문에 나중에 중단시키기가 더 수월하다고 합니다.

공갈 젖꼭지를 사용할 때는 자주 소독을 하고, 바닥에 떨어진 것을 그대로 물려서는 안 됩니다. 따라서 여유 있게 두세 개를 준비하는 것도 좋습니다. 그리고 모유 수유아의 경우 수유 패턴이 안정화되기 1~2개월 이전에는 공갈 젖꼭지를 사용하지 않는 것이 좋습니다.

아이가 치아가 나오는 4~6개월 시기에 보채거나 손가락을 많이 빤다면 치아 발육기를 끼어주면 치아가 나오면서 생기는 잇몸 불편함을 진정시킬 수 있습니다. 치아 발육기는 냉장고에 넣어두었다가 끼어주는 것이 더 효과적입니다.

5세 이후에는 손가락을 빨지 않게 하세요

영구치가 나오는 5세 이후의 아이가 손가락을 빨면 입천장인 부위의 변형을 초래할 수 있고, 위쪽 앞니는 바깥으로 아래 앞니는 안으로 밀려서 부정교합이 될 수 있습니다. 또한 턱관절의 운동에 영향을 주어서, 뺨을 이루는 골격뼈가 좁아질 수 있습니다. 그리고 혀 아래쪽과 뿌리 쪽에 궤양을 만들거나, 손가락에 굳은살이나 습진이 생길 수도 있으며 발음에도 문제를 일으킬 수 있습니다.

따라서 5세 이후까지 손가락을 빠는 아이라면 보다 적극적인 방법으로 치료를 시도할 필요가 있습니다. 우선 아이의 불안한 심리를 해결해주기 위한 소아 정신과 의사와의 상담도 도움이 됩니다. 또한 아이를 치료에 동참하도록 동기 부여를 하는 것이 효과적입니다. 아이가 손가락을 빨지 않을 때는 칭찬을 아끼지 않는 것도 필요합니다.

이 외에도 엄지손가락에 끼우는 장치를 통해서 빠는 과정을 어렵게 만들거나, 구강 내 장치를 통해서 입천장에 압력이 가해지는 것을 막을 수도 있습니다. 또한 손톱에 쓴맛이 나는 제품을 사용하는 것도 도움이 됩니다. 이런 제품들은 최소 4주 이상은 사용해야 효과가 있습니다.

입천장을 '구개부위'라고 표현하고, 입쪽의 약간 단단한 부위를 '경구개'라고 합니다. 목구멍 쪽의 약간 부드러운 부위는 '연구개'라고 합니다.

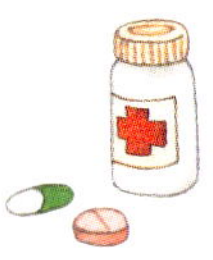

얼굴이나 귀를 자주 긁는 아이

　머리카락을 잡아당기거나 귀나 얼굴을 비비는 것은 아이들이 특별한 이유 없이 하는 대표적인 습관 중 하나입니다. 특히 졸릴 때는 아이의 손이 닿는 범위에 있는 얼굴이나 귀를 만지거나 비비는 횟수가 증가됩니다. 또한 아이가 심심할 때는 습관적으로 머리카락이나 성기를 집아딩깁니다.

　하지만 이런 습관이 꼭 정상적인 행동이 아닐 수 있기 때문에 부모의 관찰이 필요합니다. 중이염이 있거나 아토피가 있을 때도 이 같은 증상이 나타날 수 있습니다. 아이가 최근에 감기를 앓은 후 귀를 자주 만지거나 밤에 심하게 보챈다면 병원에서 중이염이 아닌지 확인할 필요가 있습니다. 또한 아토피를 의심할 만한 증상이 있던 아이가 얼굴이나 귀를 자주 만진다면 우선 보습제를 더 열심히 발라주고, 주변 온도와 습도를 적절하게 유지해줍니다. 증상이 더 심해지거나 습진 양상의 피부 병변이 보이기 시작하면 병원에서 적절한 처방을 받아야 합니다.

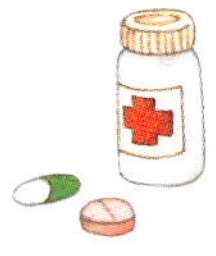

과도한 TV 시청

　많은 육아 전문가의 공통적인 의견은 만 2세 이전에는 가능하면 TV나 비디오를 보여주지 말고, 2세 이후에도 평균 하루 두 시간은 넘기지 않도록 하라는 것입니다. TV 시청에 관대한 전문가들은 TV나 비디오의 교육적인 측면을 강조하기도 하고, 많은 엄마는 보채고 밥 먹기를 거부하던 아이가 TV 앞에서는 얌전히 음식을 받아먹는 모습에 TV를 보여주는 유혹에 빠지게 됩니다. 그러나 TV가 아이의 신체적 건강과 심리, 정서적 발달에 미치는 영향을 고려한다면 TV가 가져

다주는 많은 장점도 희석될 수밖에 없습니다.

돌 이전의 아이에게는 아예 보여주지 않는 것이 좋아요

돌 이전(특히 6개월 이전)의 아이는 TV 내용을 보기보다는 눈앞에서 반짝이는 빛이나 움직이는 물체에 흥미를 보이는 것일 뿐입니다. 빠르게 바뀌는 TV 화면은 아이에게 심한 자극이 되어 정서 발달에 문제를 일으킬 수 있습니다. 돌 이전의 아이는 엄마나 가까운 주 양육자와의 친밀한 상호 작용을 통해 애착 관계를 형성하는데, TV를 보게 되면 그만큼 애착 관계를 형성할 시간이 줄어들 수밖에 없는 것이지요.

돌 이후에도 TV 시청은 여러 가지 문제를 일으킬 수 있어요

돌 이후의 아이가 어른들이 보는 프로그램을 시청하다 보면 폭력적인 장면에 노출되기 쉽습니다. 현실과 상상의 세계를 구분하지 못하는 2~3세 이전의 아이는 자신에게도 위험한 일이 실제로 생길 수 있다는 두려움과 공포를 느끼기도 합니다. 4~5세 이후의 아이는 폭력이 정당한 일로 인식되어서 실제 생활에서 모방할 수 있습니다. 따라서 돌 이후의 아이는 뉴스(특히 재난, 사고 뉴스)도 보지 않는 것이 좋으며, 아이 나이에 적절한 내용을 골라 보도록 지도해야 합니다.

교육적인 내용이라고 해도 너무 장시간 보면 아이의 활동량을 줄여서 비만과 같은 생활 습관병을 일으킬 수 있습니다. TV 시청이 시간이 길어진다면 신체 활동이나 책 읽기와 같은 적극적인 두뇌 활동 시간을 줄이게 됩니다. 또한 TV에서 나오는 교육적인 내용이 지식 전달과 간접 경험의 의미는 있으나, 일방적인 내용 전달이므로 쌍방향 의사소통이 필요한 언어 발달, 사회성 형성에는 도움이 되지 않습니다.

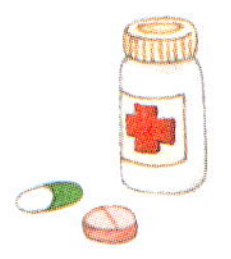# 성기를 만지는 아이

아이들은 6개월 정도 지나면 손으로 성기를 만지작거리는데, 아이가 성에 대한 호기심이 시작되는 것입니다. 성기에 대한 아이들의 호기심은 대개는 돌이 되면서 사라졌다가 만 3세가 되면 다시 나타납니다. 3세에 아이는 성기를 만지면서 재미를 느끼기도 하고, 스트레스를 해소하기도 합니다. 아이들의 자위행위를 어른의 수준으로 이해해서는 안 됩니다. 이 행위는 손가락을 빨거나 몸을 흔드는 것처럼 아이가 스트레스를 받거나 심심할 때 나타나는 습관적인 행동일 뿐입니다. 또한 시간이 지나면 아이들이 더 흥미 있는 것들을 알아가면서 자연스럽게 사라지는 행동입니다.

성기를 만지는 아이들에 대한 부모의 대처법

아이가 성기를 만지는 모습을 보고 엄마가 너무 놀라거나 아이에게 화를 내며 제지시키거나 윽박지르면 아이가 성에 대한 이미지를 왜곡시킬 수 있습니다. 이때는 아이에게 다른 더 재미있는 놀이를 하도록 유도하거나 청결에 주의하도록 교육하는 것이 중요합니다.

만 1~2세 이전의 아이가 성기를 만질 때는 아이의 손을 부드럽게 빼주고, 아이의 손에 흥미 있는 장난감을 쥐어주거나, 아이가 재미있어하는 놀이로 관심을 돌리는 것이 필요합니다. 그리고 만 2~3세 이후의 아이가 반복적으로 성기를 만질 때는 지저분한 손으로 만지는 것은 감염의 우려가 있다는 등 성기를 만지는 것이 좋지 않은 이유를 구체적으로 설명해주는 것이 도움이 됩니다.

그러나 아이의 자위행위가 심해지거나 실제 성행위를 흉내 낼 정도라면, 소아정신과 의사와 상담이 필요할 수 있습니다.